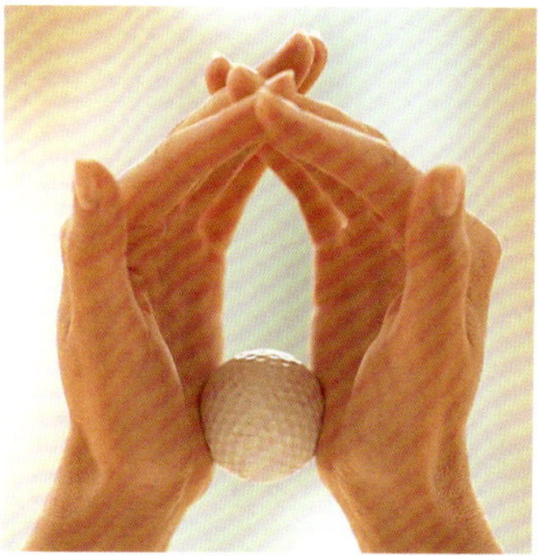

Reflexzonen-massage

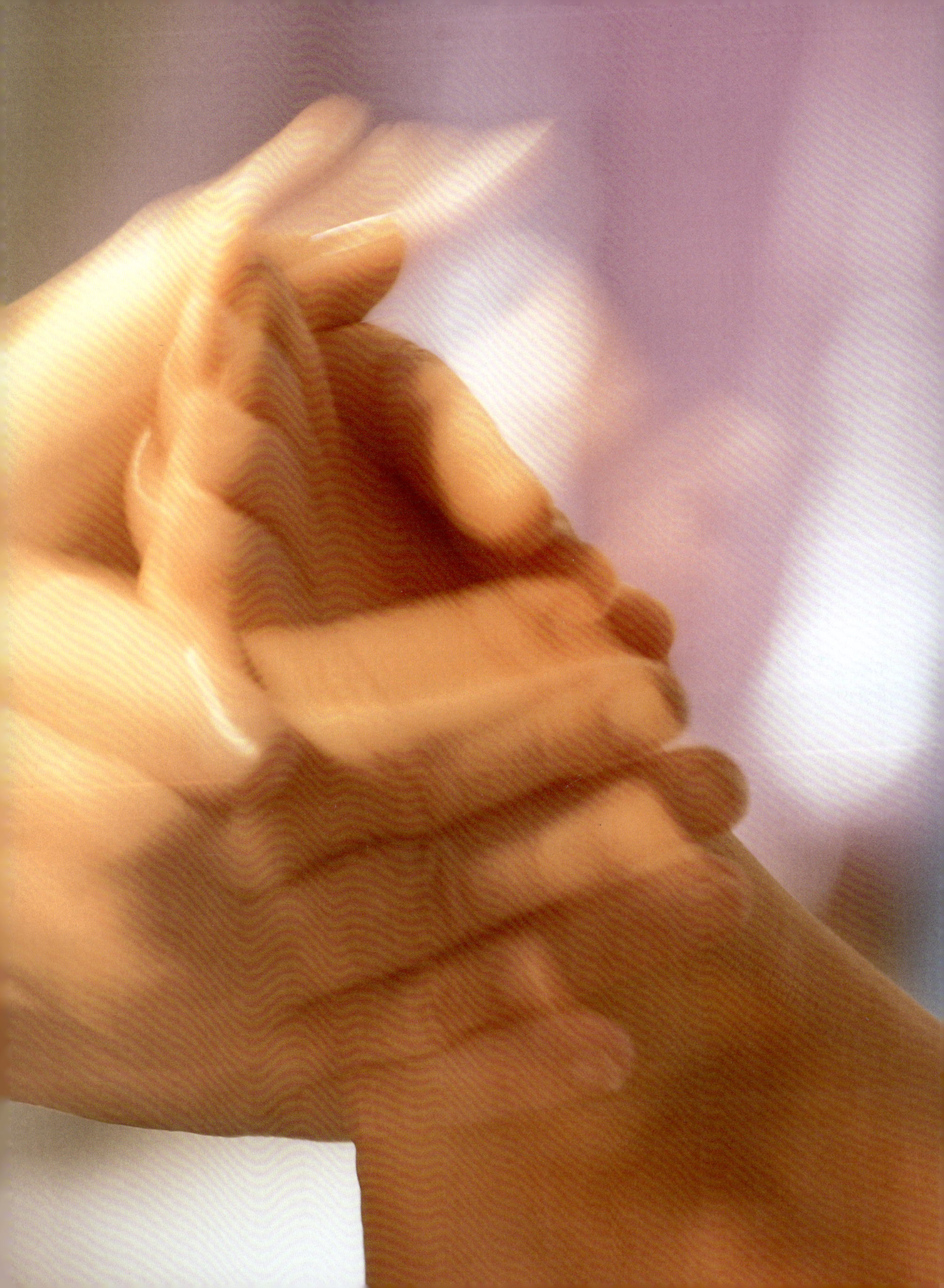

Reflexzonen-massage

Barbara & Kevin Kunz

Fotos von Ruth Jenkinson

DK London
Lektorat Penny Warren
Redaktion Shannon Beatty
Cheflektorat Stephanie Farrow
Redaktionsleitung Mary-Clare Jerram
Art Director Carole Ash
Bildredaktion Margherita Gianni, Mabel Chan
Gestaltung und Satz Mark Cavanagh
DTP-Design Sonia Charbonnier
Herstellung Louise Daly, Stephanie McConnell, Andy Hilliard

DK Delhi
Redaktion Sugandh Juneja
DTP-Design Pushpak Tyagi, Manish Chandra Upreti
Herstellung Sunil Sharma

Für die deutsche Ausgabe:
Projektbetreuung Andrea Göppner
Herstellungskoordination Ksenia Lebedeva
Herstellung Inga Reinke

Titel der englischen Originalausgabe:
Reflexology

Übersetzung Susanne Janschitz
Redaktion Daniela Weise

ISBN 978-3-8310-3131-3
5902-286841-20830-09

Druck und Bindung C&C Offset Printing, China

MIX
Papier | Fördert gute Waldnutzung
FSC® C018179

www.dk-verlag.de

Hinweis
Die Informationen und Ratschläge in diesem Buch sind von den Autoren und vom Verlag sorgfältig erwogen und geprüft, dennoch kann eine Garantie nicht übernommen werden. Eine Haftung der Autoren bzw. des Verlags und seiner Beauftragten für Personen-, Sach- und Vermögensschäden ist ausgeschlossen.

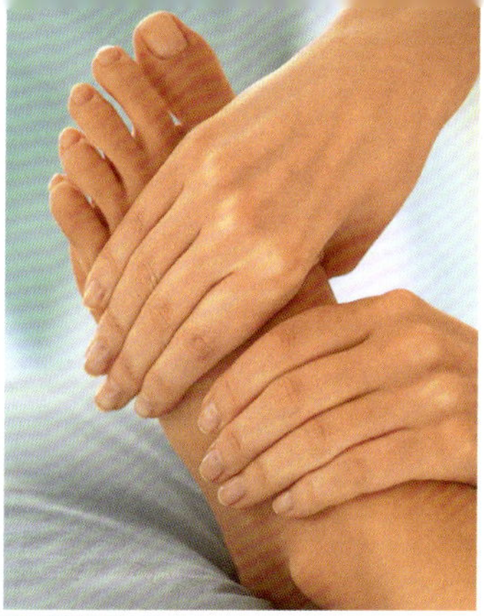
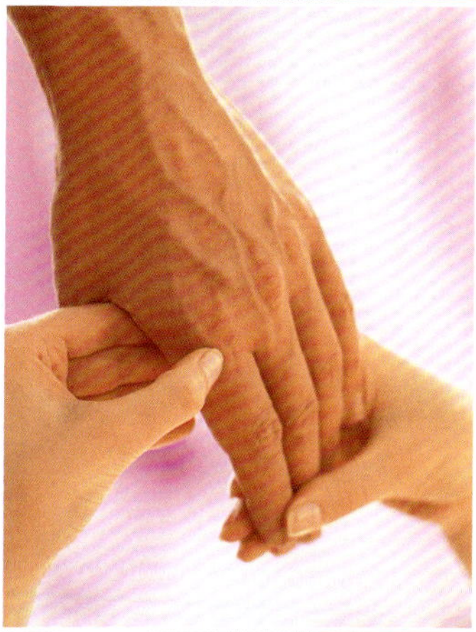
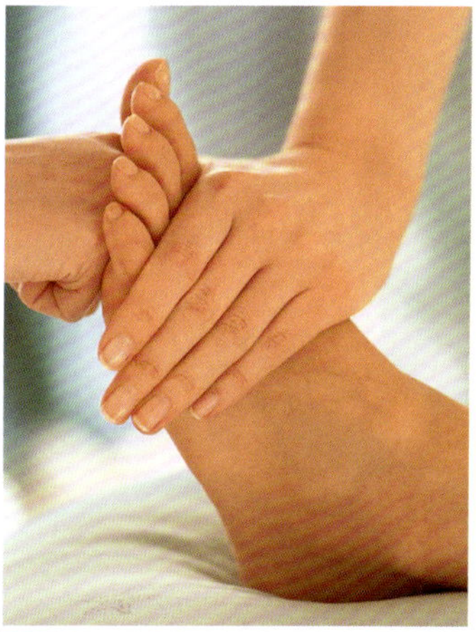
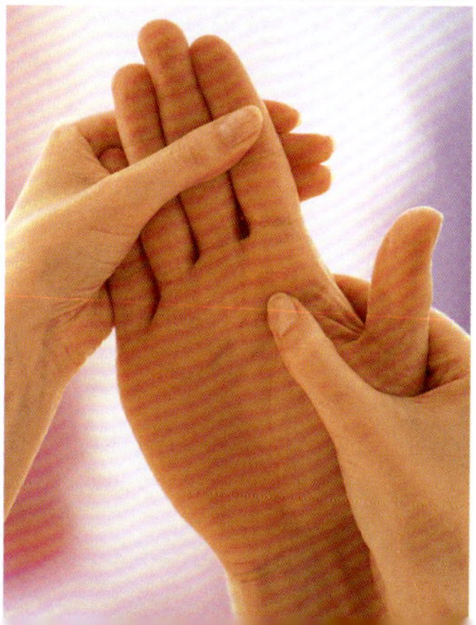

INHALT

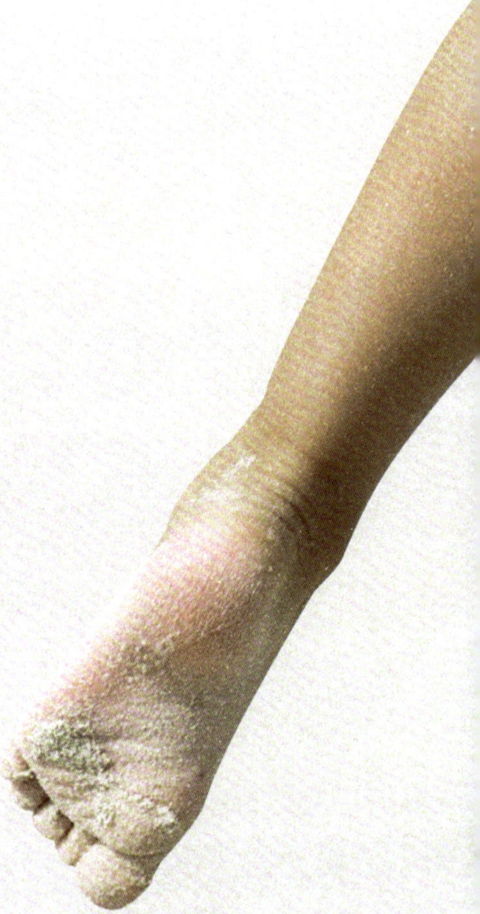

EINLEITUNG

In diesem Buch möchten wir Ihnen unser Wissen über Reflexzonenmassage weitergeben, das wir in nunmehr 27 Jahren als Therapeuten, Autoren und Lehrer erworben haben. Sie lernen ihre Geschichte und ihre theoretischen Grundlagen kennen, erfahren, wo sie eingesetzt werden kann und was die Wissenschaft dazu sagt. Darüber hinaus bekommen Sie auch Informationen, wo genau sich die Reflexzonen an Händen und Füßen befinden, wie Sie die entsprechenden Techniken anwenden können und wie sich damit Gesundheitsprobleme behandeln lassen.

Für viele Menschen hat Reflexzonenmassage eine große Bedeutung. Die meisten, die mit ihr arbeiten, haben aus persönlichen Gründen damit begonnen. Der Wunsch, anderen zu helfen, ist für eine Reflexzonenbehandlung unverzichtbar. Als wir uns einmal bei Kolleginnen und Kollegen umhörten, was sie dazu gebracht hat, als Reflexzonentherapeuten zu arbeiten, bekamen wir von allen, ungeachtet ihres Herkunftslandes, die gleiche Antwort: Sie hatten Menschen helfen wollen.

In einem wegweisenden Artikel aus dem Jahr 1985 schrieb Barbara Dobbs: »Wir setzten die Reflexzonentherapie bei unheilbar kranken Krebspatienten ein, um ihre Schmerzen zu lindern, doch schon bald merkten wir, dass sich durch die Behandlung auch die Stimmungslage der Patienten und ihrer Angehörigen verbesserte. Die Patienten fühlten sich nicht mehr alleingelassen und die Angehörigen freuten sich, dass den Kranken auf gefahrlose Weise geholfen wurde. In drei Fällen instruierten wir Angehörige, damit sie ihre Lieben selbst behandeln konnten, und jedes Mal schien es beiden Seiten sehr viel zu geben. (...) Die Befragung der Patienten zeigte, dass sie auf diesem Weg ihre letzten Tage in der Gewissheit verbringen konnten, dass jemand für sie da war und ihnen half. Den Angehörigen

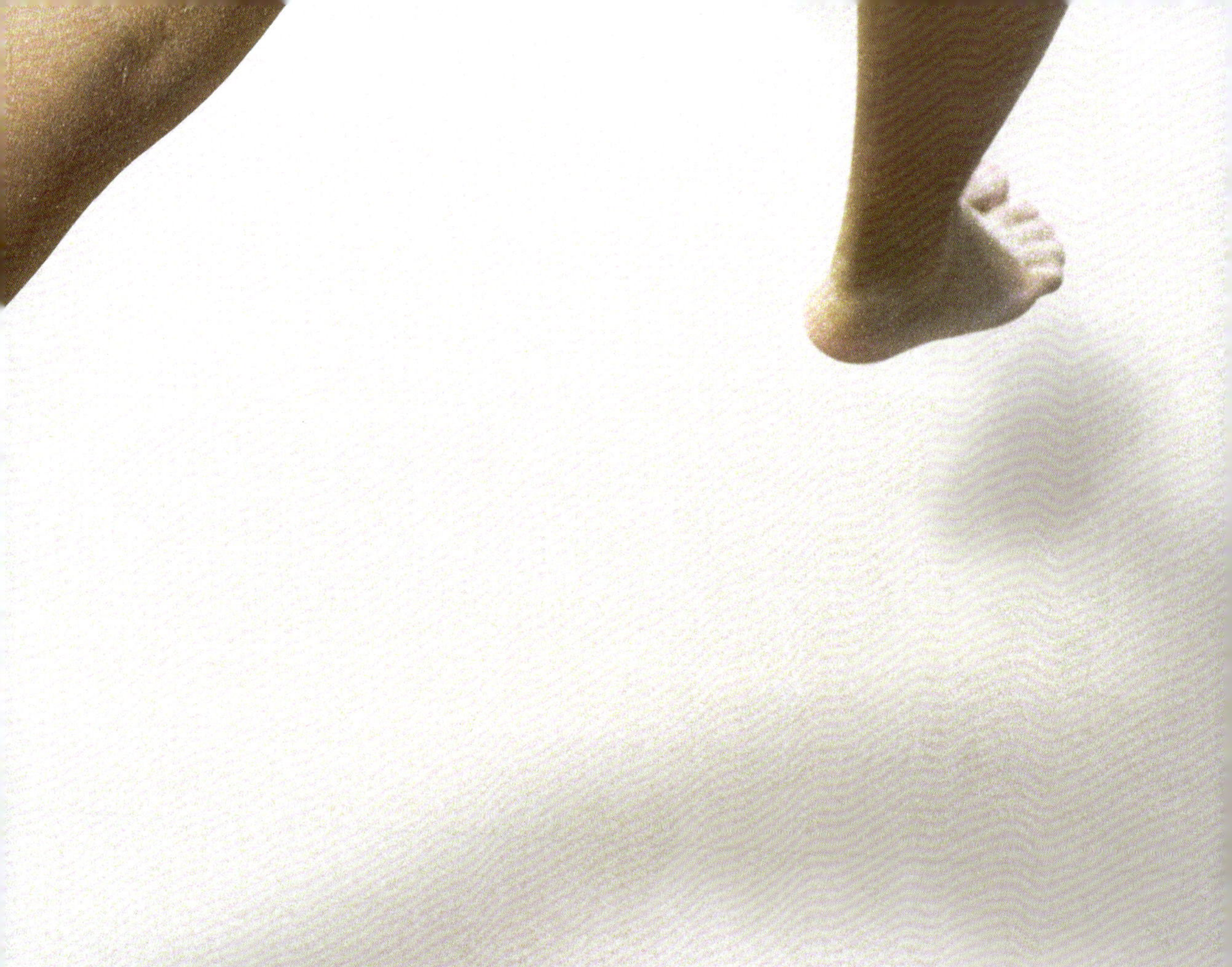

tat es gut, zu spüren und zu wissen, dass sie einen Beitrag zum Wohlbefinden ihrer Lieben leisteten.«

Wir selbst kamen über eine Mutter, deren Kind bei einem Unfall auf einem Auge fast erblindet war, zur Reflexzonentherapie. Sie hatte ihre Arthritis damit in den Griff bekommen und setzte nun ihre Fähigkeiten ein, damit das Kind wieder besser sehen konnte. Eine andere Mutter behandelte ihre Tochter, die bei einem Autounfall so schwer verletzt worden war, dass die Ärzte die Einweisung in ein Heim empfahlen, weil sie meinten, sie wäre nie in der Lage, ein selbstständiges Leben zu führen. Doch dank der Reflexzonenbehandlung kehrte die Tochter sogar wieder in ihren Lehrberuf zurück.

Ein weiteres Beispiel für die Hilfe, die die Reflexzonenmassage bieten kann, ist ein Lehrer im Ruhestand, der zu einem unserer Seminare kam, um die Beweglichkeit seiner arthritischen Hände zu verbessern. Sein eigentliches Ziel war aber, seine Frau mit der Reflexzonenmassage behandeln zu können. Als wir sie kennen lernten, wurde uns klar, weshalb: Sie war nach einem Schlaganfall teilweise gelähmt und er wollte sie seine Fürsorge spüren lassen und möglichst auch ihren Zustand verbessern.

In diesem Buch erfahren Sie, wie Sie sich selbst und Ihren Lieben etwas Gutes tun können. Wenn Sie für Ihre eigene Gesundheit Sorge tragen, so profitieren auch andere davon, ja, Sie können aktiv etwas zu deren Wohlbefinden beitragen.

Barbara K. Kunz

Kevin M. Kunz

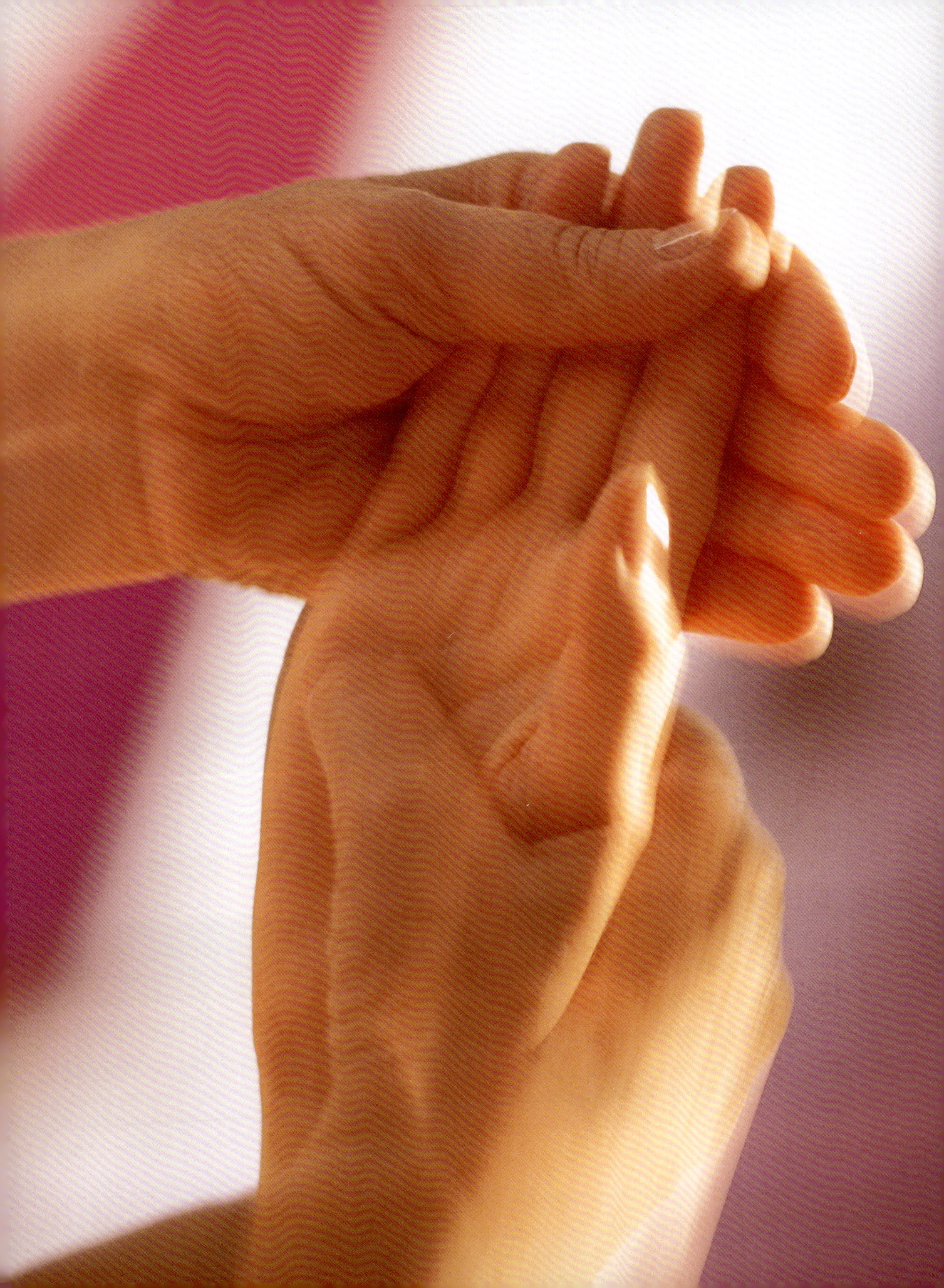

GRUNDLAGEN DER REFLEX-ZONENMASSAGE

Bei der Reflexzonenmassage wird Druck auf spezielle Zonen der Hände und Füße ausgeübt, um heilsam auf die zugeordneten Organe und Körperteile einzuwirken. Die Druckrezeptoren in Handflächen und Fußsohlen stehen mit dem restlichen Körper in Verbindung. Wenn sie stimuliert werden, stellt sich im Körper Entspannung ein. In diesem Kapitel führen wir Sie in die Grundlagen der Reflexzonenbehandlung ein. Sie erfahren, wie sie die Gesundheit verbessert, zu Entspannung führt, Krankheiten vorbeugt, Schmerzen lindert und die Lebensqualität erhöht.

GESCHICHTE

Die moderne Reflexzonentherapie hat ihren Ursprung im 19. Jahrhundert und entwickelte sich nach 1930 zu voller Blüte. Eunice Ingham und andere begannen zu dieser Zeit, die Reflexzonen an Händen und Füßen auf Karten zu verzeichnen. Doch archäologischen Funden zufolge haben die Menschen vermutlich schon im Altertum zur Heilung Hand- und Fußzonen behandelt. Ägyptische Bilder aus dem dritten vorchristlichen Jahrtausend zeigen, wie Hände und Füße bearbeitet wurden.

Auch wenn die genaue Art der Anwendung nicht überliefert ist, gibt es geschichtliche Funde, die zeigen, dass im alten Ägypten Heiler mittels Druck auf die Füße und Hände die Gesundheit ihrer Patienten verbessern und Krankheiten vorbeugen wollten.

DAS ALTE ÄGYPTEN

Am Eingang zum Grab des Arztes Ankh-Mahor in Sakkara zeigt ein Bildnis, wie Hände und Füße behandelt wurden. An so exponierter Stelle wurden in der Regel nur Tätigkeiten abgebildet, mit denen der Grabeigentümer seinen Lebensunterhalt verdiente. Es ist also anzunehmen, dass der verstorbene Arzt die Reflexzonenbehandlung ausübte. Die Übersetzung der dort gefundenen Hieroglyphen lautet: »Lass es nicht schmerzhaft sein«, und »Ich mache es so, wie du sagst«. Daran hat sich bis heute nichts Wesentliches geändert. Das Feedback der Patienten ist immer noch genauso wichtig wie damals.

> Artefakte zeigen, dass Fußbehandlung im alten Ägypten als Therapie eingesetzt wurde.

Ein Bildnis im Amontempel in Karnak stammt aus der Zeit von Ramses II., der von 1279 bis 1213 v. Chr. regierte, und zeigt einen Heiler, der bei der Schlacht von Kadesch den Fußsoldaten die Füße behandelte. Kaiser Augustus (63 v. Chr.–14 n. Chr.) schrieb über Markus Antonius (83–30 v. Chr.), er sei der ägyptischen Königin Kleopatra (69–30 v. Chr.) so vollkommen verfallen, dass er ihr sogar bei Abendveranstaltungen die Füße massierte. Für uns beschwört diese Vorstellung das Bild eines Liebenden herauf, der über die Fußbehandlung seiner Liebsten wortlos seine Zuneigung ausdrückt.

DAS ALTE CHINA

In der traditionellen chinesischen Medizin (TCM) versteht man unter Gesundheit den freien, harmonischen Fluss der Lebenskraft Qi, die sich im ganzen Körper entlang bestimmter Bahnen, sogenannter Meridiane, bewegt. Die Hauptmeridiane beginnen und enden alle an den Füßen und Händen und können durch Druck an bestimmten Punkten stimuliert werden. Bereits vor rund 5000 Jahren arbeiteten die Chinesen mit dem Konzept der Reflexzonenarbeit. Ein medizinischer Text aus dem Jahr 3000 v. Chr. enthält eine Anweisung zur Fußuntersuchung, die zeigt, dass man einen Zusammenhang zwischen den Füßen und dem Gesundheitszustand des Menschen suchte. Fast 3000 Jahre später entwickelte ein Arzt das *Dao der Mitte des Fußes*. Doch dann ordnete der Kaiser der Qin-Dynastie eine Bücherverbrennung an. Darunter war möglicherweise auch das *Dao der Mitte des Fußes*, was erklären würde, warum diese Lehre danach an Bedeutung verlor. Ein anderer

Einige der ältesten Belege für die Fußbehandlung stammen aus dem alten Ägypten, so auch dieses Relief (rechts) aus dem Grab des Wesirs Ptahhotep in Sakkara, um 2350 v. Chr.

Grund könnte aber auch das Aufkommen der Akupunktur in der damaligen Zeit sein. Vielleicht war dies der Grund, dass die Fußbehandlungen gerade in den Städten immer mehr in Vergessenheit gerieten. Auf dem Land jedoch arbeiteten die Menschen weiterhin mit diesem Vorläufer der modernen Fußreflexzonentherapie und überlieferten so altes Wissen, das im 20. Jahrhundert wiederentdeckt wurde.

JAPAN

Welche Symbolkraft der Fuß in der Kultur, Spiritualität und Heilkunst Japans innehat, zeigt sich am berühmten Fußabdruck Buddhas, der 697 n. Chr. in den aufgestellten Fuß der Statue des sitzenden Buddhas eingeritzt wurde. Er befindet sich in Nara im Yakushiji-Tempel, dem Tempel der Heilkunstlehrer. Auf dem Gelände steht auch ein Gebäude, das einen legendären steinernen Fußabdruck Buddhas beherbergt. Die Fußabdrücke versinnbildlichen die Verbindung Buddhas mit der Welt, doch ihre genaue Bedeutung kennen wir nicht mehr. Doch allein dass sie überhaupt existieren, beweist die Wichtigkeit des Fußes als Symbol im Buddhismus und in anderen östlichen Kulturen. Ähnliche Fußabdrücke fand man in 15 weiteren Ländern, darunter Indien, China, Thailand und Malaysia. Sie datieren aus dem 4. Jahrhundert v. Chr.

ANDERE KULTUREN

Im Altertum spiegelten die Religionen vieler Kulturen die besondere Rolle wider, die die Füße für die Menschen damals hatten. Barbara Walker schreibt dazu in

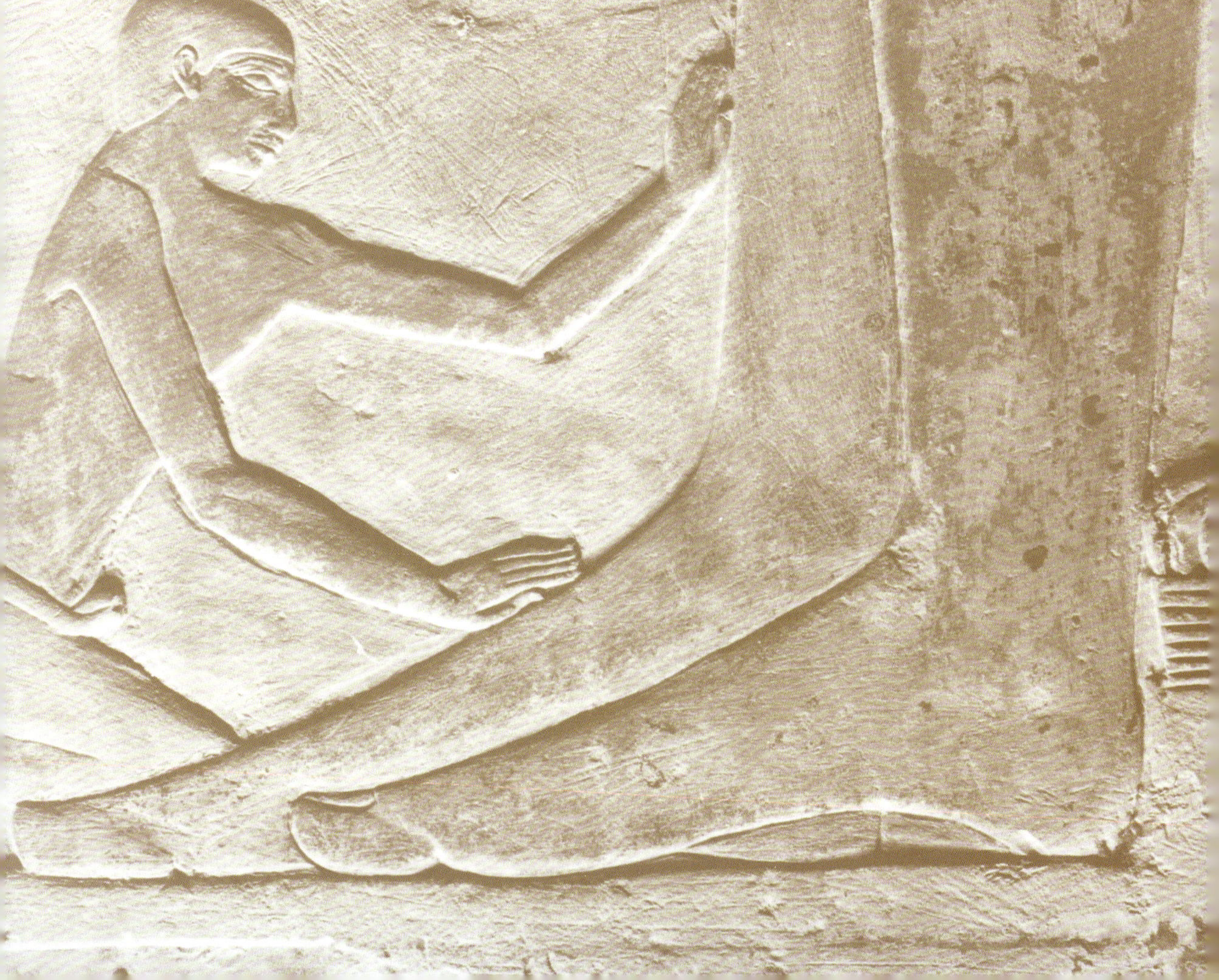

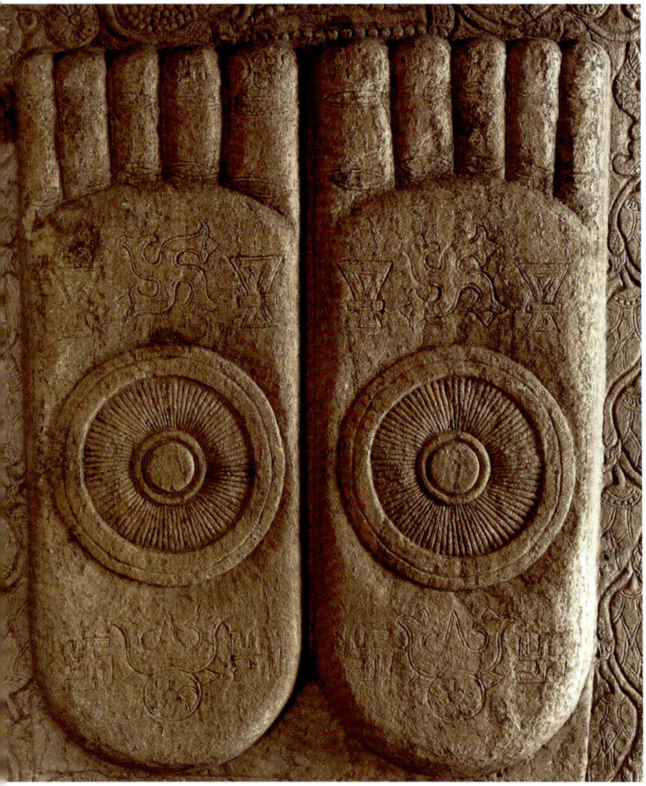

Diese indische Schnitzerei, die Buddhas Fußabdrücke darstellt, stammt aus dem 1. Jahrhundert v. Chr. und steht für die Verbindung des Transzendenten mit der Erde.

ihrem Buch *Die geheimen Symbole der Frauen. Lexikon der weiblichen Spiritualität* von 1988: »Für die Ägypter, die Babylonier und andere Völker des Altertums war es wichtig, geheiligten Boden immer nur barfuß zu betreten, um die heilige Wirkung von Mutter Erde auch aufzunehmen.« Die Mitglieder des Stamms der Kogi im heutigen Kolumbien haben eine ähnliche Überzeugung. Sie glauben, durch Schuhe würde ihr Kontakt zu Mutter Erde unterbrochen, und gehen deshalb barfuß. In Russland hält sich ebenfalls die Überzeugung, dass Barfußlaufen in der Natur die Gesundheit stärkt, und auch viele Volksgruppen in Asien, Afrika und Indien haben Gesundheitslehren, nach denen die Füße auf bestimmte Weisen behandelt werden.

DIE GRUNDLAGEN IM WESTEN

Der therapeutische Einsatz der Reflexzonenbehandlung hat seinen Ursprung im 19. Jahrhundert und basiert auf der Erforschung des Nervensystems durch westliche Wissenschaftler, Anatome und Neurologen. Ihre grundlegende Erkenntnis, dass man die Gesundheit und das Wohlbefinden reflektorisch beeinflussen kann, ist die Basis der heutigen Reflexzonentherapie.

Unser Nervensystem nimmt Informationen aus der Umwelt auf und verursacht im Körper bestimmte Reaktionen darauf. Um 1800 entdeckten Wissenschaftler den Reflex, den sie als »unfreiwillige Reaktion auf einen Stimulus« definierten. Man untersuchte die Auswirkungen der Reflexe auf den Gesundheitszustand des Körpers. Bestimmte Körperzonen, nämlich die Reflexzonen, wurden Hitze oder Kälte ausgesetzt oder es wurden dort Umschläge und Kräuterwickel angebracht, um auf einen anderen Körperteil oder ein Organ einzuwirken. So entdeckte man z. B., dass sich ein Umschlag auf dem Brustkorb auf die Lunge auswirkte. Forscher erarbeiteten ein »Konzept von den einflussreichen Zonen«, mit dem sie solche Phänomene erklären wollten. In einem medizinischen Artikel aus jener Zeit hieß es, die reflektorische Wirkung sei sowohl eine Krankheitsursache wie auch ein Heilmittel gegen Krankheit.

GROSSBRITANNIEN

Sir Henry Head gelang 1893 der Durchbruch in der Erforschung des menschlichen Nervensystems. Er beobachtete, dass die ausgeprägte Schmerzempfindlichkeit auf einer bestimmten Hautzone Folge einer inneren Organerkrankung sein kann. Der Zusammenhang besteht darin, dass sowohl das Organ als auch die Hautzone durch Nerven versorgt werden, die demselben Rückenmarkssegment entspringen. Seine Zuordnung, die zeigt, welche Hautzonen mit welchen Organen verbunden sind, ist heute als das System der Head-Zonen bekannt; die Hautzonen nennt man Dermatome. Im Ersten Weltkrieg konnten Ärzte diese Systematik noch verbessern, indem sie beobachteten, dass Schusswunden nicht nur an der Eintrittsstelle der Kugel, sondern entlang des gesamten betroffenen Nervenstrangs Schmerzen verursachten.

RUSSLAND

Der Nobelpreisträger Iwan Pawlow (1849–1936) wies nach, dass innere Organe bei Hunden so konditioniert werden können, dass sie auf bestimmte Stimuli reagieren. Daraufhin stellten russische Wissenschaftler Anfang des 20. Jahrhunderts die These auf, dass die Gesundheit ebenfalls durch externe Stimulation beeinflusst werden könne. Das Konzept hieß zunächst »Reflextherapie«. Der Arzt Wladimir Bechterew prägte 1917 den Namen Reflexzonentherapie. Mediziner glaubten damals, dass Organe erkrankten, weil sie vom Gehirn mit falschen, ungesunden Informationen versorgt wurden. Entsprechend sollten Reflextherapeuten durch eine Unterbrechung des schädlichen Informationsflusses die Gesundheit im Körper wieder herstellen können. Auch manche heutige Heilmethode arbeitet noch nach diesem Prinzip, den Körper reflektorisch zur Heilung anzuregen.

DIE ZONENTHERAPIE

In den USA entwickelte der Arzt William Fitzgerald Anfang des 20. Jahrhunderts ein ähnliches Konzept. Auf einer Reise nach England 1900 hatte er festgestellt, dass der Druck, den er mit dem Finger an bestimmten Stellen ausübte, Schmerzen lindern konnte. Er war der Überzeugung, dass Druck auf Finger oder Zehen, die jeweils einer der zehn Körperzonen entsprechen, in der korrespondierenden Körperzone schmerzlindernd wirkt. Das nannte er Zonentherapie (siehe Kasten). Einige zeitgenössische Kollegen folgten seiner Theorie, behandelten auf diese Weise Krankheiten und setzten die Technik zur Betäubung bei kleineren chirurgischen Eingriffen ein. Nach einer kurzen Blütezeit verschwand sie von der Bildfläche und wurde durch moderne Medikamente und Anästhesiemethoden ersetzt.

In vielen Kulturen gelten die Füße als Pfad zu Spiritualität und Gesundheit.

WORUM GEHT ES BEI DER ZONENTHERAPIE?

Diese Therapie nach Dr. William Fitzgerald teilt den Körper in zehn Längszonen ein, die sich vom Scheitel über den ganzen Körper bis in die Zehen und Finger erstrecken. Es gibt fünf Zonen auf jeder Körperseite. Jede davon verläuft sowohl einen bestimmten Bereich des Arms entlang bis zu einem Finger wie auch durch den Körper und ein Bein entlang bis zur entsprechenden Zehe.

Die Erkenntnisse von Dr. Fitzgerald lebten weiter – durch die Arbeit seines Assistenten Dr. Joseph Riley, durch die Masseurin Eunice Ingham und andere, die ihre eigenen Ideen mit einbrachten. So wurden etwa die Prinzipien der Zonentherapie auf die Füße übertragen, und man ergänzte die Systematik, die Hände und Füße in Längszonen unterteilte, um drei Querlinien, um die Reflexzonen noch genauer beschreiben zu können.

Eunice Ingham schrieb 1938 ihr wegweisendes Buch *Geschichten, die die Füße erzählen können*, in dem sie untersucht, welche reflektorischen Reaktionen auf einen bestimmten Druck auf die Füße hin erfolgen. Ihr verdanken wir, dass die Zonentherapie und die Reflexzonentherapie bis heute verbessert und weiterhin angewandt werden. Während ihrer Reisen in den USA, in Kanada und Europa unterrichtete sie tausende Menschen in der Anwendung der Reflexzonenbehandlung. Heute führt ihr Neffe Dwight Byers ihr Werk weiter.

Die moderne Reflexzonentherapie ist mittlerweile auf der ganzen Welt verbreitet. Doreen Bayley setzt Eunice Inghams Werk in Großbritannien fort und Hanne Marquardt hat in Deutschland eine eigene Schule gegründet. In Taiwan sorgte der Jesuitenpater Joseph Eugster in den 1980er-Jahren für ein Revival der alten chinesischen Fußbehandlungstradition.

SO FUNKTIONIERT ES

Bei der Reflexzonentherapie übt man mittels einer Reihe von Techniken Druck auf bestimmte Zonen der Füße und der Hände aus und erzeugt so an anderer Stelle im Körper eine Heilreaktion. Auf Übersichten *(s. S. 16–23)* sind die Reflexzonen mit ihren zugehörigen Körperteilen und Organen dargestellt. Mithilfe dieser Abbildung des gesamten Körpers in den Füßen und Händen finden Therapeuten und Laien schnell und zuverlässig die Stellen, die sie zu bearbeiten haben.

Die Druckrezeptoren in der Fußsohle übermitteln blitzschnell Informationen ans Gehirn, an innere Organe und andere Teile des Körpers. Mit ihrer Hilfe sammeln die Füße eine Unzahl an Informationen über die Umgebung, die dem Körper helfen, den Energiepegel und den Sauerstoffgehalt des Blutes optimal einzustellen. Die Füße melden dem Gehirn auch, ob der Körper steht, sitzt oder liegt, was sich wiederum auf den Blutzuckerspiegel, den Sauerstoffgehalt, die Muskelkontraktion

Die Füße wirken wie Regler auf den restlichen Körper: Durch ihre Bewegungen stimulieren sie das ganze System.

und den Entspannungsgrad auswirkt, die gerade benötigt werden. Beim Joggen informiert der Druck auf die Fußsohlen das Gehirn, dass der Mensch läuft. Der Körper passt seine Organaktivitäten dem gesteigerten Energiebedarf an, und je regelmäßiger die Aktivität stattfindet, umso besser klappt die Anpassung des Körpers. Die Reflexzonenarbeit ist damit durchaus vergleichbar, denn sie übt ebenfalls Druck auf die Rezeptoren aus, nur dass dabei kein Gewicht auf den Füßen lastet. Es gibt z. B. eine Nervenbahn von der Mitte der großen Zehe aus bis zu einem Teil des Gehirns, der die Atmung, die Herzfrequenz und die Motorik steuert. Drückt und massiert man diese Stelle an der großen Zehe, die Reflexzone für die Hypophyse, so stellt sich eine belebende Wirkung ein.

WIE DIE ZONEN WIRKEN

Nach der Zonentheorie ist der Körper der Länge nach in zehn Zonen unterteilt, die vom Kopf bis zu den Zehen und Fingern verlaufen. Alle Körperteile, die innerhalb einer Zone liegen, stehen miteinander in Verbindung. Spannung an einer Stelle der Zone wirkt sich auf die gesamte Zone aus. Deshalb kann man durch die Arbeit an Händen oder Füßen die Spannung in der gesamten Zone lösen und den Körper wieder ins Gleichgewicht bringen. Später wurde diese Systematik noch um drei Querlinien ergänzt, die oberhalb der Schultern, in Höhe des Zwerchfells sowie des Beckenbodens verlaufen und im Verhältnis entsprechend an Füßen und Händen zu finden sind. So ist eine noch genauere Orientierung möglich, auf welchen Körperteil man einwirkt.

WIE REFLEXE ABLAUFEN

Wenn Sie in einen Reißnagel treten, reagiert der ganze Körper auf diesen Schmerzreiz: Durch Muskeleinsatz bewegt er den Fuß vom Boden weg, gleichzeitig gelangt das Stresshormon Adrenalin ins Blut, ein neues Gleichgewicht auf dem anderen Bein muss gefunden werden und die Organfunktionen verändern sich ebenfalls. Nach dem gleichen Prinzip funktioniert die Reflexzonenbehandlung: Ein bestimmter Reiz an Händen oder Füßen führt zu Reaktionen der korrespondierenden Körperteile und Organe.

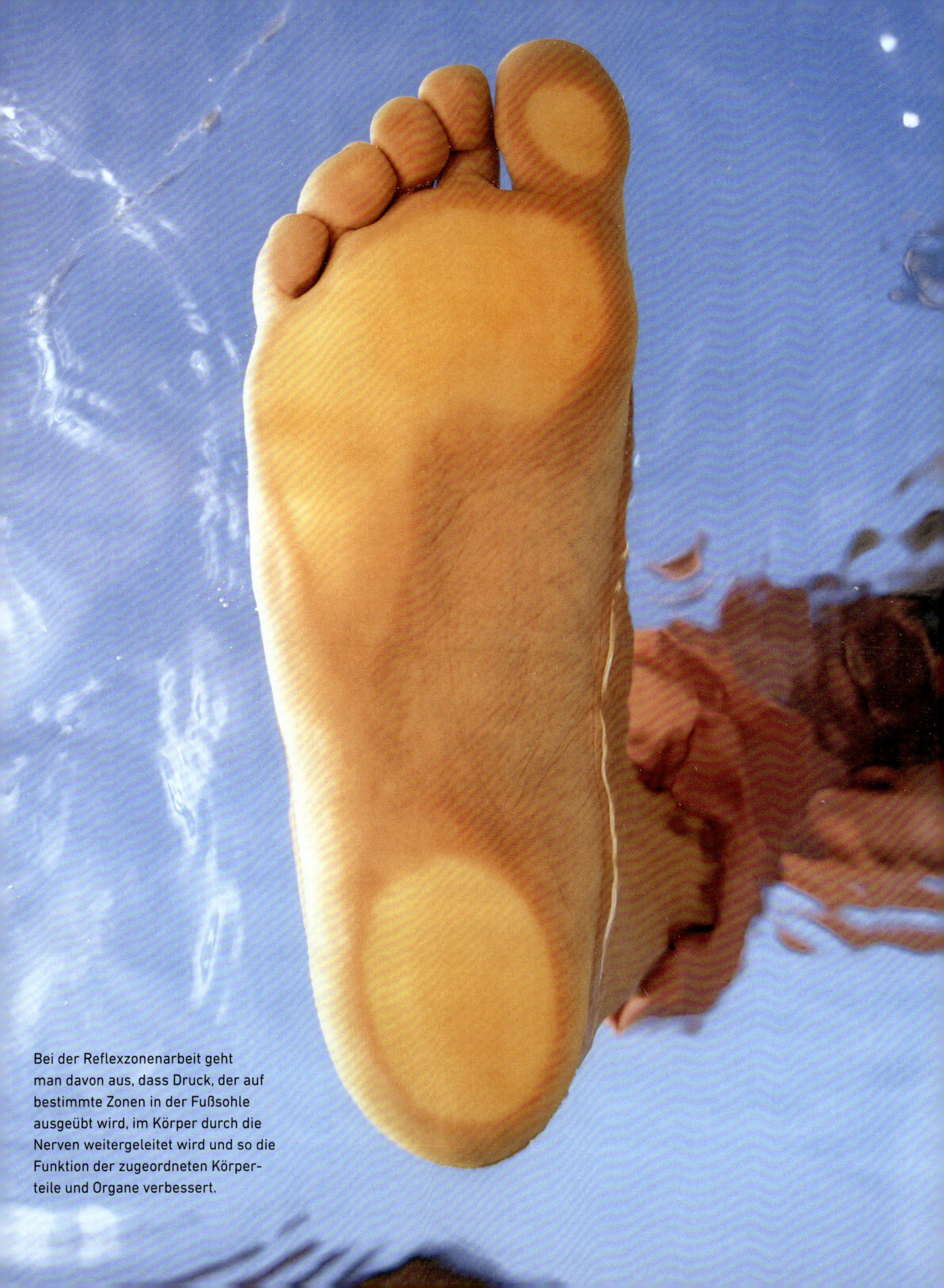

Bei der Reflexzonenarbeit geht man davon aus, dass Druck, der auf bestimmte Zonen in der Fußsohle ausgeübt wird, im Körper durch die Nerven weitergeleitet wird und so die Funktion der zugeordneten Körperteile und Organe verbessert.

DIE FUSSREFLEXZONEN

Die Reflexzonen der Füße ergeben »Landkarten«, die der Anatomie des Körpers ähneln, wobei die Zonen des Kopfes an den Zehen und die des unteren Rückens an den Fersen liegen. Gestrichelte Linien zeigen, wo sich Reflexzonen überschneiden.

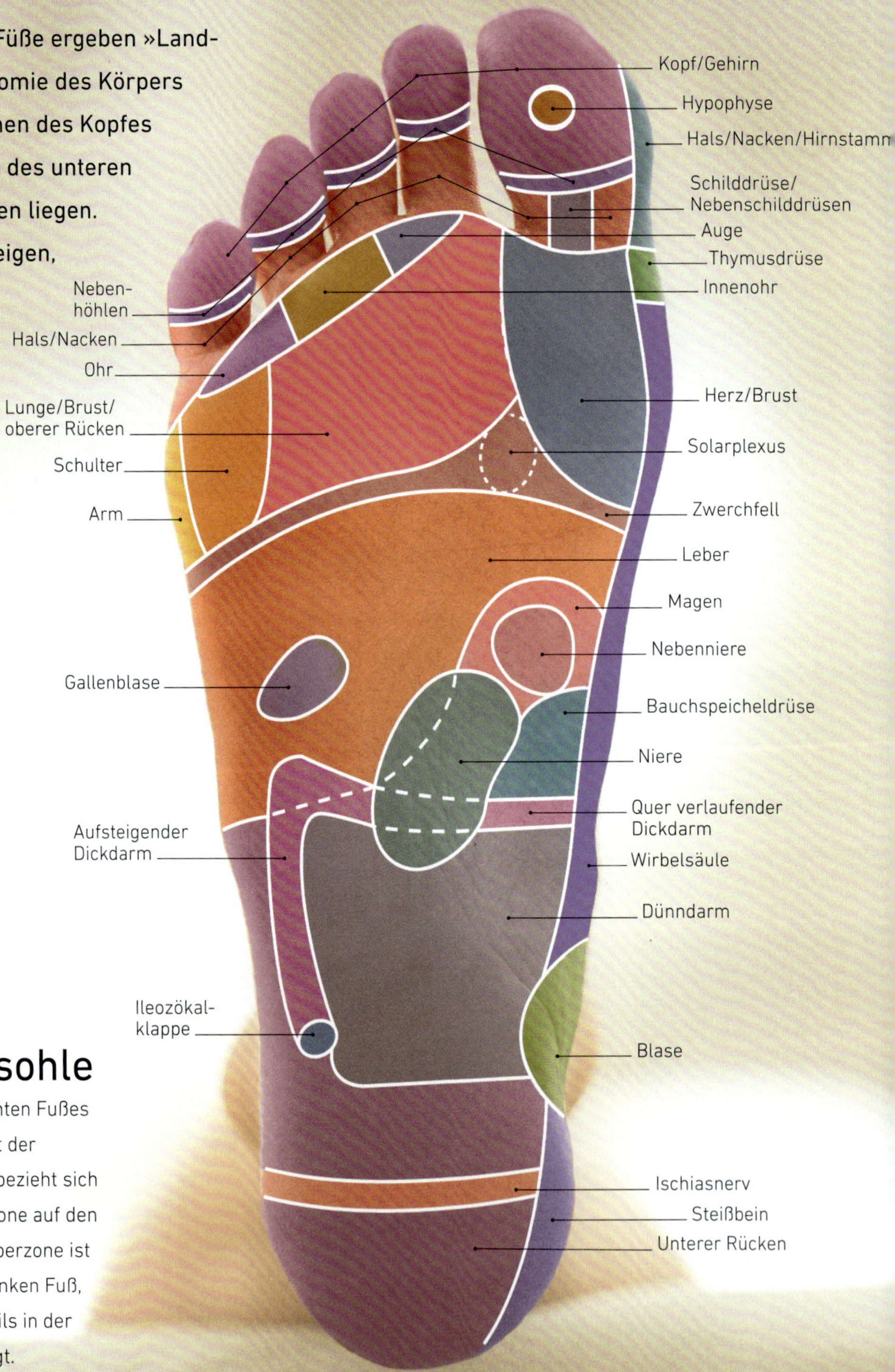

Rechte Fußsohle

Die Reflexzonen des rechten Fußes stehen in Verbindung mit der rechten Körperseite. So bezieht sich beispielsweise die Armzone auf den rechten Arm, und die Leberzone ist hier viel größer als am linken Fuß, weil die Leber größtenteils in der rechten Körperhälfte liegt.

Linke Fußsohle

Die Reflexzonen des linken Fußes stehen in Verbindung mit der linken Körperseite. Hier sind die Zonen des Herzens, des Magens und der Bauchspeicheldrüse viel größer als am rechten Fuß, weil diese Organe überwiegend in der linken Körperseite liegen.

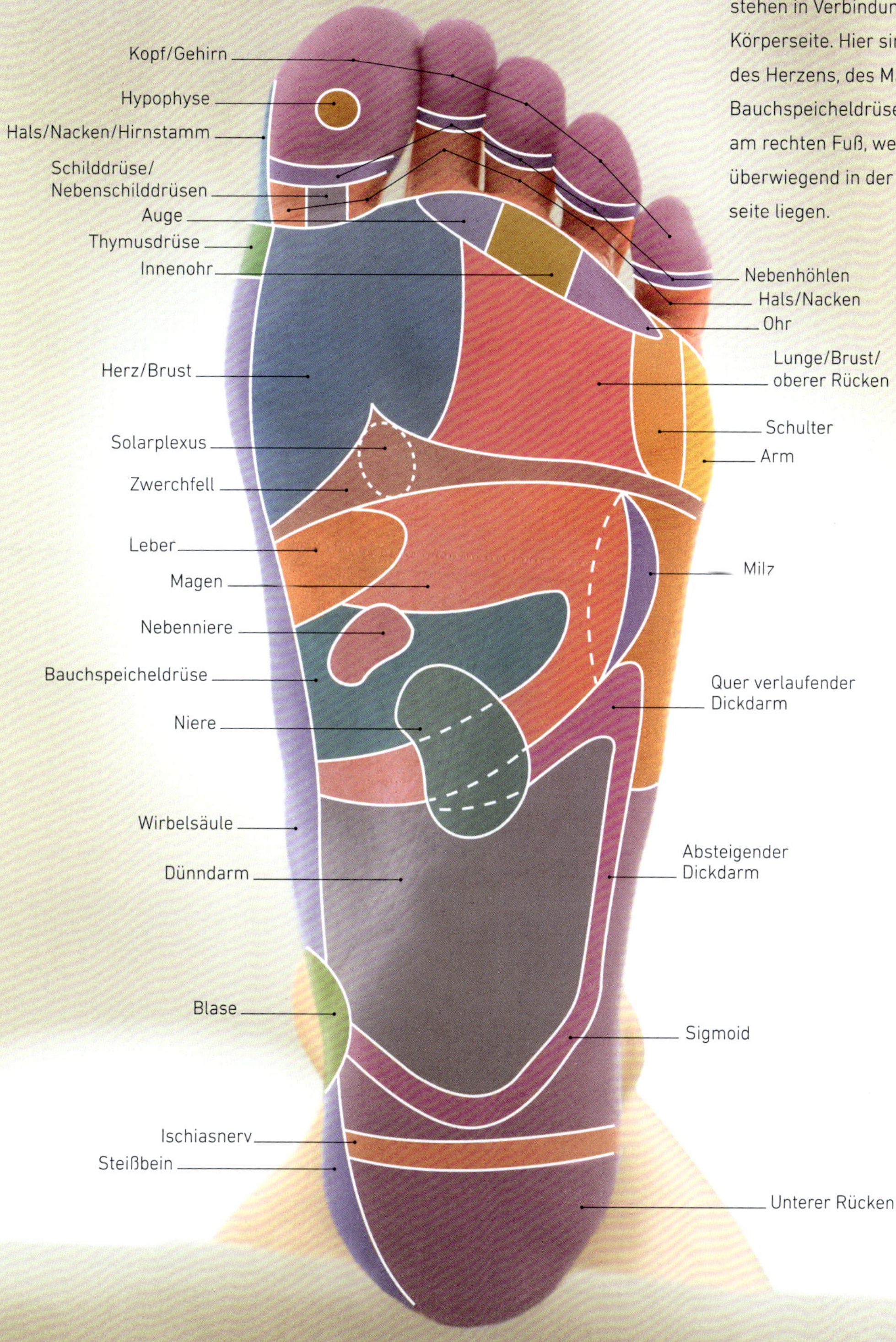

Linker Fußrücken

Diese Reflexzonen beziehen sich auf die linke Körperhälfte. Merken Sie sich zur Orientierung, dass die Zone der Wirbelsäule an der Fußinnenseite verläuft und die Schulterzone an der Außenseite liegt. Die Zonen für die Lunge, für Brust und Brustkorb sowie für den oberen Rücken fallen hier zusammen, der entsprechende Bereich erstreckt sich von der Wirbelsäulenzone bis zur Schulterzone.

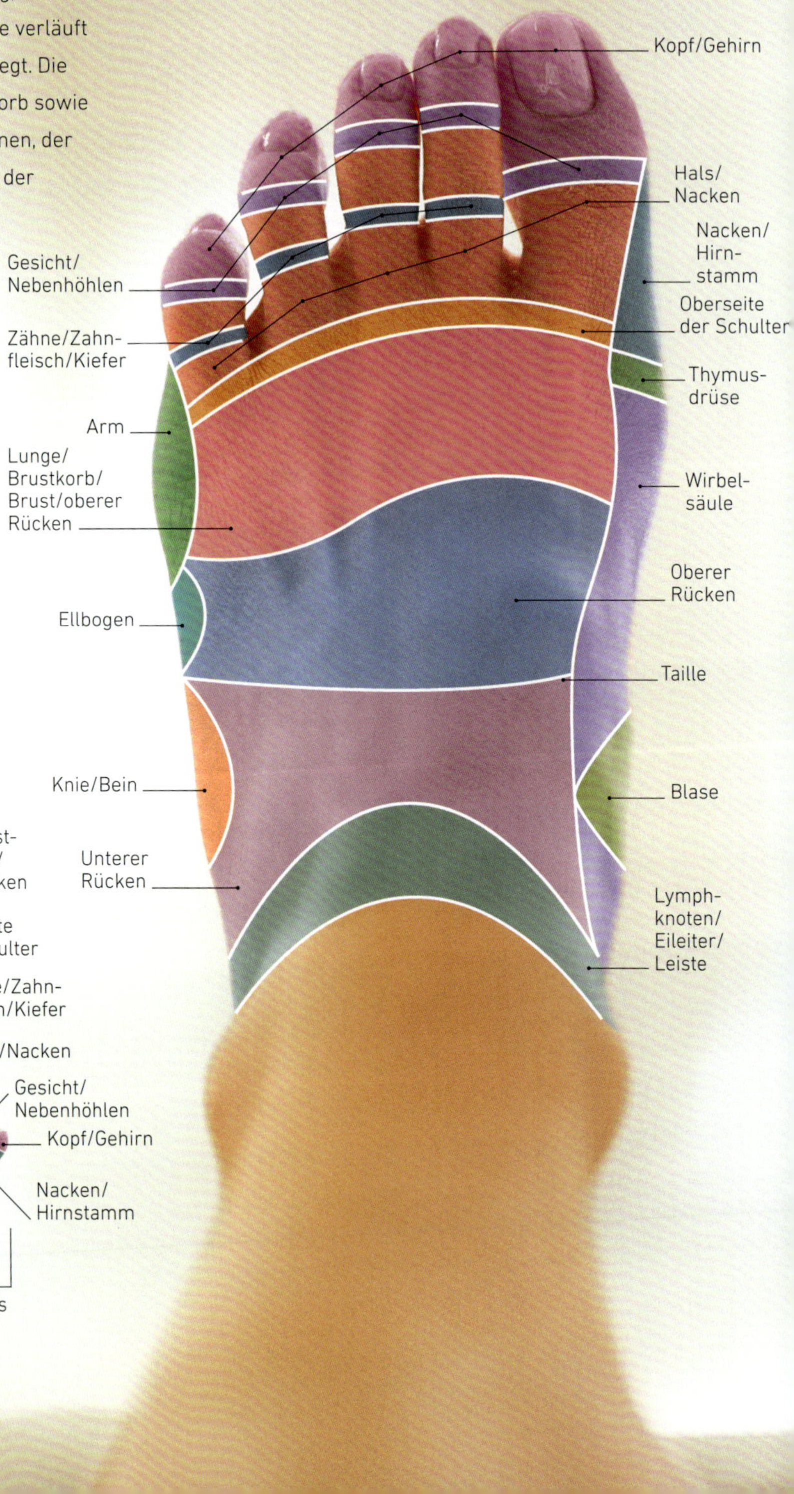

Fußinnenseite

Hier sehen Sie, wie die Wirbelsäulenzone an der Fußinnenseite entlangläuft. Die Halszone liegt an der großen Zehe, die Zone des Bereichs auf Höhe der Schulterblätter ist am Fußballen, die Zone der Lendenwirbelsäule verläuft am Längsgewölbe entlang und die Steißbeinzone liegt an der Ferse.

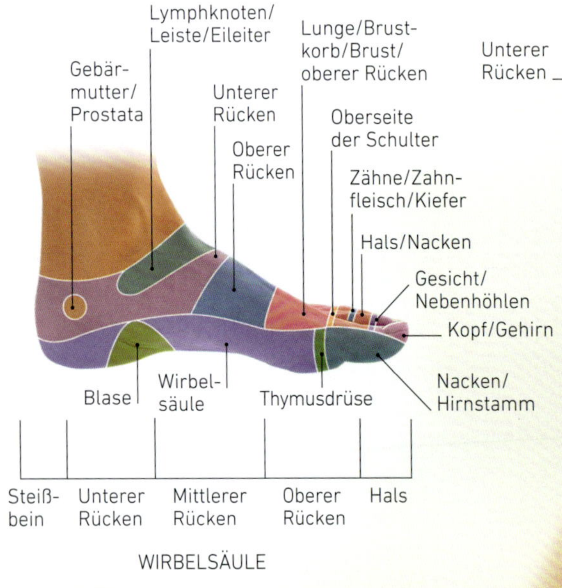

Rechter Fußrücken

Die Zonen auf dem rechten Fußrücken stehen in Verbindung mit der rechten Körperseite, z. B. dem rechten Arm und dem rechten Bein. Die Querlinie in der Mitte des Fußrückens steht für den unteren Rand des Brustkorbs, die Zonen des oberen Rückens und der Organe im Brustraum liegen darüber, jene des unteren Rückens und der Bauch- und Beckenorgane darunter. Die Zone für die Leiste und ihre Lymphknoten verläuft rund um den Knöchel.

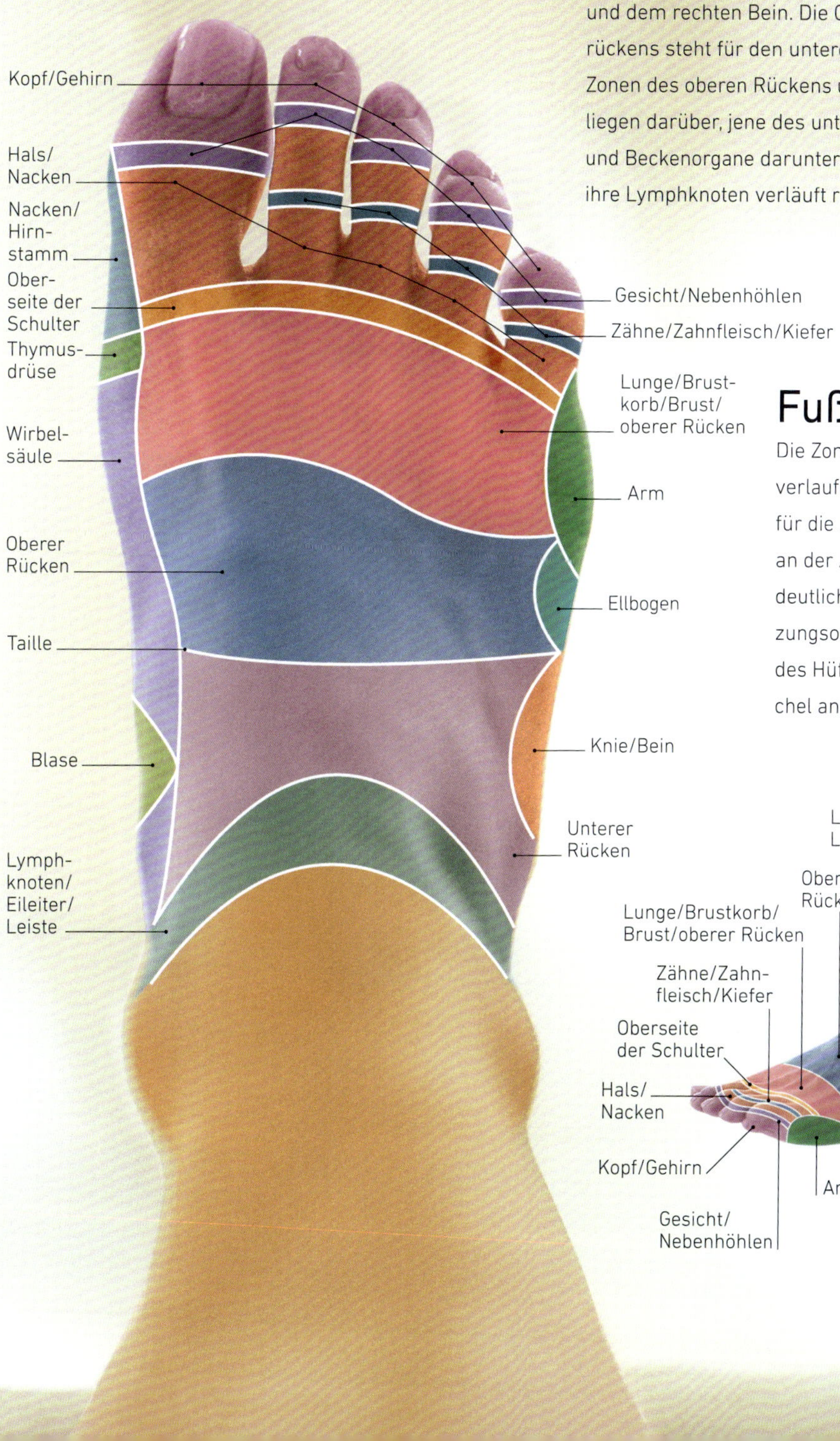

Fußaußenseite

Die Zonen für die Schulteroberseiten verlaufen quer über die Zehen, jene für die Arme und die Ellbogen liegen an der Außenseite. Sie erkennen hier deutlich, wie die Zonen der Fortpflanzungsorgane, des Ischiasnervs und des Hüftgelenks rund um den Knöchel angeordnet sind.

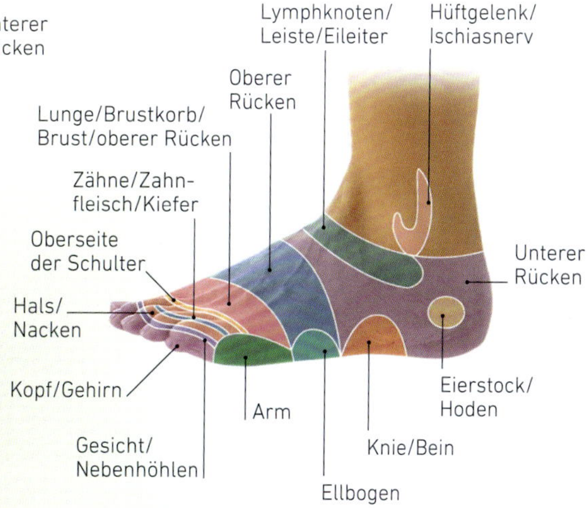

DIE HANDREFLEXZONEN

Weil die Hände eine andere Form als die Füße haben, sind natürlich auch die Reflexzonen hier anders geformt. So sind beispielsweise die Zonen für den Kopf und den Hals an den Fingern viel größer als an den Zehen.

Linke Handfläche

Die Reflexzonen der linken Hand sind mit der linken Körperseite verbunden. Die Zone der Wirbelsäule verläuft den Daumen entlang, die der Schulter liegt mehr in Richtung Handkante. Die Zonen für Kopf und Nacken befinden sich an den Fingern.

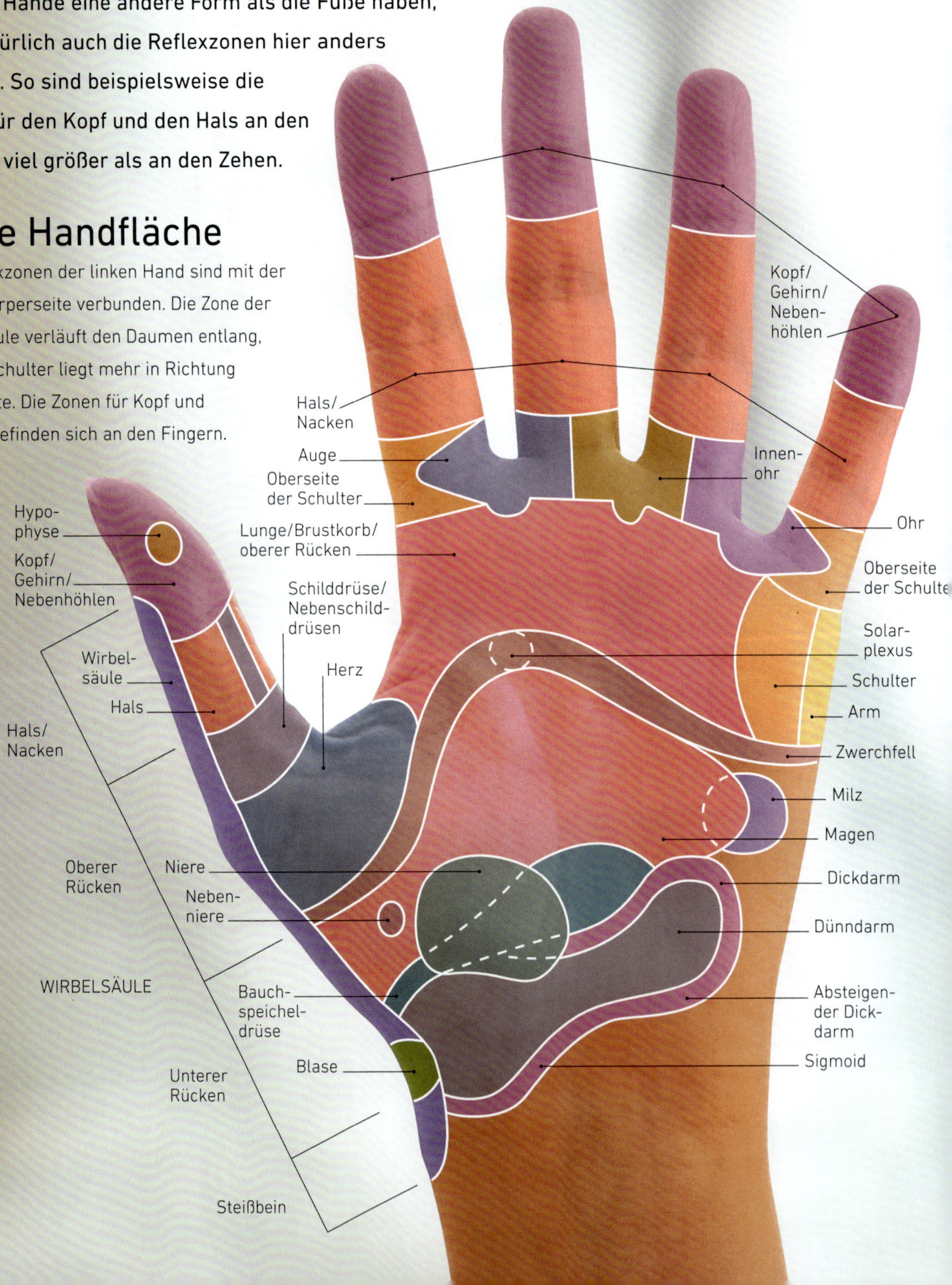

Rechte Handfläche

Die Reflexzonen in der rechten Handfläche beziehen sich auf die rechte Körperhälfte. Da die inneren Organe nicht völlig symmetrisch im Körper liegen, unterscheiden sich auch die Reflexzonen in beiden Händen. Für die Leber z.B. gibt es nur in der rechten Hand eine Reflexzone.

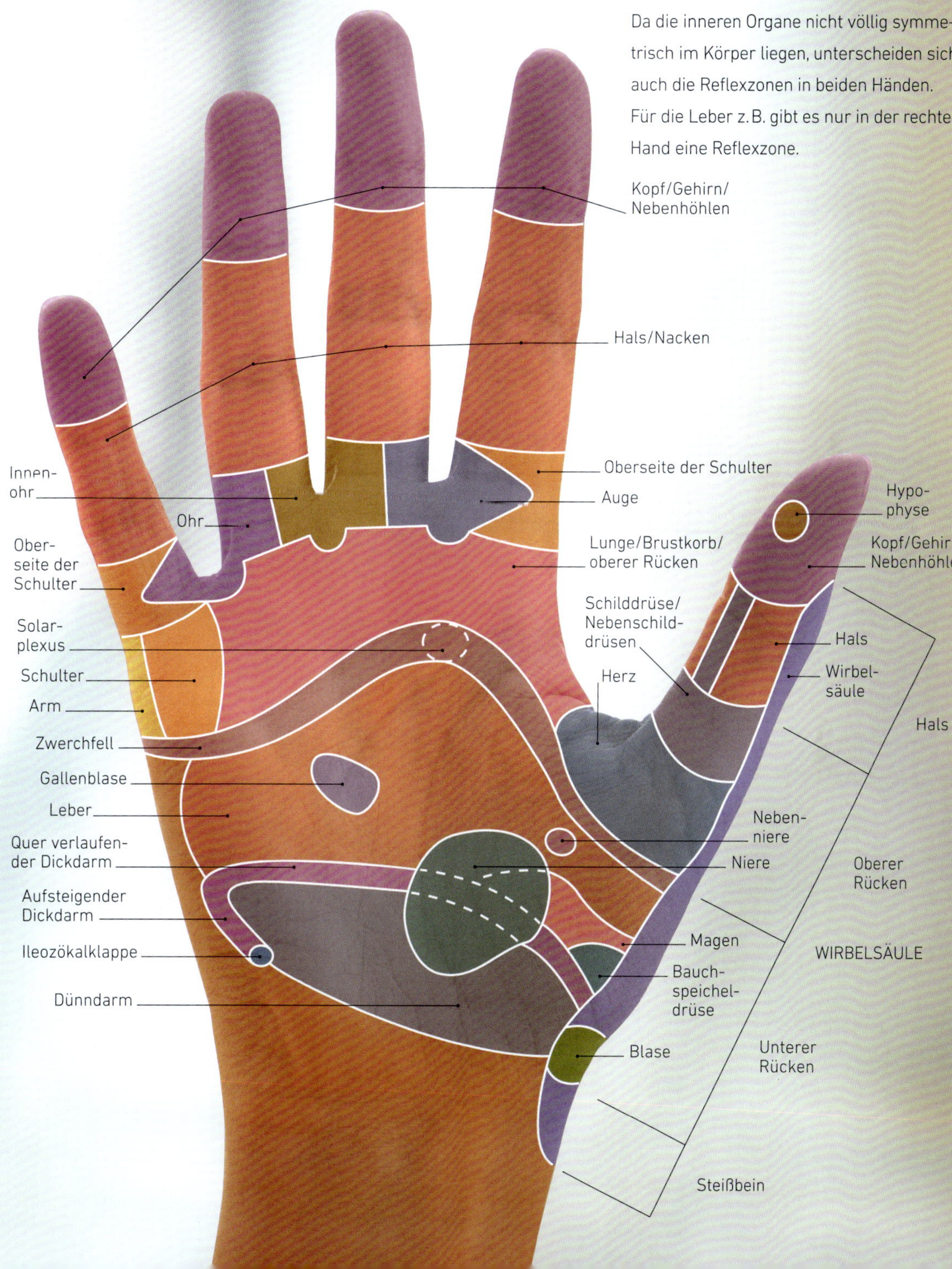

Linker Handrücken

Auf den Handrücken befinden sich einige streifenförmige Reflexzonen. Diejenigen der linken Hand beziehen sich auf die linke Körperseite vom Kopf bis hinunter zum linken Knie. Die Zonen für die Lymphknoten in der Leiste und für den Eileiter verlaufen rund ums Handgelenk.

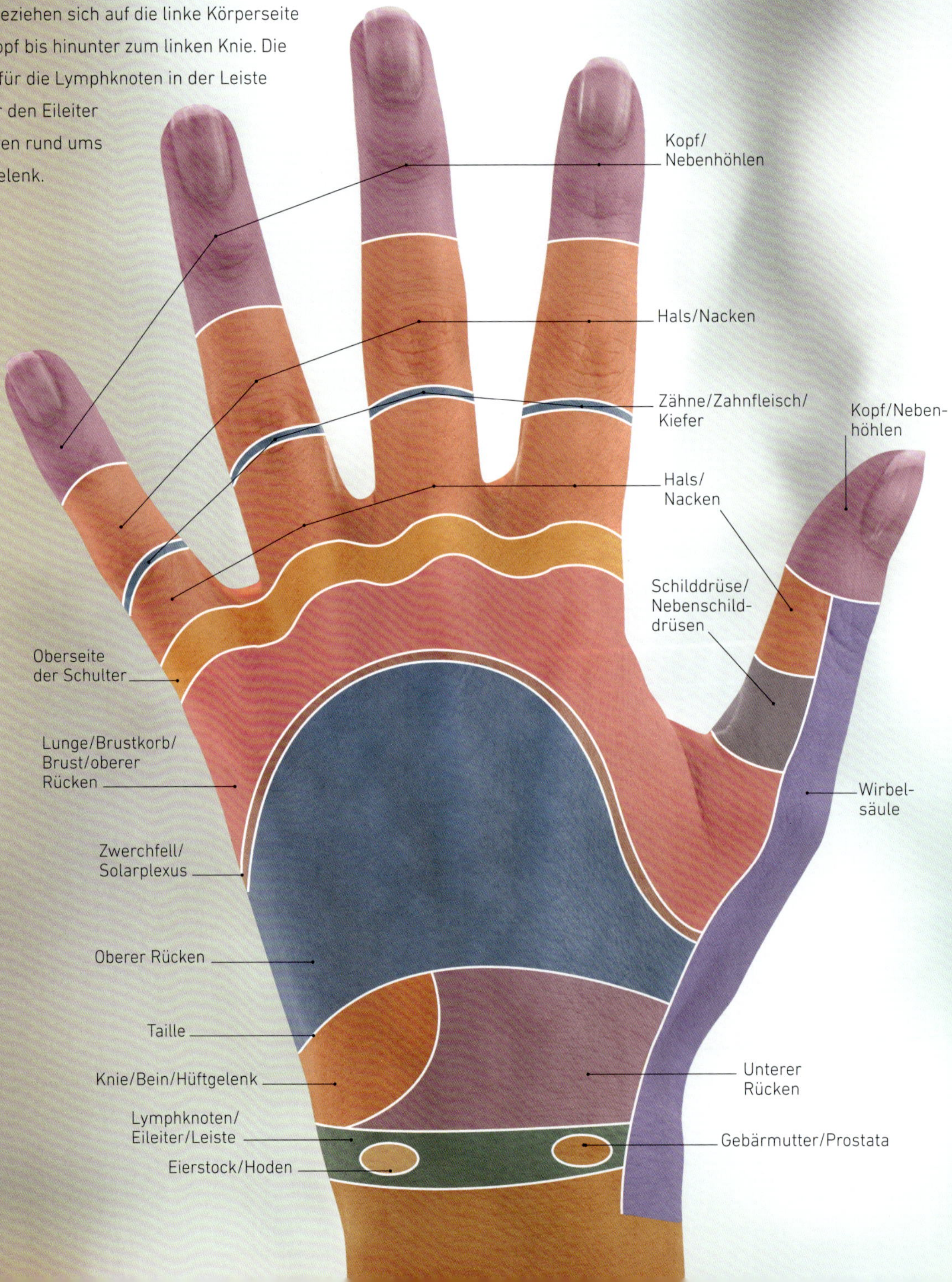

Rechter Handrücken

Diese Reflexzonen beziehen sich auf die rechte Körperhälfte. Am unteren Ende der langen Mittelhandknochen verläuft quer die Linie der Taille, die dem unteren Ende des Brustkorbs entspricht. Oberhalb davon liegt die Zone des oberen Rückens, darunter jene des unteren Rückens, des Hüftgelenks und der Bauch- und Beckenorgane.

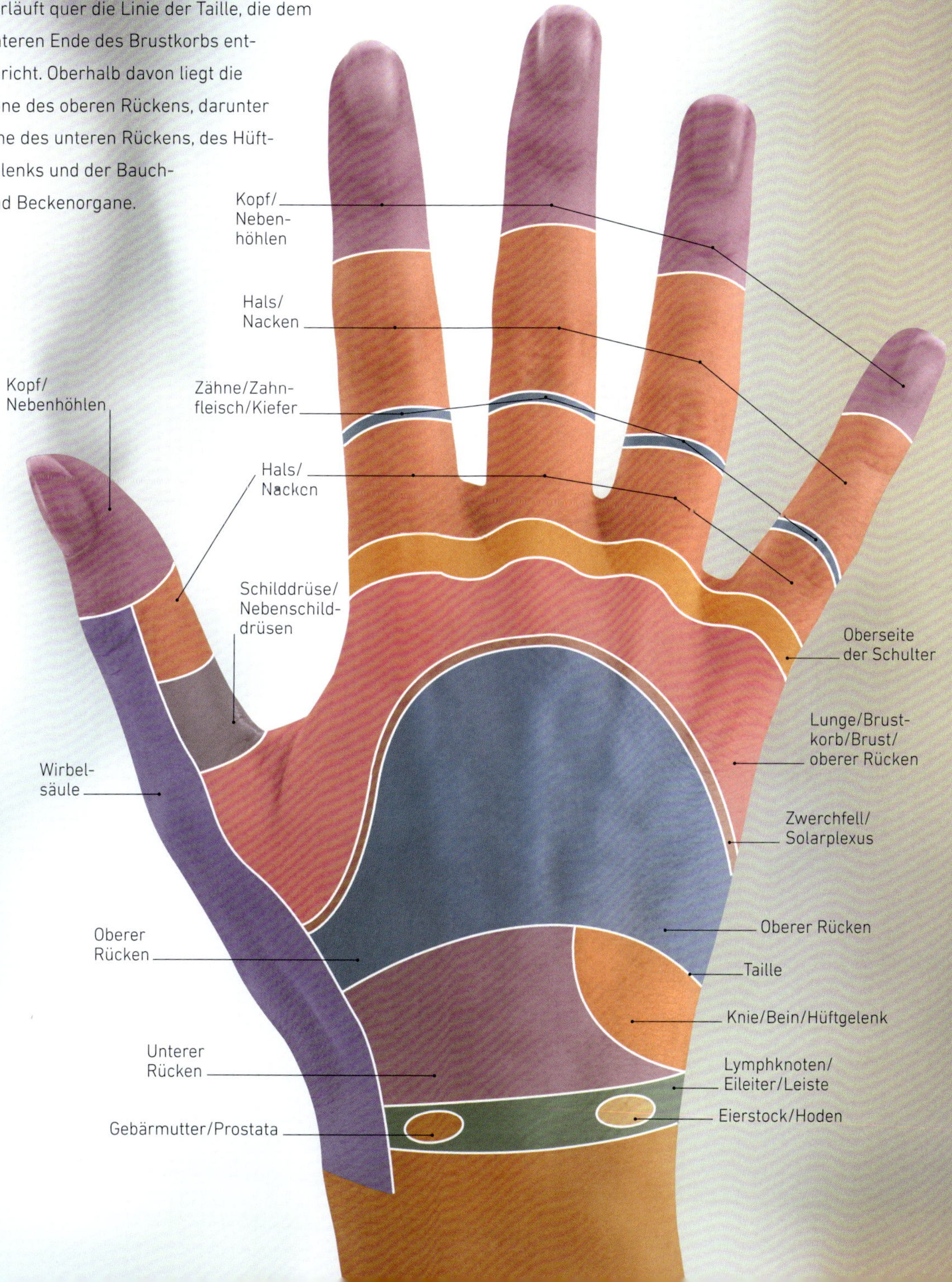

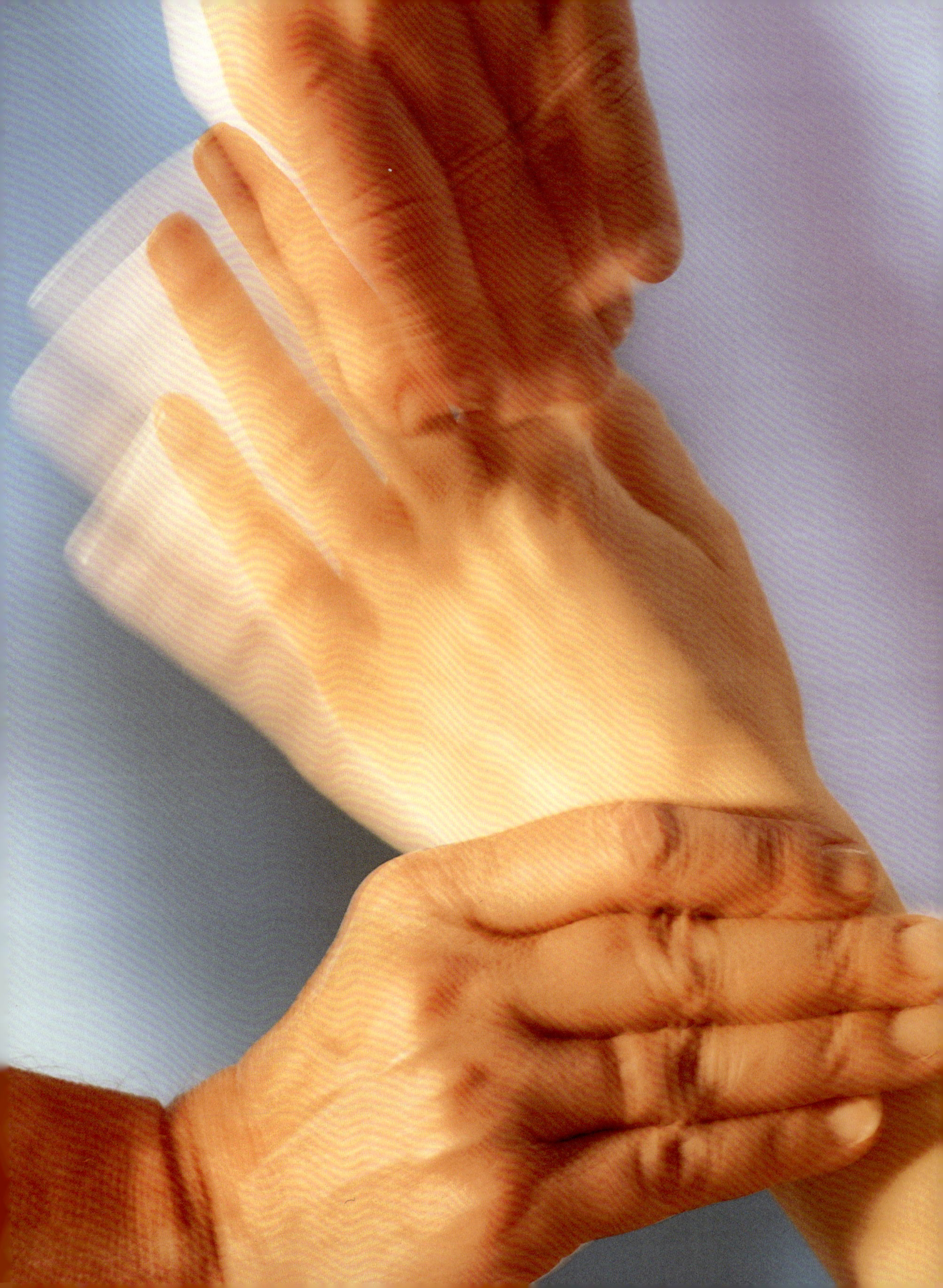

VORZÜGE DER REFLEXZONEN-MASSAGE

Die Reflexzonenmassage kann für jeden Menschen ein Segen sein. Egal, ob Sie zu einem Therapeuten gehen, sich selbst behandeln oder ob ein Freund die Massage bei Ihnen ausführt: Untersuchungen haben ergeben, dass die Reflexzonenmassage zur Entspannung beiträgt, bestimmte Gesundheitsprobleme lindert und das Wohlbefinden steigert. In diesem Kapitel erfahren Sie, wie die Reflexzonenmassage wirkt, wie Sie einen Therapeuten finden und wie eine Behandlung abläuft.

ANWENDUNGSGEBIETE

Die meisten Menschen entscheiden sich für diese Therapie, weil sie eine ungefährliche, hochwirksame, natürliche und leicht anwendbare Behandlungsform für zahlreiche Beschwerden ist. Sie stellt weder einen operativen Eingriff dar noch erfordert sie Medikamente. Gerade das macht ihren besonderen Reiz aus. Darüber hinaus ist sie schnell zu erlernen und man kann sich selbst damit überall behandeln. Weltweit stellen immer mehr Menschen fest, dass man mithilfe der Reflexzonentherapie die Ursachen vieler Gesundheitsprobleme angehen, Stress abbauen und die Auswirkungen früherer Verletzungen und Krankheiten lindern kann. Nicht zuletzt können wir durch die sanften Berührungen unsere Fürsorge und Zuneigung einem lieben Menschen gegenüber ausdrücken.

Ganz besonders spricht für die Reflexzonenmassage, dass man damit Stress reduzieren kann – Stress ist in etwa 80 Prozent der Fälle maßgeblich an der Entstehung von Krankheiten beteiligt und in den restlichen 20 Prozent trägt er zumindest dazu bei. Indem man bestimmte Regionen der Hände und Füße massiert, entspannt man den entsprechenden Körperteil und den gesamten Organismus. Der Stressforscher Hans Selye stellte bereits 1956 fest, dass Dauerstress dem Körper am meisten zusetzt. Die Arbeit mit den Reflexzonen kann die Stressmuster auflösen. Eine einzelne Behandlung unterbricht den Dauerstress, mehrere Behandlungen können eine tiefer gehende Veränderung bewirken, sodass der Körper sich angewöhnt, effektiver auf äußeren Stress zu reagieren.

Durch die Reflexzonenmassage können Sie dem Alltagsstress entkommen. Die Füße hochzulegen und sich eine Auszeit zu gönnen, hat für sich allein schon eine heilsame Wirkung – doch durch eine Reflexzonenbehandlung verstärken Sie diese noch um ein Vielfaches.

Verletzungen und Schmerzen belasten den gesamten Organismus. Bei einer Reflexzonenmassage hingegen werden Endorphine ausgeschüttet. Das sind körpereigene Stoffe, die die Schmerzempfindlichkeit herabsetzen. Die Behandlung unterstützt den Körper auch dabei, mit einer Verletzung fertig zu werden. Ist etwa eine Schulter betroffen, reagiert der Körper zunächst mit einer verkrampften Haltung. Die Reflexzonentherapie vermindert den Stress im gesamten Organismus, sodass sich der Körper nun bestmöglich auf die Heilung der verletzten Schulter einstellen kann. Später trägt sie dazu bei, die Beweglichkeit des Gelenks wieder zu verbessern. Die Reflexzonentherapie hält zudem die Muskeln, Sehnen, Bänder und Gelenke beweglich und wirkt so dem Abnehmen der manuellen Geschicklichkeit und der Gehfähigkeit im Alter entgegen.

DIE REFLEXZONENMASSAGE

- dient der allgemeinen Gesundheitsvorsorge,
- ist eine natürliche Behandlungsmethode für eine Vielzahl von Erkrankungen,
- kann die Folgen von Verletzungen lindern,
- hilft bei strapazierten oder überanstrengten Füßen und Händen,
- kann zur Schmerzlinderung eingesetzt werden,
- erhält Ihre manuelle Geschicklichkeit und Feinmotorik,
- fördert die tiefe Entspannung des Körpers,
- setzt Endorphine frei, unsere körpereigenen »Wohlfühlstoffe«.

Mit einer Reflexzonenmassage können Sie jemandem liebevolle Aufmerksamkeit schenken, die Sie beide bereichert.

Häufig gestellte Fragen

Hilft die Reflexzonenmassage bei meinen Beschwerden?

Diese Frage kann man so pauschal nicht beantworten. Bei einer Heilung spielen viele Faktoren eine Rolle, z.B. unter welcher Krankheit Sie leiden, wie lange Sie erkrankt sind und wie Ihr Gesundheitszustand insgesamt aussieht. Dennoch haben wir mit der therapeutischen Anwendung schon ganz erstaunliche Heilungsprozesse erlebt, sodass sich sagen lässt, dass es in jedem Fall einen Versuch wert ist. Selbst wenn Sie keine völlige Heilung erreichen sollten, so fließt Ihnen doch Kraft zu aus dem Wissen, dass Sie selbst aktiv etwas für Ihre Gesundheit tun können.

Sind die Behandlung der Hände und die der Füße gleich wirkungsvoll?

Darüber gehen die Meinungen nach wie vor auseinander. Manche Menschen lieben es, die Hände behandelt zu bekommen, andere mögen lieber eine Fußbehandlung. Auch der Beruf kann dabei eine Rolle spielen: Wer den ganzen Tag steht oder viel unterwegs ist, lässt sich meist lieber die Füße massieren, Menschen mit Bildschirmarbeitsplätzen bevorzugen dagegen eher die Hände. Generell wird der Fußbehandlung größere Wirksamkeit zugesprochen, weil die Füße – immer geschützt durch die Schuhe – sensibler sind. Hände dagegen bieten besondere Vorteile, da sie bei einer Selbstbehandlung viel leichter zugänglich sind und deshalb auch öfter und regelmäßiger behandelt werden können. Wer bereits unter Bewegungseinschränkungen der Hände leidet, kann durch die Reflexzonenbehandlung der Hände wieder besser greifen und zielgerichtete Aktionen präziser ausführen.

> Sowohl die Hand- wie auch die Fußbehandlung hat ihre Vorzüge: Generell gilt die Fußbehandlung als wirkungsvoller, weil die Füße sensibler sind. Die Hände dagegen bieten bestimmte andere Vorteile.

> Selbst wenn Sie keine völlige Heilung erreichen, so stärkt Sie doch das Wissen, dass Sie aktiv werden und sich selbst für Ihre Gesundheit einsetzen können.

Ist Selbstbehandlung besser oder soll man sich lieber behandeln lassen?

Wenn Sie jemand anderer behandelt, können Sie sich besser der Entspannung hingeben. Die Selbstmassage kann jedoch leichter und vor allem öfter durchgeführt werden, was bei chronischen Erkrankungen manchmal notwendig ist.

Gibt es Risiken?

Die Reflexzonenmassage ist eine ganz ungefährliche Therapie, abgesehen davon, dass eine gefühllose, rücksichtslose Durchführung selbstverständlich immer eine gewisse Verletzungsgefahr in sich birgt. Durch die entgiftende Wirkung können auch im ganzen Körper Heilreaktionen auftreten. Sie können sich dann wie bei einer leichten Erkältung matt und angeschlagen fühlen. Das sollte sich jedoch nach etwa einer Stunde wieder legen.

REFLEXZONENMASSAGE IN ALLEN LEBENSLAGEN

Die Reflexzonenmassage hat für jeden etwas zu bieten – unabhängig von Alter, Beruf oder Gesundheitszustand. Diese Therapie kann immer dazu beitragen, die Gesundheit zu erhalten, die Lebensqualität zu erhöhen, Krankheiten zu behandeln und auf höchst angenehme Weise Stress abzubauen.

BABYS

Babys sprechen auf eine sanfte Reflexzonenmassage ganz besonders stark an. Wenn man z.B. einem Baby im Flugzeug vor dem Abflug und vor der Landung die Ohrzone an den Füßen reibt, übersteht es die Prozedur leicht und ohne Probleme. Einmal bat uns eine Freundin, die zu Besuch war, um Hilfe, weil ihr Baby sehr unruhig war. Nach einer kurzen Massage der Solarplexuszonen am Fuß entspannte und beruhigte sich das Kind. Ihr Mann fragte darauf: »Warum lernen das nicht alle Eltern?« Sie finden in diesem Buch viele solcher Tipps, mit denen Sie Ihrem Kind bei den verbreitetsten Problemen wie Koliken, Durchfall und Schlafstörungen leicht und schnell helfen können *(s. S. 118f.)*.

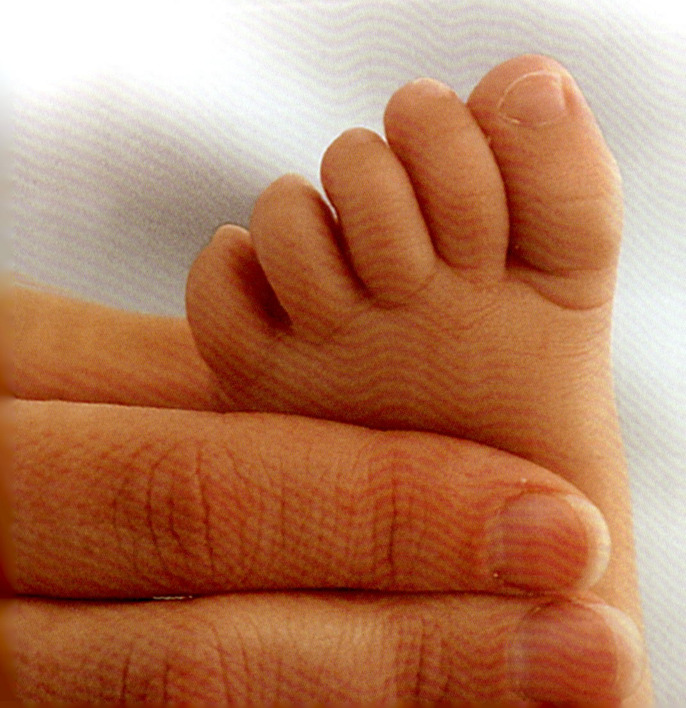

KINDER

Durch die Reflexzonenmassage bei Kindern entsteht ein Gefühl der Nähe. Eine Bekannte von uns wird von ihrer zweijährigen Nichte »Fuß« genannt, weil ihr die Fußbehandlung der Tante so viel bedeutet. Einer unserer Klienten erinnert sich noch heute, 40 Jahre später, daran, wie ihm seine Mutter allabendlich die Füße massierte.

Ein Fünfjähriger wollte auf einer Reise unbedingt wieder nach Hause, weil er »seinen« Golfball nicht dabei hatte. Es stellte sich heraus, dass er sich von seiner Tagesmutter die Golfballtechnik *(s. S. 50f.)* abgeschaut hatte. Die Tagesmutter setzte sie gegen ihre Nebenhöhlenbeschwerden ein und er verwandte sie gegen seine Migräneanfälle. Ein Kind, das lernt, sich auf diese Weise selbst zu behandeln, bekommt damit einen kostbaren Schatz an die Hand. Wie könnte man das Selbstvertrauen besser stärken als dadurch, dass man Kindern beibringt, Kontakt mit ihrem Körper aufzunehmen?

Weil Kinder so neugierig und lernfähig sind, können sie die Reflexzonenmassage meist ganz problemlos in ihr Leben integrieren und für sich nutzen. Dabei machen sie die schöne Erfahrung, dass es von Nutzen ist, wenn sie mit und an ihren Händen und Füßen herumspielen.

Für Sie selbst ist die Reflexzonenmassage ein Weg, um mit Ihren Kindern in engeren Kontakt zu treten, besonders wenn Ihr Kind krank wird. Sie können die Reflexzonenmassage dann ergänzend zur ärztlichen Behandlung einsetzen. Auf Seite 118f. finden Sie eine Anleitung, um Beschwerden und Schmerzen bei Kindern zu lindern.

ÄLTERE MENSCHEN

Im Alter tauchen oft eine Reihe spezieller Beschwerden wie Bewegungseinschränkungen der Gelenke oder Inkontinenz auf, die zu behandeln sind. Mit der Reflexzonenbehandlung können Sie reflektorisch einerseits die Leiden lindern und andererseits auch einem älteren Menschen Berührungen schenken, der nicht mehr so viel Körperkontakt mit anderen hat *(s. S. 122f.)*.

KÖRPERBEHINDERTE MENSCHEN

Einer unserer Patienten war aufgrund einer degenerativen Erkrankung nicht mehr in der Lage, die Fernbedienung des Fernsehers zu benützen, wodurch er auch noch seiner letzten Unterhaltungsmöglichkeit beraubt war. Durch die Reflexzonenbehandlung konnte er jedoch zunehmend seinen Daumen wieder einsetzen. Je nach Bedarf kann die Reflexzonenmassage individuell gestaltet werden. Wenn jemand im Rollstuhl sitzt, werden z. B. die Fußsohlen nicht mehr ausreichend stimuliert und keinem Druck mehr ausgesetzt. Dadurch können Muskeln, Nerven und Knochen degenerieren, es sei denn, man stimuliert die Füße durch eine Reflexzonenbehandlung. Eine Behandlung der Hände kann jenen helfen, die mit Bewegungseinschränkungen zu kämpfen haben und ihre manuelle Geschicklichkeit erhalten wollen. Nach unserer Erfahrung wirkt die Reflexzonentherapie auch günstig auf die Muskelspannung und die inneren Organe. Auf S. 68–117 finden Sie allgemeine Übungsprogramme, die Ihnen helfen können, und auf S. 132–153 Techniken für spezielle Beschwerden.

SCHWER KRANKE MENSCHEN

Kürzlich bat uns eine Freundin, ihr einen Reflexzonentherapeuten in ihrer Nähe zu empfehlen. Sie wollte ihrer krebskranken Schwester helfen, die nicht mehr lange zu leben hatte. Wir brachten ihr stattdessen bei, ihre Schwester selbst zu behandeln, und sie dankte uns später sehr dafür. Durch die Reflexzonenmassage können Sie Schmerzen und andere Krankheitssymptome lindern, doch sie ist darüber hinaus auch noch eine Bereicherung sowohl für den Behandelnden wie für den Behandelten. Schließlich können Sie mit ihr einem geliebten Menschen in schwierigen Zeiten spürbare Unterstützung geben. Nehmen Sie die Chance wahr, anderen zu helfen – eignen Sie sich Techniken für spezielle Gesundheitsprobleme an *(s. S. 132–153)*, mit denen Sie Leiden verringern können.

SCHWANGERE FRAUEN

Während sie bereits in den Kreißsaal gebracht wurde, bestand unsere Nichte noch darauf, dass ihr jemand ihren Golfball holte, weil sie damit ihre Reflexzonen behandeln wollte. Die Hebammen waren verblüfft, dass die Entbindung so leicht und unkompliziert verlief. Hebammen und Geburtshelfer setzen die Reflexzonenmassage zunehmend ein – die Ergebnisse klinischer Studien sprechen für ihre Wirksamkeit. Dr. Gowri Motha und Jane McGrath fanden heraus, dass Schwangere, die die Reflexzonenbehandlung erlernt hatten, bei ihrer Entbindung außerordentlich davon profitierten: Bei manchen dauerten die Wehen nur zwei bis drei Stunden. Im Schnitt dauerte die Eröffnungsphase bei den 20- bis 25-Jährigen fünf bis sechs Stunden, die Übergangsphase 16 Minuten und die Austreibungsphase sieben Minuten. Das ist eine erhebliche Verbesserung gegenüber den 16 bis 24 Stunden für die Eröffnung und ein bis zwei Stunden für die Übergangsphase, die in den entsprechenden Lehrbüchern als Standard gelten. Gabriella Bering Liisberg betont in ihrer Studie von 1989, dass 90 Prozent der Gebärenden, die sich mit Reflexzonentherapie statt medikamentös behandeln ließen, angaben, ihre Schmerzen hätten sich verringert.

> Schwangere, die die Reflexzonenbehandlung in einem Kurs erlernt hatten, profitierten bei ihrer Entbindung außerordentlich davon.

Ob Sie die Reflexzonenmassage zur Schmerzlinderung bei der Geburt einsetzen oder damit Beschwerden während der Schwangerschaft, wie Ödeme und Rückenprobleme, angehen möchten – in diesem Buch finden Sie die nötigen Informationen und Anleitungen *(s. S. 120f. und 132–153).*

AM ARBEITSPLATZ

Eine unserer Patientinnen hätte fast ihren Beruf als Lehrerin aufgegeben, weil sie wegen ihrer schmerzenden Füße im Unterricht kaum mehr stehen konnte. Sie fand aber eine Lösung für dieses Problem, nachdem sie die Techniken der Reflexzonenmassage kennengelernt hatte: Sie legte die Stöcke, mit denen die Schüler sonst im Musikunterricht trommelten, auf den Boden und ging mehrmals täglich barfuß darauf hin und her.

Speziell für Menschen mit Berufen, in denen man stundenlang stehen oder gehen muss, ist die Reflexzonenmassage äußerst hilfreich, z. B. für Lehrer, Krankenschwestern, Friseure, Kellner und Verkaufspersonal. Sie alle können dadurch das lange Stehen und die einseitigen Bewegungen unterbrechen, die gesundheitliche Belastung verringern, neue Bewegungsmuster entwickeln und allgemein entspannter arbeiten.

Aus diesem Grund nutzen auch viele Menschen mit Bildschirmarbeitsplätzen die Reflexzonenmassage der Hände, um die Symptome der einseitigen Beanspruchung zu lindern. Wir empfehlen allen Büroangestellten und Menschen, die beruflich viel stehen, die Selbstbehandlung ihrer Hände und Füße *(s. S. 124–129).*

MENSCHEN MIT PSYCHISCHEN PROBLEMEN

Eine englische Therapeutin behandelte von 1996 bis 1997 in einer psychiatrischen Ambulanz 49 Patienten mit Reflexzonenmassage und 25 in einer Gesprächstherapie. Von den Reflexzonenpatienten bestätigten danach 47, dass ihre Ängste abgenommen hatten und sie spürbar entspannter waren. Durch den Spannungsabbau fiel es ihnen leichter, über ihre Probleme zu sprechen, sie hatten weniger Kopfschmerzen und konnten besser schlafen. Solche Untersuchungen zeigen, wie wichtig die Reflexzonenmassage und andere alternativmedizinische Maßnahmen in Einzelsitzungen für die Linderung psychisch bedingter Symptome sein können. Die Patienten entwickelten durch die Behandlung ein tieferes Verständnis von den Auswirkungen ihrer Anspannung und lernten, sich immer besser zu entspannen. Letztlich führte das dazu, dass sich auch ihre emotionale Befindlichkeit in einer Weise verbesserte, die ihnen Mut machte, besonders bei einer Kombination von Reflexzonenmassage und Gesprächstherapie.

Wenn Sie unter Ängsten und Sorgen leiden oder sich beklommen oder verzweifelt fühlen, können Ihnen das allgemeine Übungsprogramm *(s. S. 68–117)* und die Techniken zur Selbstbehandlung *(s. S. 124–129)* helfen.

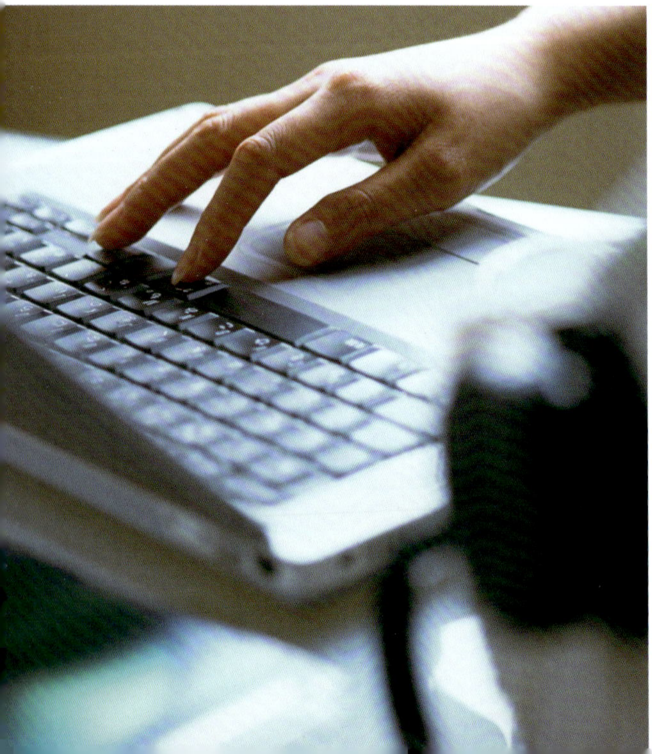

Monotone Tätigkeiten wie Bildschirmarbeit oder längeres Stehen belasten auf Dauer die Gesundheit. Die Reflexzonenmassage baut daraus entstehende Spannungen ab.

WAS DIE FORSCHUNG SAGT

Seit nunmehr 60 Jahren wird die Reflexzonentherapie systematisch eingesetzt und ebenso lange gibt es unzählige Berichte von Heilerfolgen mit ihr. Doch auch wissenschaftliche Untersuchungen bestätigen die Wirksamkeit, u. a. nach Operationen und im Zusammenhang mit koronaren Herzerkrankungen.

Studien zufolge bringt die Reflexzonentherapie die Abläufe im Organismus wieder in ein natürliches Gleichgewicht. Belegt ist beispielsweise eine Verbesserung der Nieren- und der Darmfunktion. Weitere Forschungsergebnisse zeigen, dass Geburten oft leichter verliefen und die Mütter schneller stillen konnten. Bei Kindern mit zerebralen Lähmungen verbesserte sich das Wachstum. Allgemein stellte man im Körper von Reflexzonenpatienten eine Verminderung der freien Radikale fest.

KRANKHEITSSYMPTOME BEKÄMPFEN

Bei Patienten mit Anzeichen von koronaren Herzerkrankungen und Angina pectoris konnten durch eine Reflexzonenbehandlung der Füße die Symptome zum Verschwinden gebracht und der Blutdruck gesenkt werden. Weitere Studien belegen, dass die Patienten durch die Fußreflexzonentherapie Nieren- und Blasensteine schneller ausscheiden und dabei weniger Schmerzen erleiden. Auch Patienten, die eine Operation hinter sich hatten, profitierten von der Reflexzonentherapie: Ihre Ausscheidungsorgane (Nieren und Darm) zeigten eine verbesserte Aktivität und sie benötigten weniger Medikamente als die Kontrollgruppe. Das Gleiche trifft auf Mütter zu, bei denen die Reflexzonenmassage zur Schmerzlinderung bei der Geburt eingesetzt wurde. Zahlreiche Studien zu speziellen Krankheitsbildern ergaben, dass eine Reflexzonenbehandlung die Symptome bei folgenden Beschwerden verringert: Nasennebenhöhlenentzündung, Kopfschmerzen, Zahnschmerzen, Prämenstruelles Syndrom, Ausbleiben der Regelblutung, Erektionsstörungen, erhöhte Blutfettwerte, Verstopfung und Multiple Sklerose.

Patienten benötigten nach Operationen weniger Medikamente, wenn ihre Fußreflexzonen behandelt wurden.

EINE UNGEFÄHRLICHE ALTERNATIVE?

Die Reflexzonentherapie scheint bei bestimmten Gesundheitsproblemen weniger Risiken zu bergen als eine medikamentöse Behandlung, z. B. bei Harnverhaltung nach Operationen, Verdauungsstörungen, Neurodermitis, Leukopenie und koronaren Herzerkrankungen. Dies legen chinesische Forschungen aus den 1990er-Jahren nahe. Es stellte sich außerdem heraus, dass im Falle von Diabetes, Niereninfektionen sowie Lungenentzündungen bei Kindern eine Kombination der Reflexzonentherapie mit konventioneller Behandlung die Wirksamkeit der Medikamente steigern kann.

Von zentraler Bedeutung ist jedoch, dass die Reflexzonenbehandlung nachweislich zu einer spürbaren Verbesserung der Lebensqualität führt. So stellten Wissenschaftler in England fest, dass Patienten mit der Alzheimer-Krankheit weniger unter Ruhelosigkeit litten und auch Gelenksteife und Arthritis gelindert wurden, wenn reflektorisch behandelt wurde. Die Studie von 1997 wies darüber hinaus die Wirksamkeit bei Patienten der Psychiatrie nach: Bei den Untersuchten stellte man tiefere Entspannung und weniger Angstzustände fest, außerdem litten sie weniger unter Kopfschmerzen und schliefen besser. Viele von ihnen berichteten, dass sie statt ihrer Ängste, Sorgen und Verzweiflung zunehmend positive Emotionen erlebten.

REFLEXZONENTHERAPIE UND MEDIZIN

In den letzten Jahren hielt die Reflexzonenmassage Einzug in vielen Arztpraxen und wird dort ergänzend zu konventionellen Behandlungsmethoden eingesetzt. Auch für immer mehr Hebammen und Geburtshelfer stellt sie eine natürliche Methode dar, um die Mutter bei der Geburt zu unterstützen. Sie kann nach Operationen die Heilung beschleunigen und bei Schwerkranken die Symptome lindern.

GEBURTSHILFE UND GYNÄKOLOGIE

In den Geburtshilfe- und gynäkologischen Abteilungen der Krankenhäuser sowie in Geburtshäusern setzen Hebammen und Krankenschwestern die Reflexzonentherapie ein, um Schmerzen während der Geburt zu lindern und auftretenden Komplikationen zu begegnen. Mit der Behandlung kann der Geburtsvorgang eingeleitet sowie Stärke und Wirksamkeit der Wehen gefördert werden. Daneben lassen sich allzu schmerzhafte Kontraktionen abschwächen oder unregelmäßige Wehen regulieren. Kolleginnen und Kollegen haben uns erzählt, dass sie die Dauer der Geburten verkürzen können, aber bei sehr langen Geburten auch den Müttern in den Wehenpausen Erholung und Entspannung verschaffen.

In der Nachgeburtsphase unterstützt die Reflexzonentherapie die Austreibung der Plazenta und bringt den Urinfluss nach der Geburt wieder in Gang.

REFLEXZONENTHERAPIE IN KLINIKEN

Auch in manchen chirurgischen Abteilungen hat sich die Reflexzonentherapie als alternativmedizinische Unterstützung für Patienten auf der Intensivstation und nach Operationen durchgesetzt. Sie gilt dort als ideale Ergänzung zur ärztlichen Behandlung, weil man die Techniken an den Füßen durchführen kann und empfindlichere Körperstellen und Organe nicht irritiert werden.

Auch in der Kardiologie nimmt die Reflexzonentherapie mehr und mehr eine gewichtige Rolle ein. Am Columbia Presbyterian Medical Center in New York wurde sie auf Wunsch vieler Patientinnen und Patienten eingeführt, die bereits Erfahrungen mit alternativen Heilmethoden hatten. Von den jährlich rund 1400 Herzpatienten nehmen fast 60 Prozent die Möglichkeit wahr, sich damit ergänzend zur ärztlichen Therapie behandeln zu lassen.

SELBSTHILFE FÜR PATIENTEN

Einige Gesundheitseinrichtungen in den USA bieten den Patienten Unterricht in Reflexzonenmassage an. In den Kursen lernen sie, wie sie individuelle Beschwerden selbst lindern und die medizinische Versorgung dadurch unterstützen können. Das Suburban Hospital in

THERAPEUTISCHER EINSATZ IN DER MEDIZIN

Klinische Einrichtungen bestätigen, dass die Reflexzonentherapie in folgenden Bereichen wirksam ist:

Geburtshilfe und Gynäkologie, besonders während der Geburt und bei Komplikationen,

medizinische Versorgung nach Operationen,

Selbsthilfekurse für Patienten,

Symptomlinderung bei Krebspatienten.

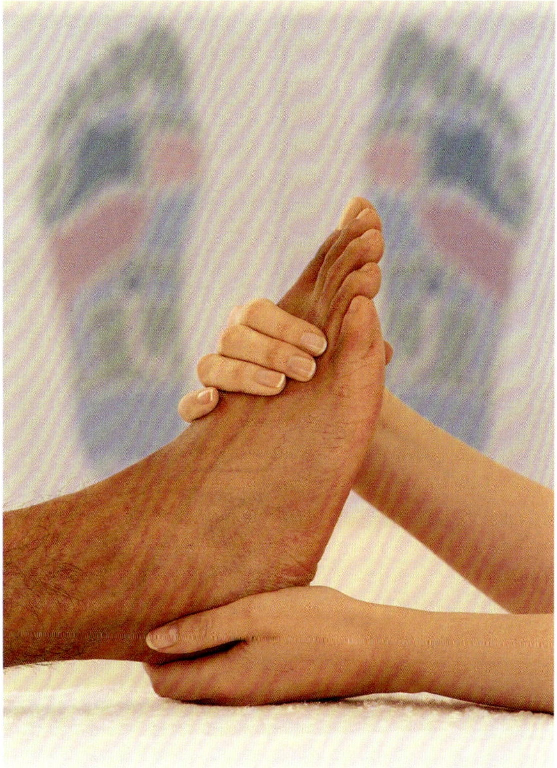

Die Reflexzonentherapie wird in Kliniken zunehmend ins Behandlungsprogramm integriert, u. a. bei der Linderung von Symptomen und nach Operationen.

Bethesda, Maryland, bietet z. B. Kurse für Patienten an, die unter Inkontinenz leiden. Des Weiteren untersuchen Ärzte, wie Patienten mithilfe der Reflexzonentherapie emotional stabilisiert werden können und wie die Therapie für die Gesundheitsvorsorge genutzt werden kann. Dr. Mehmet Oz ist Mitbegründer des alternativmedizinischen Programms in der Kardiologie des Columbia Presbyterian Medical Center. Er interessiert sich für die Möglichkeiten der Alternativmedizin, speziell der Reflexzonentherapie, Operationsfolgen wie Depressionen, Ängste, Schmerzen und Infektionen zu lindern, und meint: »Die Schulmediziner in unserer Klinik hatten den Eindruck, den emotionalen Bedürfnissen der Patienten sowie der Symptomlinderung und der Gesundheitsvorsorge nicht gerecht zu werden, weil die Medizin darauf nicht ausgerichtet ist und die Chirurgen nicht entsprechend ausgebildet sind.«

SYMPTOMBEKÄMPFUNG BEI KREBS

Bei der Behandlung von Patienten mit unheilbaren Krankheiten hat die Reflexzonentherapie ebenfalls längst Einzug gehalten. Krebspatienten beispielsweise werden in Großbritannien bereits in etlichen Kliniken ergänzend reflektorisch behandelt. Daneben gibt es außerklinische Einrichtungen wie die Hampshire County Council Cancer Care Society, bei denen sie Informationen, Reflexzonentherapie und Empfehlungen entsprechend arbeitender Therapeuten erhalten. Doch nicht nur medizinisches Fachpersonal führt die Behandlungen durch – auf Krebsstationen und in Hospizen geben auch Familienangehörige und andere engagierte Helfer ihre Zuneigung durch regelmäßige Reflexzonenmassage auf spürbare Weise weiter und lindern das Leiden der Betroffenen.

In vielen Hospizen in Großbritannien werden Reflexzonenbehandlungen angeboten, gemäß den Zielen der Hospizbewegung, den Patienten ihre Würde zu lassen und ihnen und ihren Familien bis zuletzt größtmögliche Entscheidungsfreiheit zuzugestehen. Die Reflexzonentherapie dient in diesem Fall dazu, die Lebensqualität der Behandelten zu erhöhen und ihnen zu ermöglichen, besser mit ihrer schweren Krankheit zurechtzukommen. Des Weiteren spendet sie Trost und verbessert das körperliche, emotionale und spirituelle Befinden sowohl des Patienten wie auch des Behandlers. Dabei trägt sie auch immer zur Linderung der Symptome der jeweiligen Erkrankung bei und bekämpft allgemeine Beschwerden wie Schmerzen und Ängste.

Ein Drittel aller Krebspatienten nutzt die Reflexzonentherapie ergänzend zur konventionellen Therapie.

ERFOLGS-ERLEBNISSE

Behandler wie auch Patienten berichten viel Positives über die Reflexzonentherapie. Die Geschichten bezeugen nicht zuletzt die Bereitschaft der Behandelten, sich richtig auf die Therapie einzulassen, was für die Wirksamkeit alternativer Heilmethoden von zentraler Bedeutung ist.

Betont wird besonders ihre entspannende Wirkung auf Körper und Geist sowie ihre Fähigkeit, auf natürlichem Weg die Ausschüttung der Endorphine, der körpereigenen »Wohlfühlstoffe«, anzuregen.

Die Behandlung kann den Körper auch zu Heilreaktionen auf bestimmte Krankheiten anregen. Darüber hinaus stellt sich ein körperliches, geistiges und seelisches Gleichgewicht ein, das verhindert, dass sich der Gesundheitszustand bei Kranken verschlechtert bzw. dass Krankheiten überhaupt erst auftreten. Gewisse Techniken der Reflexzonenmassage steigern die Effektivität von Medikamenten bzw. senken die Menge der benötigten Medikamente. Der heilsame Einfluss, den die Reflexzonentherapie ausübt, steht im Einklang mit den natürlichen Prozessen im Körper. Man hat die Gewissheit, dass man etwas Positives für seine Gesundheit tun kann – das hebt die Stimmung; Zuversicht stellt sich ein.

Viele der Geschichten berichten von Heilerfolgen, die die Patienten durch die Behandlung erlebten – vom Sieg über Schmerzen, besonders an Händen und Füßen, und davon, wie der Körper sich von früheren Verletzungen und Eingriffen erholte. Durch die Entspannung überanstrengter Hände und Füße kann man mit der Reflexzonenmassage auch eventuellen Verletzungen und dauerhaften Schädigungen vorbeugen und die Beweglichkeit und manuelle Geschicklichkeit im Alter erhalten.

Fallbeispiele

Tiefe Entspannung

Es kommt recht häufig vor, dass unsere Patienten während der Behandlung einschlafen. Manche entscheiden sich sogar genau deshalb für die Reflexzonentherapie, weil sie den ganzen Körper so wirkungsvoll entspannt. Einer unserer Patienten nennt die Reflexzonenmassage seine Lebensretterin, weil sie den Druck von ihm nimmt und sein Körper zur Ruhe kommen und sich regenerieren kann.

Eine Patientin fragte beim Betreten unserer Praxis, was das für ein komisches Geräusch sei. Kevin erklärte: »Das ist Ihr Mann!« Ihr Ehemann war während seiner Behandlung eingeschlafen und schnarchte.

Linderung von Verletzungsfolgen

Nach 40 Jahren litt einer unserer Patienten noch immer unter einer Fersenbein-Verletzung, vor allem auf Geschäftsreisen und beim Tennisspielen. »Wenn ich zum Arzt gehe, verschreibt er mir Medikamente«, meinte er zu uns. »Aber wenn ich zum Reflexzonentherapeuten gehe, fühle ich mich danach besser.«

Verbreitete Beschwerden lindern

Eine chronische Nasennebenhöhlenentzündung und heftige Kopfschmerzen machten einem Patienten das Leben zur Hölle. Mit Medikamenten war dem Problem nicht beizukommen und auch naturheilkundliche Therapien fruchteten kaum. Von uns lernte er die Golfball-

Technik *(s. S. 50 f.)*, mit deren Hilfe er seine Beschwerden in den Griff bekam und sich selbst heilte. Dafür begann er, sich über die Nebenhöhlenprobleme seines Arbeitskollegen zu ärgern, weil er dessen ewige Klagen nicht mehr hören wollte. Schließlich gab er dem Kollegen einen Golfball und erklärte ihm die entsprechende Technik. So konnte er nicht nur seine eigenen Gesundheitsprobleme beseitigen, sondern auch noch einen anderen Menschen dabei unterstützen, etwas für seinen Körper zu tun.

Durch Reflexzonenmassage bekam er nicht nur seine eigenen Beschwerden in den Griff, sondern konnte auch einem Kollegen helfen.

Keine Medikamente mehr

Wegen ihrer Asthmaanfälle wachte Susanne oft nachts auf und rang heftig nach Luft. Sie befürchtete, dass ihre Medikamente ihr durch die zunehmende Desensibilisierung auf Dauer nicht mehr helfen würden. Wir zeigten ihr eine Technik zur Selbstbehandlung, mit der sie die Reflexzonen der Nebennieren bearbeitete, und sie berichtete, dass sie danach wieder frei atmen konnte.

Verjüngte Hände und Füße

Unsere Patientin Claudia war durch die Arbeit in ihrem Catering-Unternehmen oft stundenlang auf den Beinen. Müde Beine und Arme waren die Folge, begleitet von Kopfschmerzen, Rückenproblemen und Erschöpfung. Sie hatte das Gefühl, dass sich ihr Gesundheitszustand zunehmend verschlechterte. Durch unsere Behandlung verschwanden ihre Symptome, und nun ist sie eine große Anhängerin der Reflexzonentherapie, von der sie sagt, sie habe ihr Leben verändert.

Claudia behandelt inzwischen ihre gesamte Familie: Die Augenschmerzen ihrer Mutter, das Schleudertrauma ihrer einen Tochter und die chronische Müdigkeit der anderen Tochter sprachen auf die Reflexzonenmassage an.

Die Blitzkur

Eine unserer Patientinnen ist eine Pastorengattin, die immer alles aß, was im Gemeindehaus serviert wurde, obwohl sie öfters extreme Magenschmerzen davon bekam. Während sie einmal mit besonders heftigen Magenkrämpfen ins Krankenhaus gefahren wurde, erinnerte sie sich an eine Technik, die wir ihr zur Handbehandlung beigebracht hatten. Schließlich wendete der Fahrer und fuhr sie wieder nach Hause, als er sah, dass sie sich selbst zu helfen gewusst hatte.

Die Patientin empfand nicht nur Erleichterung darüber, dass ihre Magenkrämpfe aufgehört hatten, sondern auch darüber, dass sie nicht in die Klinik musste.

BEIM THERAPEUTEN

Ein Besuch beim Reflexzonentherapeuten unterscheidet sich nicht wesentlich von einem Arztbesuch oder der Konsultation eines anderen Therapeuten. Sie können eine professionelle Praxis und den gleichen sachlich-freundlichen Umgang wie beim Arzt oder Zahnarzt erwarten. Der Behandlungsraum sollte hell, sauber und einladend sein. Wahrscheinlich werden Sie gebeten, sich auf einen Behandlungsstuhl zu setzen oder sich auf eine Liege zu legen, wobei eine Knierolle Ihre Beine stützen sollte. Schuhe und Socken bzw. Strumpfhosen müssen Sie ausziehen.

Eine Reflexzonenbehandlung kann zwischen 30 und 45 Minuten dauern, manchmal sogar eine Stunde. Gute Therapeuten gehen systematisch vor und behandeln beide Füße gleich gründlich. Nach einem generellen Durchgang sollte der Behandler weitere Techniken an den Zonen ausführen, die einer speziellen Behandlung bedürfen. Sie sollten auch mit »Wohlfühlgriffen« zur Entspannung verwöhnt werden. Die Anwendung der therapeutischen Griffe sollte sich für Sie nicht unangenehm anfühlen, das heißt, wenn etwas überhaupt wehtut, sollte der Schmerz wohlig und gut auszuhalten sein. Falls der Therapeut Ihre Schmerzgrenze überschreitet, bitten Sie ihn, den Druck zu verringern, was er sofort tun wird.

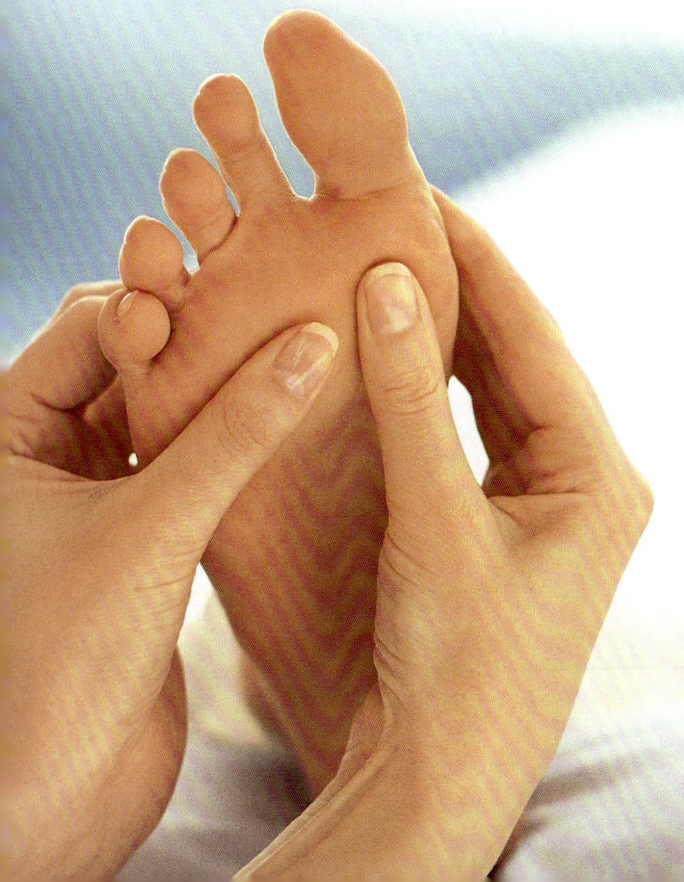

Ein gut geschulter Therapeut führt die notwendigen Griffe lange genug aus, bis sich eine spürbare Entspannung in Ihrem Körper einstellt. Er sollte Ihnen auch mitteilen, an welchen Zonen er gerade arbeitet, und ebenso sollte er ein offenes Ohr für Ihre Kommentare, Vorlieben und Abneigungen bei der Behandlung haben. Ihre Lieblingsgriffe und die Zonen, deren Behandlung Ihnen besonders gut tut, sollte er sich für die folgenden Sitzungen merken oder notieren.

MASSAGE ODER REFLEXZONEN-THERAPIE?

Viele halten die Reflexzonentherapie für eine Wissenschaft, aber sie ist gleichzeitig auch eine Kunst. Zwar gibt es für den therapeutischen Einsatz einen gewissen Standard, doch welche Griffe und welcher Druck jeweils eingesetzt werden, variiert natürlich von Behandler zu Behandler und hängt u. a. auch von der Art seiner Ausbildung ab.

Manche Behandler arbeiten mit Cremes, Lotionen oder Ölen als Gleitmitteln, während andere dies als reine Massage bezeichnen würden, die mit einer therapeutischen Reflexzonenbehandlung nicht gleichzusetzen sei.

Was Sie fragen sollten

Wenn Sie eine Reflexzonenbehandlung in Betracht ziehen, achten Sie darauf, welches Gefühl Sie dabei haben, und behalten Sie im Blick, aus welchen Gründen Sie den Therapeuten aufsuchen. Teilen Sie ihr oder ihm mit, ob es Ihnen um müde Füße, Entspannung, gesundheitliche Beschwerden oder etwas anderes geht. Sie sollten ihr bzw. ihm und sich einige Fragen stellen, um sicherzugehen, dass Sie die angemessene Behandlung erhalten. Die folgenden Anregungen können Ihnen dabei helfen.

Fragen Sie den Therapeuten: Über welche Ausbildung und Berufserfahrung verfügen Sie?

Ein Reflexzonentherapeut, der in Kursen rund 50 Stunden Ausbildung erhielt und mindestens ein Jahr lang praktische Erfahrungen gesammelt hat, ist meist routiniert genug. Bedenken Sie, dass die Anforderungen im Lauf der Jahre zugenommen haben. Vor zehn Jahren genügte vielleicht noch ein Wochenendseminar, um sich Reflexzonentherapeut nennen zu dürfen. Werfen Sie einen Blick auf aushängende Diplome und Mitgliedschaftsbestätigungen in Berufsverbänden und Organisationen *(s. S. 154)*.

Wenden Sie noch andere Therapien an?

Manche Therapeuten, die ein sehr breites Spektrum an Heilmethoden einsetzen oder daneben noch beispielsweise Nahrungsergänzungsmittel vertreiben, sind nicht so routiniert wie solche, die hauptsächlich mit der Reflexzonentherapie arbeiten.

Welche Behandlung bieten Sie an?

Fragen Sie den Therapeuten, ob er bevorzugt an Händen oder Füßen arbeitet. Je nachdem, welchen Beruf Sie ausüben oder wie Sie mit Ihrem Körper im Alltag umgehen, bevorzugen Sie vielleicht die eine oder die andere Methode. Der Glaubenskrieg um den Einsatz von Cremes, Lotionen und Ölen braucht Sie nicht zu interessieren. Sie sollen sich wohlfühlen und mithilfe der Reflexzonentherapie die Resultate erzielen, die Sie anstreben. Achten Sie nur darauf, dass Ihr Therapeut bewusst Ihre Reflexzonen behandelt, statt einfach Ihre Füße zu massieren, falls er mit einem Gleitmittel arbeitet.

Wie viele Behandlungen sind nötig, bis eine Besserung eintritt?

Nach spätestens zwei bis drei Sitzungen sollten Sie eine Besserung feststellen können, zumindest sollten Sie sich bereits merklich entspannter fühlen. Womöglich leiden Sie auch schon unter weniger Beschwerden. Gesundes Misstrauen ist zwar angebracht, wenn ein Therapeut Sie Ihrer Meinung nach weit länger als nötig behandeln will. Bedenken Sie aber auch, dass es bei einer chronischen Erkrankung, unter der Sie seit Jahren leiden, eine ganze Weile dauern kann, bis sich ein Behandlungserfolg einstellt.

Fragen Sie sich selbst: Wie fühle ich mich nach der Behandlung?

Stellen Sie sich nach der Sitzung folgende Fragen: Wurden Ihre Füße oder Hände gründlich durchgearbeitet, Ihre Fragen vollständig beantwortet und fühlten Sie sich fachmännisch behandelt? Prüfen Sie auch Ihren Eindruck, ob Sie für Ihr Geld einen angemessenen Gegenwert erhalten haben.

Wie nehme ich meinen Körper wahr?

Sie sollten sich nach der Sitzung außerordentlich gelöst und entspannt fühlen. Manche Menschen spüren die Auswirkungen einer Reflexzonenbehandlung in ihren Füßen ganz genau: »Meine Füße fühlen sich viel leichter an, als würde ich auf Wolken gehen.«

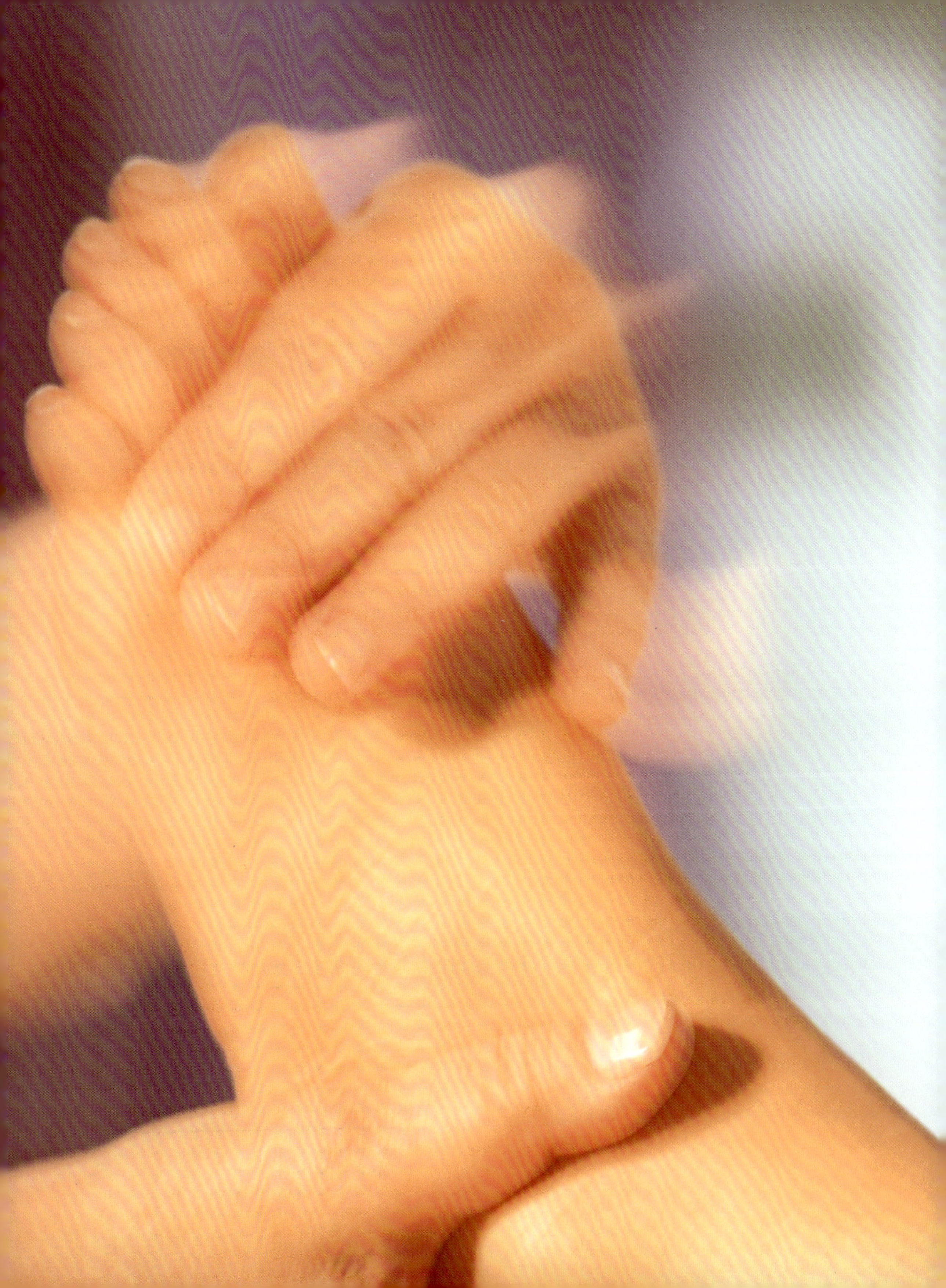

PFLEGE DER FÜSSE UND HÄNDE

Bei den Strapazen, unter denen unsere Hände und Füße jeden Tag zu leiden haben, ist es eigentlich gar kein Wunder, dass eine regelmäßige Reflexzonenbehandlung ihnen so überaus gut tut. In diesem Kapitel finden Sie Anregungen, wie Sie mit einfachen Hilfsmitteln Ihre Hände und Füße entspannen können. Sie erfahren auch, wie Sie schädliche Stressmuster aufgrund einseitiger Belastungen wie Bildschirmarbeit oder langes Stehen durchbrechen können und welches Schuhwerk Sie tragen und welches Sie vermeiden sollten.

ANATOMIE DER FÜSSE UND HÄNDE

Wir Menschen sind die einzigen Lebewesen, die aufrecht auf zwei Beinen gehen. Jeder Schritt belastet unseren Fuß mit dem Zweieinhalbfachen unseres Körpergewichts. Aus den 26 Knochen, zahlreichen Muskeln, Bändern und Nerven des Fußes hat sich daher eine besondere Struktur entwickelt.

Oft lernen wir unsere Füße erst durch Beschwerden und Verletzungen genauer kennen. Weil sie aber Tag für Tag für unseren Bodenkontakt sorgen, muss ein reibungsloses Zusammenspiel aller Teile gewährleistet sein, wenn wir gehen, laufen oder stehen.

Im Stand bilden die Fersen und Fußballen eine stabile Fläche, die unser Körpergewicht trägt. Beim Gehen oder Laufen erfolgt das Aufsetzen zuerst mit der Ferse, die dabei den härtesten Stoß erhält. Dann rollen wir den Fuß über das Längsgewölbe nach vorne ab und die Achillessehne zieht sich zusammen, um die Ferse anzuheben. Das Gewicht verlagert sich dabei nach vorne auf den Fußballen und das Quergewölbe der Mittelfußknochen. Diese Wölbung dient vor allem dazu, den Fuß zur Anpassung an unebenes Gelände nach innen oder außen zu kippen. Am Ende eines Schrittes drücken uns die Zehen vom Boden weg und nach vorne und der Körper bewegt sich entsprechend nach vorne.

Doch Beschwerden entstehen nicht nur durch den enormen Druck, dem die Füße bei unzähligen Schritten ausgesetzt sind, sondern auch durch einige Erfindungen der Zivilisation (z.B. Schuhe und geteerte Wege), Verletzungen und vererbte Deformationen. Ist beispielsweise die zweite Zehe länger als die große, so wäre das für jemanden, der immer barfuß geht, kein Problem. Sobald man damit aber Schuhe trägt und nur noch über gerade, geteerte Flächen geht, entsteht eine Hammerzehe, die das Quergewölbe regelrecht verfestigen kann. Der Fuß kann die Stöße beim Gehen dann nicht mehr richtig abfedern, verspannt sich und ermüdet schnell.

Auch das Längsgewölbe kann duch erbliche Faktoren in Mitleidenschaft gezogen sein, es kann zu stark gewölbt oder ganz flach sein – beides erschwert es dem Fuß, seine Aufgabe optimal zu erfüllen. Auf Dauer entstehen oft schmerzhafte Deformationen wie die Hammerzehe oder eine Sehnenentzündung. Auch arthritische Beschwerden in den Händen und ein Hallux valgus, eine schmerzhafte Missbildung, bei der die Großzehe schräg nach außen wächst, können erblich bedingt sein.

> Die meisten Menschen haben irgendwann einmal im Leben Fuß- oder Gehbeschwerden.

DIE HÄNDE

Wie die Füße sind auch unsere Hände ein Wunderwerk aus 26 Knochen und vielen Muskeln, Sehnen und Nerven, mit dem wir unzählige komplexe Bewegungen höchst präzise ausführen können. Die Entwicklung des gegengreifenden Daumens ermöglicht uns zwar das Zugreifen, doch kann eine Überlastung des Daumengelenks zu Entzündungen führen. Schmerzhaft ist auch das so genannte Karpaltunnelsyndrom, bei dem eine Gewebeschwellung im Handgelenk den Nerv, der hier entlangläuft, irritiert. Wir müssen mit unseren Händen sorgfältig umgehen, weil wir sie ständig gebrauchen und sie leicht verletzt werden können. In den Händen wie in den Füßen liegen zahlreiche Nervenenden, wodurch sie für die Reflexzonenbehandlung sehr geeignet sind.

Die Fuß- und Handknochen

Die Knochen sind ihren Aufgaben angepasst: So sind z. B. die Zehenglieder viel kürzer als die Fingerglieder, weil die Zehen nur für das Ausbalancieren und Heben des Körpers zuständig sind, die Finger aber Dinge greifen und umfassen müssen. Die fein geformten Fußknochen sind kräftig genug, um das Gewicht des Körpers zu tragen, aber gleichzeitig so leicht, dass wir uns gut damit fortbewegen können. Die zarten Handwurzelknochen und die Mittelhandknochen arbeiten zusammen mit hoch entwickelter Hebelwirkung, wobei erst die Daumen das Greifen möglich machen.

FUSSINNENSEITE

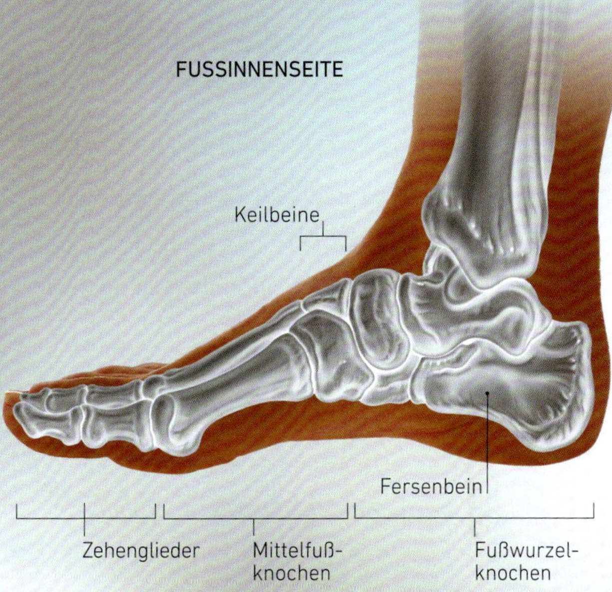

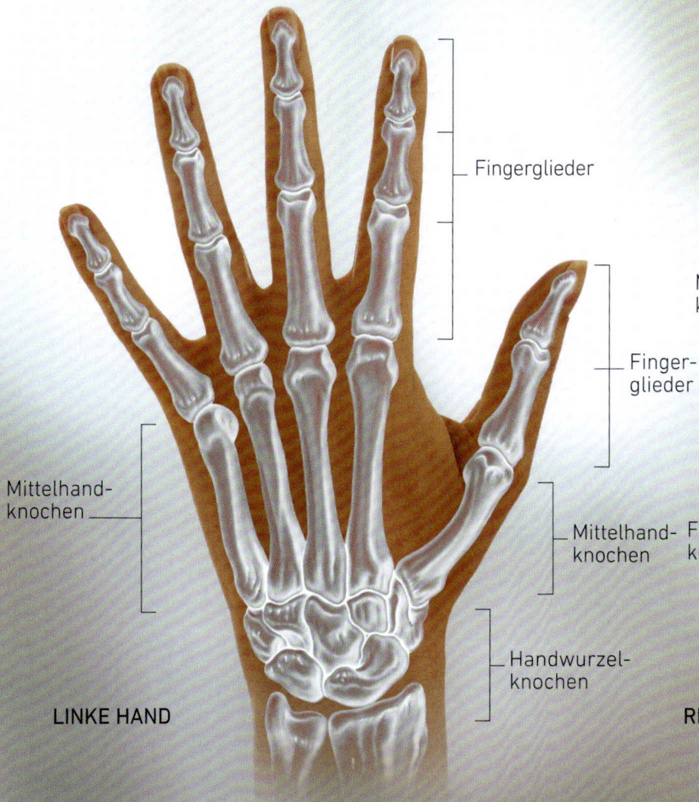

LINKE HAND

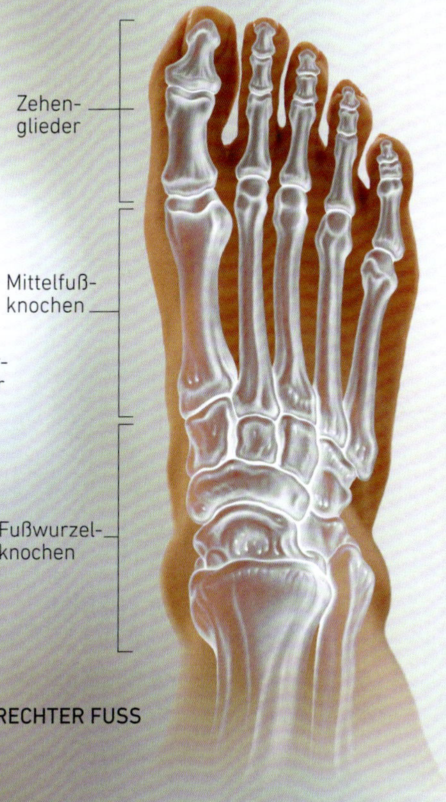

RECHTER FUSS

GEBRAUCHSANWEISUNG FÜR FÜSSE UND HÄNDE

In unserer Zivilisationsgesellschaft ist das Kopfsteinpflaster Gehwegen aus Beton und Asphalt gewichen, und auf diesen völlig ebenen Flächen müssen unsere Füße tagein, tagaus immer dieselben Bewegungen ausführen. Durch solch monotone Belastung werden sie anfälliger für Verletzungen. Wenn Sie unsere Ratschläge befolgen und außerdem regelmäßig Ihre Füße und Hände mit Reflexzonenmassage behandeln, beugen Sie Problemen vor.

Unsere Füße passen sich dem herrschenden Untergrund hervorragend an, doch wenn wir ihnen immer nur ebenes Pflaster bieten, werden sie und der restliche Körper auf Dauer in Mitleidenschaft gezogen. Bei jeder Art von Bewegungsmangel können Strukturen, die unterfordert sind, verkümmern, was bei den Füßen unter Umständen weitreichende Beschwerden mit sich bringt. Allzu monotone Belastung kann auch dazu führen, dass ein anderer Teil als der anatomisch dafür vorgesehene die Arbeit übernimmt, der dafür vielleicht gar nicht geeignet ist. Wird die Fehlbelastung weiter fortgesetzt, so kann das zu einer Fehlhaltung des Körpers führen, die mit verkrampften, verspannten Muskeln einhergeht.

DIE FUSSGESUNDHEIT ERHALTEN

Sie tun bereits sehr viel für die Gesunderhaltung Ihrer Füße, wenn Sie ab und zu über verschiedene Oberflächen gehen und laufen, wobei viele verschiedene Druckrezeptoren stimuliert werden und die Füße ihr Bewegungsspektrum voll ausschöpfen. Indem Sie über bucklige, unebene Flächen gehen, z.B. auf so genannten Gesundheitswegen, können Sie Verspannungen lösen und die gewohnten Bewegungsmuster durchbrechen. Gesundheitswege, wie sie auf S. 46–49 vorgestellt werden, massieren von unten die Reflexzonen und trainieren Muskeln, Bänder, Knochen und Druckrezeptoren durch die vielfältigen Anforderungen, die sie an die Füße und Gelenke stellen.

Die Füße gleichen Bodenunebenheiten aus, indem sie sich in vier Richtungen bewegen. Die häufigste Bewegung ist das Abrollen von der Ferse zu den Zehen bei jedem Schritt. Doch können die Füße auch nach innen und außen gekippt werden. Optimal trainieren Sie die Beweglichkeit Ihrer Füße, wenn Sie alle vier Richtungen berücksichtigen. Eine weitere wichtige Rolle für die Fußgesundheit spielt auch die Stoßdämpfung des Untergrundes: Wenn wir auf Oberflächen gehen, die unsere Schritte nicht dämpfen, muss der Körper jeden Stoß allein abfedern. Beton, Pflaster oder Hartholz sind nicht so fußfreundlich wie Sand und Rasen. Doch im Alltag sind Strandspaziergänge bei den meisten von uns leider nicht vorgesehen. Wenn Sie regelmäßig einen Gesundheitsweg begehen, setzen Sie dabei die Reflexzonentherapie zur Gesundheitsvorsorge ein und sorgen für eine tiefe Entspannung des ganzen Körpers.

DIE HÄNDE RICHTIG PFLEGEN

Wenn Sie viel am Computer tippen müssen, gönnen Sie Ihren gestauchten Fingern eine Pause, indem Sie einzeln sanft an ihnen ziehen. Auch durch vorsichtiges Wringen der Hände können Sie ihre Beweglichkeit verbessern und ihr Bewegungsspektrum erweitern. Ein Übungsprogramm für die Hände finden Sie auf S. 54f.

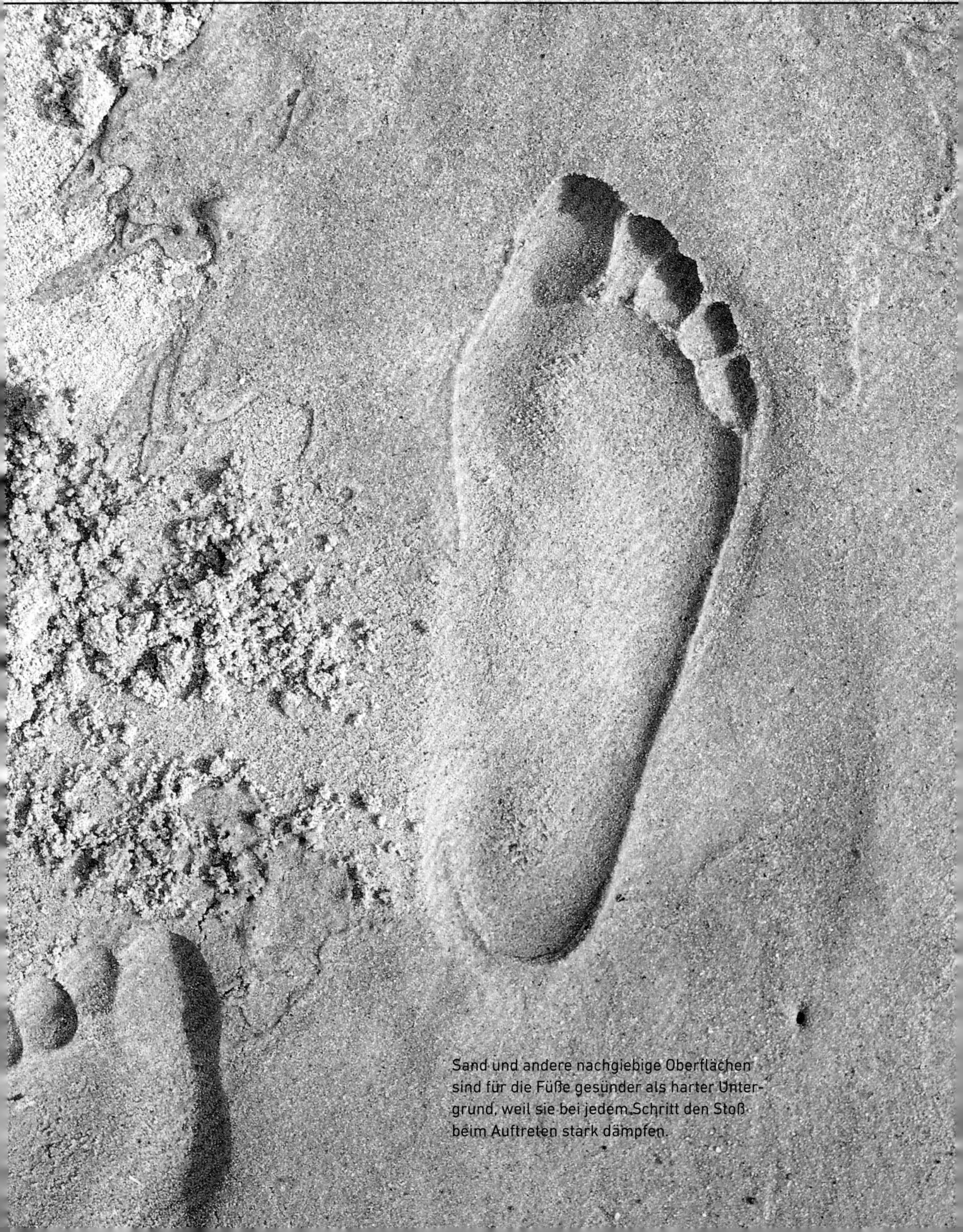

Sand und andere nachgiebige Oberflächen sind für die Füße gesünder als harter Untergrund, weil sie bei jedem Schritt den Stoß beim Auftreten stark dämpfen.

DIE RICHTIGEN SCHUHE

Barfußlaufen ist nur auf natürlichen Oberflächen optimal, nicht aber auf hartem Untergrund wie Pflaster, denn die Ferse allein bietet nicht genügend Polsterung, um die harten Stöße beim Auftreten abzufedern. Ist man auf Gehwegen und Straßen unterwegs, ist für die Gesundheit unserer Füße und unseres Körpers das richtige Schuhwerk unabdingbar. Wenn Sie unsere Tipps befolgen, wird es für Sie ein Leichtes sein, Schuhe zu finden, die Ihre individuellen Anforderungen erfüllen. Im Zweifelsfall sollten Sie sich immer dagegen entscheiden, Schuhe zu kaufen oder zu tragen, die Ihnen Schmerzen bereiten.

Die Größe: Sicherlich kennen Sie Ihre Schuhgröße, doch die Größe der Füße kann sich auch bei Erwachsenen noch verändern, besonders stark z.B. in der Schwangerschaft. Lassen Sie Ihre Füße im Schuhgeschäft vermessen, dann entdecken Sie möglicherweise, dass wie bei den meisten Menschen auch bei Ihnen ein Fuß größer als der andere ist. Orientieren Sie sich immer am größeren Fuß. Kaufen Sie Schuhe möglichst nachmittags oder abends, besonders wenn Sie mit Schwellungen der Beine zu kämpfen haben.

Die Bequemlichkeit: Kaufen Sie niemals Schuhe nur nach der Optik, sondern berücksichtigen Sie immer, wie sich Ihre Füße darin anfühlen. Ein Designerschuh mit mangelhafter Passform mag zwar auf den ersten Blick modisch und ansprechend wirken, wenn Ihnen aber beim Tragen die Füße wehtun, setzen Sie Ihre Gesundheit aufs Spiel. Hohe Absätze verlagern das Körpergewicht stark nach vorne auf die Fußballen und zwingen Sie zu einer veränderten, auf Dauer ungesunden Körperhaltung. In Schuhen mit zu engen Spitzen können die Zehen ihre Aufgabe beim Abrollen des Fußes nicht erfüllen. Auf zu schmalen Absätzen können Sie das Gleichgewicht nicht gut halten und neigen zur Verkrampfung der Muskeln. Plateausohlen bringen oft umgeknickte,

Barfuß

Die Füße sind die Basis, auf der der Körper stabil und aufrecht ruht. Beim Gehen oder Laufen bewegen sie uns vorwärts. Sie fangen jeden Stoß ab, der durch einen Schritt entsteht. Dabei wird das Körpergewicht optimal über den Fuß verteilt. Auf weichem Boden ist Barfußlaufen zu empfehlen.

Sandalen

Offene Schuhe zwängen die Zehen meist nicht so ein wie geschlossenes Schuhwerk. Doch auch wenn sie in dieser Hinsicht sehr bequem sind, ist zu bedenken, dass nicht alle Sandalen dem Fuß genügend Stoßdämpfung und Schutz auf hartem Untergrund, beim Laufen oder auf längeren Strecken bieten.

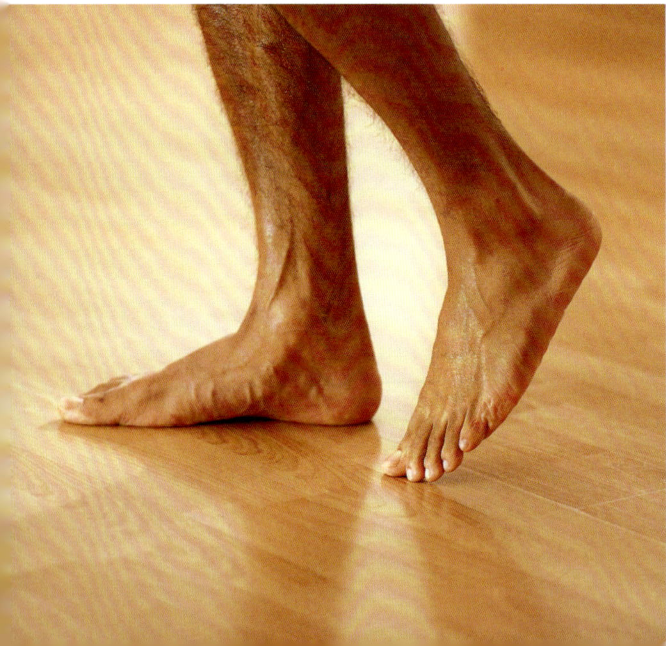

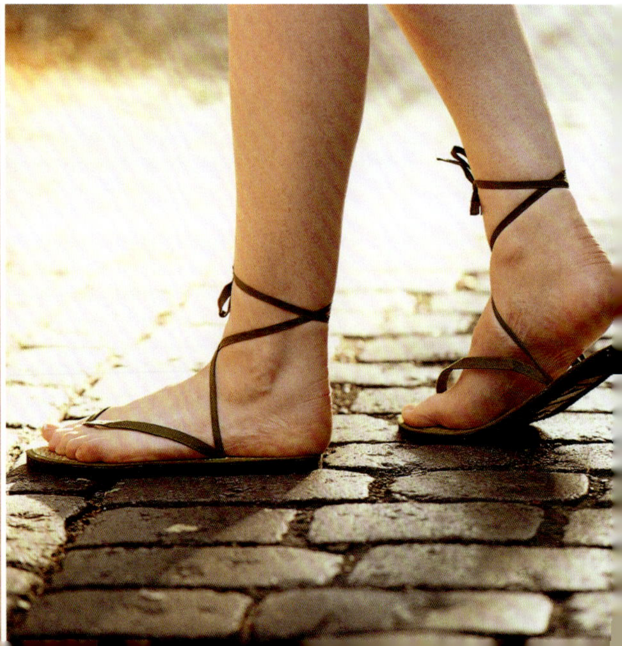

verstauchte Knöchel mit sich und Hightechturnschuhe halten manchmal nicht lange. Auch wenn sie attraktiv aussehen können, können all diese Modelle Ihrer Gesundheit schaden. Bedenken Sie auch, dass selbst hochwertige Schuhe Nachteile entwickeln können, wenn sie erst einmal eingelaufen bzw. ausgetreten sind.

Die Socken: Ziehen Sie beim Schuhkauf die Art von Strümpfen oder Socken an, die Sie später auch in den Schuhen tragen werden. Sie sollten dann im Schuh noch mit den Zehen wackeln können.

Die Form: Der Umriss des Schuhs sollte dem Umriss Ihres Fußes entsprechen. Wenn z.B. die Zehen und die Mittelfußknochen eng zusammengepresst werden, können die kleine Zehe und die Außenseite des Fußes beim Gehen überstrapaziert werden, weil die Fußinnenseite und die große Zehe ihre Aufgabe nicht mehr optimal erfüllen. Wenn die Fußmuskeln erst einmal dauerhaft geschädigt und verspannt sind, übernimmt oft der Mittelfuß die meiste Arbeit und die Zehen können sich sogar einrollen. Wenn Sie also breite Füße haben, sollten Sie breites Schuhwerk tragen, und bei schmalen Füßen suchen Sie natürlich passende, schmälere Schuhe. Wenn Sie einen sehr hohen Spann haben, sind vermutlich Schnürschuhe die beste Lösung für Sie.

Die Sohle: Sie sollte zum Untergrund passen, auf dem Sie am meisten unterwegs sind. Weiche Sohlen wie Latex oder Gummi sind für die meisten Oberflächen gut geeignet, weil sie auf Asphalt und Betonplatten gute Stoßdämpfer sind. Untersuchungen lassen aber auch vermuten, dass feste Sohlen besser geeignet sind, wenn man viel auf hartem Boden steht. Um den Körper überhaupt aufrecht zu halten, müssen ständig verschiedene Muskeln zusammenspielen. Auf einem festen »Sockel« kann das Gleichgewicht leichter gehalten bzw. gefunden werden, wenn man steht und sich öfter am Platz bewegt.

Komfortschuhe

In den letzten Jahren wurde eine neue Schuhgeneration entwickelt, die bei der Arbeit, beim Sport und in der Freizeit getragen werden kann. Diese Schuhe haben eine flexible, biegsame Sohle, keine oder niedrige Absätze und bestehen aus luft- oder dampfdurchlässigen Materialien, die für eine Belüftung des Fußes sorgen.

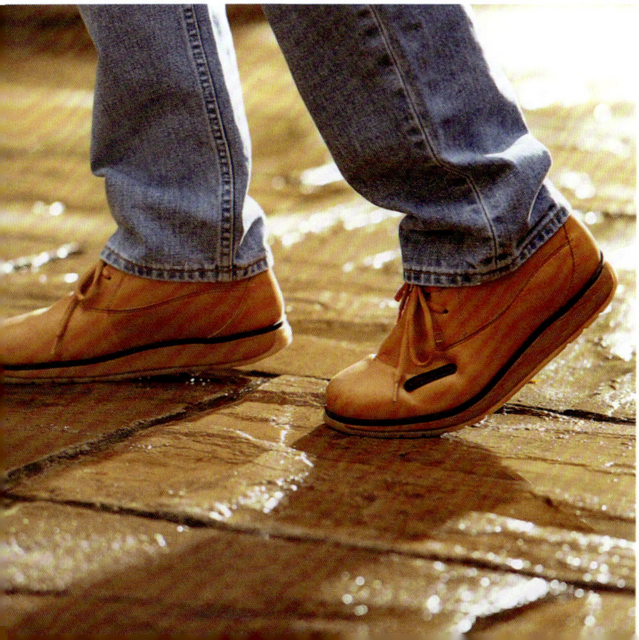

Hohe Absätze

Jeder Absatz über 5 cm führt zu Deformationen wie Verkürzung der Wadenmuskeln, Schäden im Mittelfuß und im unteren Rücken sowie an Schultern und Nacken. Längere Strecken auf hohen Absätzen zurückzulegen, kostet den Körper mehr Energie und kann mit ein Grund dafür sein, dass man sich am Abend schlapp und erschöpft fühlt.

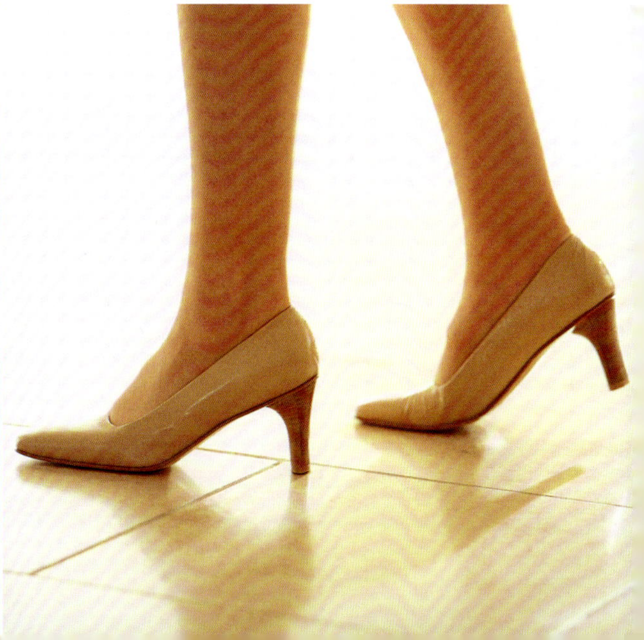

GESUNDHEITSWEGE

Wir nennen Gesundheitswege »einen Ausflug ins Märchenland« für die Füße, weil sie ihnen einen Kurzurlaub von den täglichen Belastungen verschaffen. Schließlich haben die Füße Tag für Tag unser ganzes Gewicht über verschiedenste Oberflächen zu tragen. Auf einem Gesundheitsweg dagegen verschafft das Gewicht den Füßen beim Gehen sinnliche Erfahrungen, damit sich der Stress auflösen kann – nicht nur in den Füßen, sondern im gesamten Körper. Wenn unsere Füße verwöhnt werden, hebt sich auch unsere Stimmung.

TIPP

Legen Sie einen Besenstiel flach auf den Boden und stellen Sie sich darauf. Haben Sie das Gefühl, dass Ihr Fuß die Belastung gut aushält, dann stellen Sie sich mit beiden Füßen darauf. Experimentieren Sie mit rhythmischen wiegenden und rollenden Seitwärts- und Vorwärtsbewegungen. Wenn Ihnen das unangenehm ist, beginnen Sie erst mit den Varianten gegenüber.

Gesundheitswege sind Gehwege, privat oder in Institutionen und Parks, auf denen man barfuß über ungewöhnliche Oberflächen und Objekte geht. Dabei werden vernachlässigte Zonen am Fuß angeregt, antrainierte Bewegungsmuster durchbrochen, und im ganzen Körper reduziert sich der Stress.

Eine japanische Legende erzählt von Samurai-Kriegern, die einen Bambusstock abschnitten und darauf gingen und balancierten, um kräftiger zu werden und besser kämpfen zu können. In Japan galt die Fußsohle traditionell als das zweite Herz des Körpers und man ging davon aus, dass der Alterungsprozess deshalb auch an den Füßen beginnt. Die Kraft, die die Seele besitzt, entspräche der Stärke der Füße, so hieß es. Die japanische Kosmetikfirma Shiseido in Kakegawa baute um 1980 den ersten modernen Gesundheitsweg. Auf seinem ebenen Untergrund wurden drei verschiedene Bodenbeläge ausgebracht. Zu Beginn werden die Fußsohlen nur leicht stimuliert, doch im weiteren Verlauf werden sie immer stärker beansprucht. Es gibt Streifen aus feinem Kies, der speziell die Reflexzonen der Zehen anregt, dann Flächen mit größeren Steinen, durch die vernachlässigte Zonen erreicht und stark angeregt werden, und schließlich Bereiche aus großen, flachen Steinen mit scharfen Kanten. Dem feinen Kies, der auch auf die Stellen zwischen den Zehen wirkt, stehen runde Schwellen aus Beton oder Steinen gegenüber, die die Fußgewölbe massieren und trainieren und das traditionelle Bambuslaufen imitieren.

EINEN GESUNDHEITSWEG GESTALTEN

Wenn Sie bei sich zu Hause die Vorzüge so eines Gesundheitsweges genießen möchten, lassen Sie sich von den Vorschlägen auf S. 48 f. inspirieren und bauen Sie sich entweder drinnen oder draußen einen Weg, der Ihren Wünschen entspricht. Sie müssen dafür nur eine Strecke aus verschiedenen Objekten zusammenstellen, auf denen Sie gehen oder stehen können. Gehen Sie dabei spielerisch vor und tauschen Sie manchmal Dinge aus, um Ihr Interesse wachzuhalten. Sie können Besenstiele oder andere runde Hölzer verwenden, feinen Kies, kleine Kieselsteine und größere, abgerundete Steine aus einem Flussbett, Treibholz oder andere Fundstücke aus der Natur, dem Garten oder dem Baumarkt, z. B. einen Bambusstab oder einen halbierten PVC-Schlauch, einen Fußabstreifer, Sand oder Gras. Achten Sie darauf, dass die Dinge nicht wegrollen können – graben Sie sie ein Stück weit in die Erde ein oder sorgen Sie auf andere Weise für Stabilität. Wenn Sie einen Weg für drinnen bauen, könnten Sie Ihre Gegenstände auf einem Tablett oder in einer flachen Blechdose auslegen, getrocknete Erbsen z. B. eignen sich dafür gut. Sie können auch

Auf einem Gesundheitsweg gehen

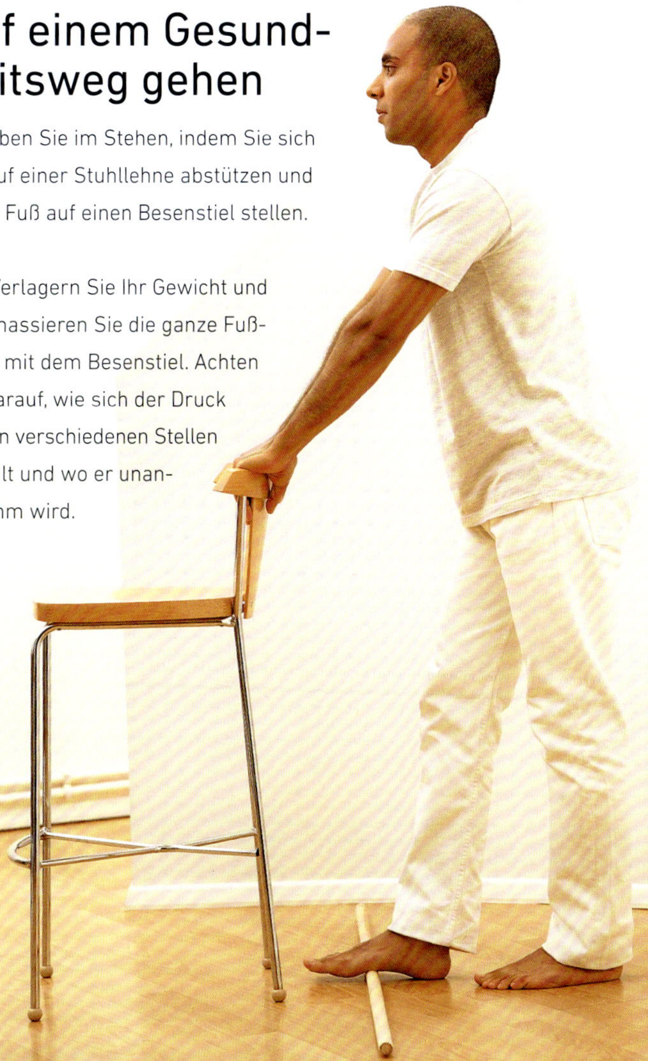

1 Üben Sie im Stehen, indem Sie sich auf einer Stuhllehne abstützen und einen Fuß auf einen Besenstiel stellen.

2 Verlagern Sie Ihr Gewicht und massieren Sie die ganze Fußsohle mit dem Besenstiel. Achten Sie darauf, wie sich der Druck an den verschiedenen Stellen anfühlt und wo er unangenehm wird.

GESUNDHEITSWEGE

- erhöhen das Energieniveau des Körpers,
- führen zu tiefem Schlaf,
- entspannen die Füße völlig,
- steigern die Muskelkraft in Füßen, Beinen, Bauch und Rücken.

VARIATIONEN

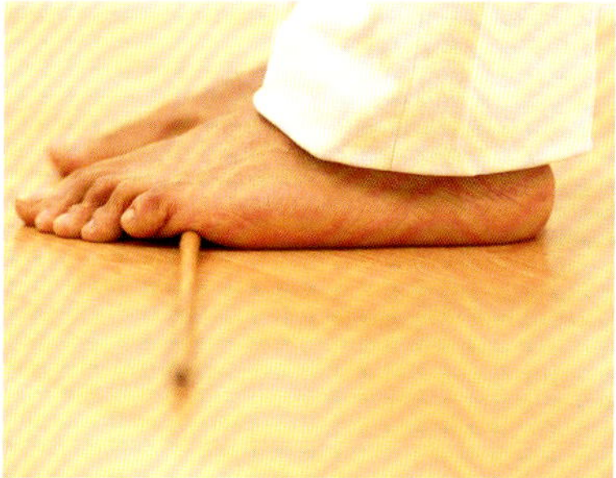

Wenn ein Besenstiel Schmerzen verursacht, üben Sie zunächst mit einem dünneren Stock, z.B. einem Bambusstab.

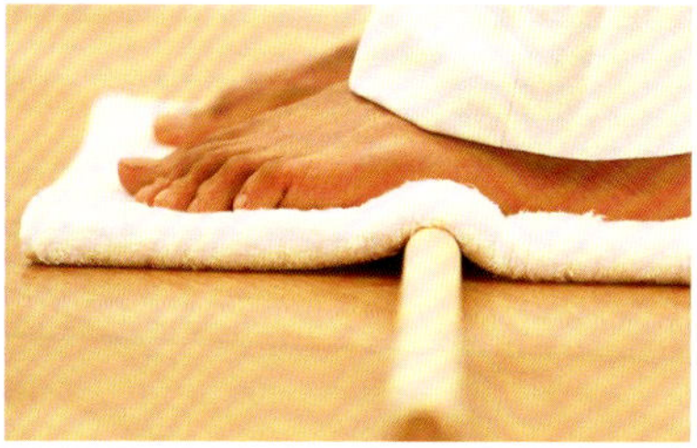

Sie können auch ein Handtuch über den Besenstiel legen, bevor Sie darauf steigen. Nach einigen Übungen können Sie das Handtuch dann weglassen.

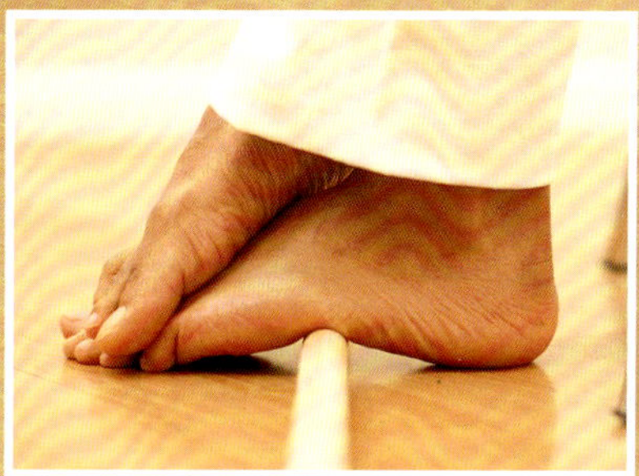

Wenn Sie dennoch starke Schmerzen haben, beginnen Sie im Sitzen und üben Sie Druck aus, indem Sie einen Fuß auf den anderen legen und über den Stiel bewegen. Trainieren Sie regelmäßig, bis Sie im Stehen üben können.

kleinere Steine in eine Socke füllen und sie danach fest zubinden.

Bei diesen Übungen sind die Füße mit Bodenformen konfrontiert, die früher einmal Bestandteil des täglichen Lebens waren.

Wenn Sie im Stehen üben, sollten Sie sich an der Lehne eines stabilen Stuhls festhalten. Manche Menschen stehen lieber und bearbeiten ihre Fußsohlen dabei gründlich mit den verschiedenen »Trainingsgeräten«. Andere sind lieber in Bewegung und gehen über verschieden geformte Oberflächen. Optimal wäre es, wenn Sie täglich zehn Minuten üben. Suchen Sie sich daher verschiedene Materialien aus, die Ihnen auch wirklich Freude machen.

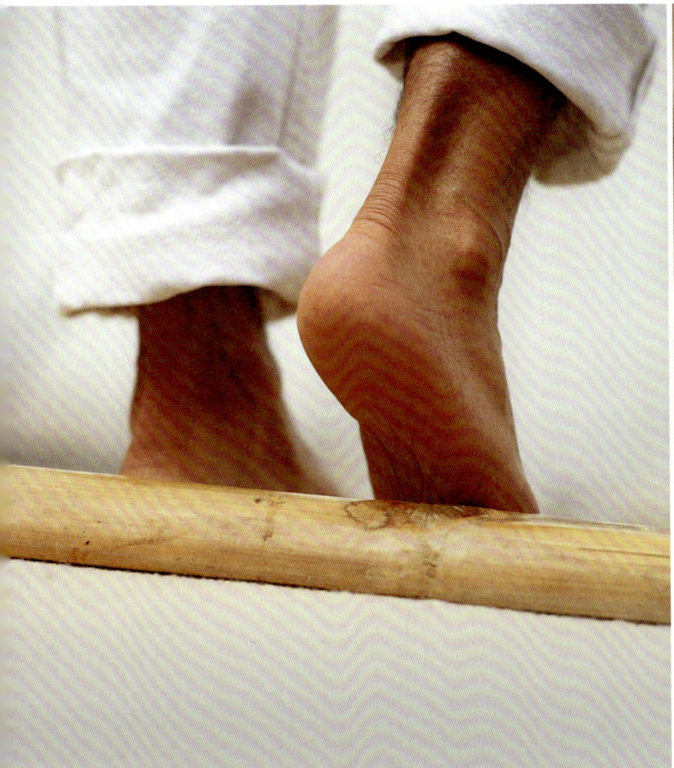

Barfuß über Bambus gehen

Takefumi heißt die japanische Tradition, barfuß über Bambus zu gehen. Halbieren Sie einen dicken Bambusstab und legen Sie ihn mit der Schnittkante nach unten auf den Boden. Stellen Sie sich mit einem Fuß darauf und verlagern Ihr Gewicht hin und her. Wie fühlt sich der Druck an verschiedenen Stellen der Fußsohle an? Es soll eine angenehme Belastung für den Fuß sein. Versuchen Sie, hin und her zu kippen, d. h., das Gewicht von einer Fußseite auf die andere zu verlagern, oder üben Sie mit unterschiedlichen Durchmessern. Ein PVC-Schlauch eignet sich auch.

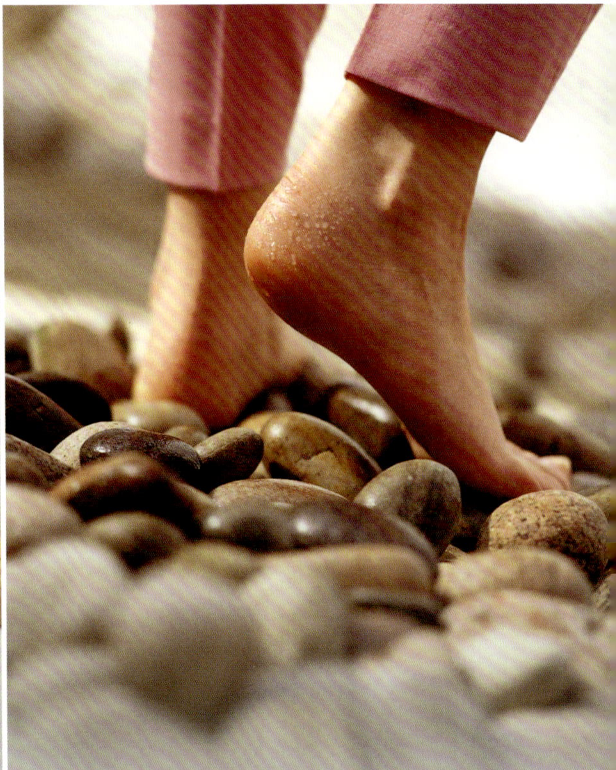

Barfuß über Steine gehen

Auf runden Flusskieseln kann man die Füße äußerst angenehm trainieren. Probieren Sie möglichst verschieden große Steine aus, vielleicht finden Sie heraus, dass Sie eine Lieblingsgröße haben. Sie könnten auch für die verschiedenen Zonen der Füße unterschiedlich geformte Steine benötigen. Mit einzelnen Steinen kann man sehr gut üben, doch gehen Sie auch einmal vorsichtig ein Flussbett entlang, das ist eine wunderbare Erfahrung, bei der Sie zusätzlich die belebende Wirkung des kühlen Wassers spüren.

SO FANGEN SIE AN

Die Benutzung eines Gesundheitsweges ist eine Trainingsform wie jede andere, Sie sollten es also langsam angehen. Wenn Sie Beschwerden an den Füßen haben, z.B. Osteoporose, fragen Sie vorher Ihren Arzt um Rat. Machen Sie sich bewusst, dass jeder Schritt Ihren Fuß auf besondere Weise beansprucht, und achten Sie darauf, wie er sich anfühlt. Setzen Sie sich keinen Unbequemlichkeiten aus; wenn Sie Ihre Füße zu stark strapazieren, riskieren Sie Verletzungen. Wenn Sie nach dem Üben Schmerzen haben, üben Sie das nächste Mal nicht so lange oder bleiben Sie vorerst bei kleineren Objekten. Wenn Sie bereits Fortschritte erzielt haben, können Sie die Herausforderung steigern, indem Sie schwierigere Objekte integrieren, etwa scharfkantigere Steine, die Sie flach hinlegen, oder feineren Kies, der die Zehenzwischenräume und die Unterseiten der Zehen noch besser massiert.

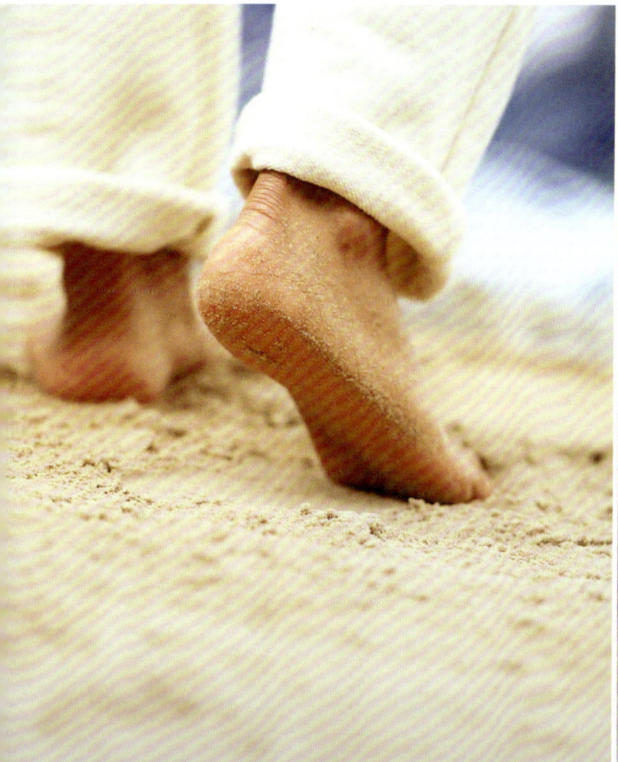

Barfuß im Sand gehen

Das Gehen im Sand trainiert sämtliche Muskeln im Fuß und in der Wade. Weil der Sand unter dem Druck der Schritte nachgibt, müssen die Füße sich mehr anstrengen als beim Gehen auf festem Boden. Sie müssen den Körper auch ganz anders vom Boden wegdrücken, um vorwärtszukommen. Wenn Sie über Sand gehen, trainieren Sie also nicht nur die Muskelkraft Ihrer Füße, sondern den ganzen Körper gleich mit.

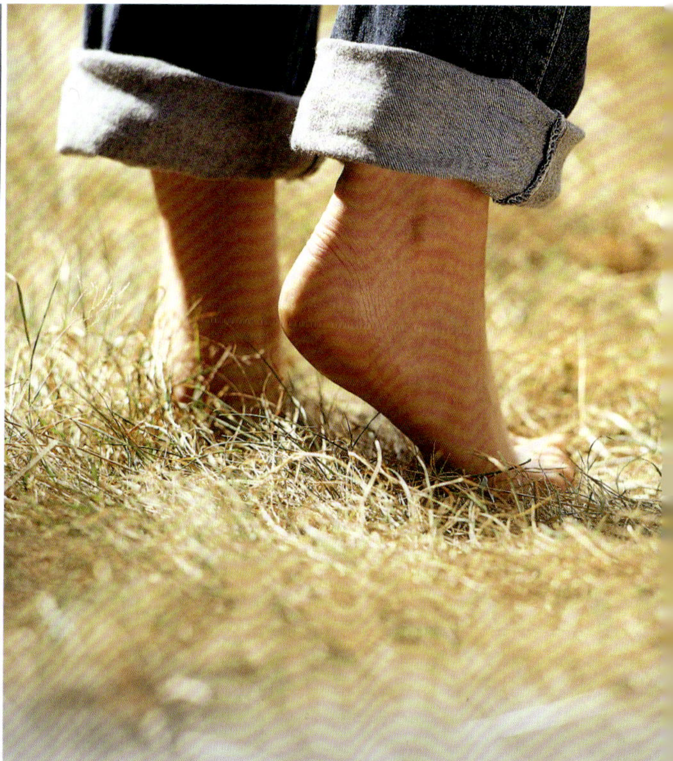

Barfuß im Gras gehen

Über einen Rasen zu gehen, ist sehr erfrischend. Der weiche, federnde Boden fühlt sich für die ebenfalls weiche Fußsohle äußerst angenehm an. Gehen Sie einmal zu verschiedenen Zeiten im Gras: morgens, wenn noch Tau liegt, nach einem Regenguss, wenn die Erde matschig ist, im Dunkeln, wenn Sie genauer in die Füße hineinspüren können, ohne durch Ihre Sicht abgelenkt zu werden. Genießen Sie den Rasen nicht nur im Sommer, wenn er von der Sonne erwärmt ist, sondern auch einmal, wenn Reif darauf liegt.

HILFSMITTEL FÜR DIE MASSAGE

Mit Massagehilfen und speziellen Geräten können Sie sowohl Reflexzonen an Händen und Füßen wie auch Verspannungen im Körper punktgenau bearbeiten und den Stress so auflösen. Je nachdem, wie viel Zeit und Geld Sie investieren möchten, können Sie hoch entwickelte orthopädische Geräte oder einfach Gegenstände wie einen Golfball verwenden. Wenn Sie nicht viel Zeit haben, massieren Sie sich selbst, während Sie am Schreibtisch sitzen oder irgendwo in einer Warteschlange stehen.

TIPP

Diese Geräte sollten Sie nur zur Selbstbehandlung einsetzen, nicht um jemand anderen damit zu massieren. Achten Sie darauf, wie sich unterschiedlich starker Druck von Fußrollern oder Golfbällen an den verschiedenen Stellen anfühlt, und massieren Sie immer nur bis an die Schmerzgrenze.

Massagehilfen für Hände und Füße gibt es in allen möglichen Formen und Größen. Hier sehen Sie zylindrische Fußroller und eine Kugel, die für Hände und Füße geeignet ist.

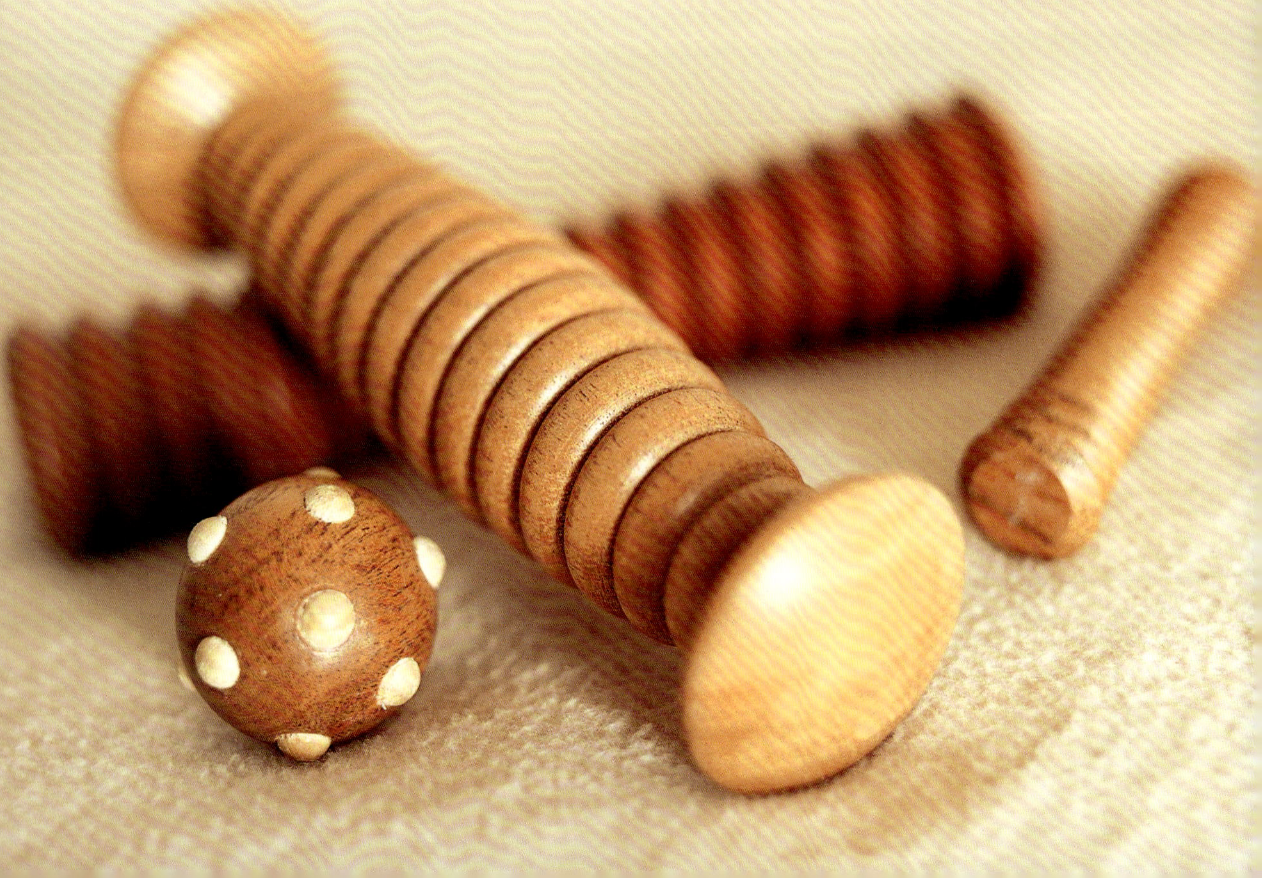

Massagehilfen für die Füße

Zylindrische Objekte rollen Sie am besten unter den Füßen hin und her. Sie können solche Fußroller kaufen oder im Haushalt finden: Experimentieren Sie z. B. mit Kegeln oder den Sprossen eines Stuhls. Ein Golfball ist ideal zur Selbstbehandlung, weil bei ihm Größe und Form stimmen.

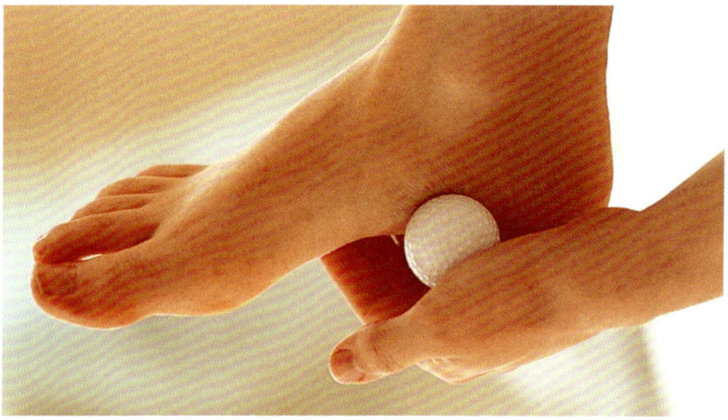

Halten Sie den Golfball in der gekrümmten Handfläche gegen die Fußsohle, die Finger legen Sie dabei an die Fußaußenseite. Rollen Sie ihn nun über die Sohle.

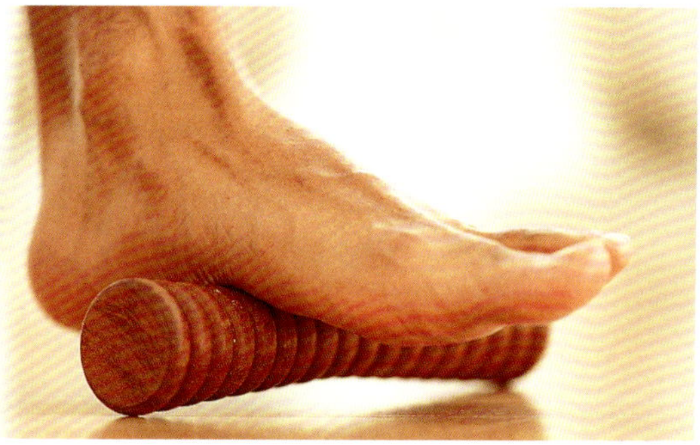

Setzen Sie einen Fuß auf den Roller und rollen Sie vor und zurück. Kippen Sie den Fuß nach links und rechts. Für stärkeren Druck schlagen Sie das andere Bein über.

Massagehilfen für die Hände

Die Handmassage mit Geräten ist meist unaufwendiger und lässt sich diskreter ausführen als die Fußmassage. Geeignet sind Golfbälle und Ähnliches, z. B. auch Spielzeug für Haustiere.

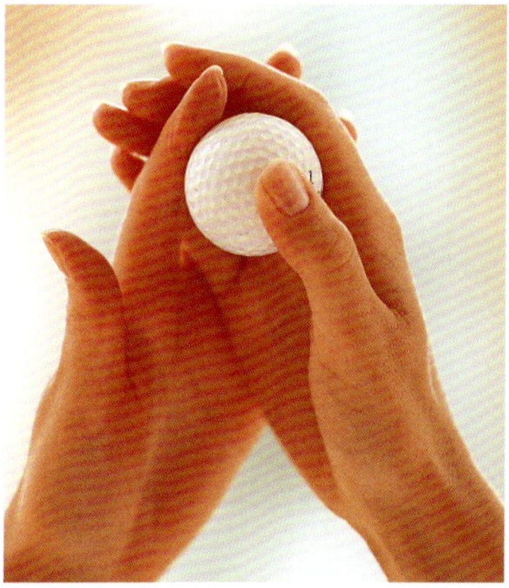

Halten Sie den Finger, den Sie massieren möchten, zwischen dem Golfball und den Fingern der anderen Hand fest. Rollen Sie dann den Ball den ganzen Finger entlang.

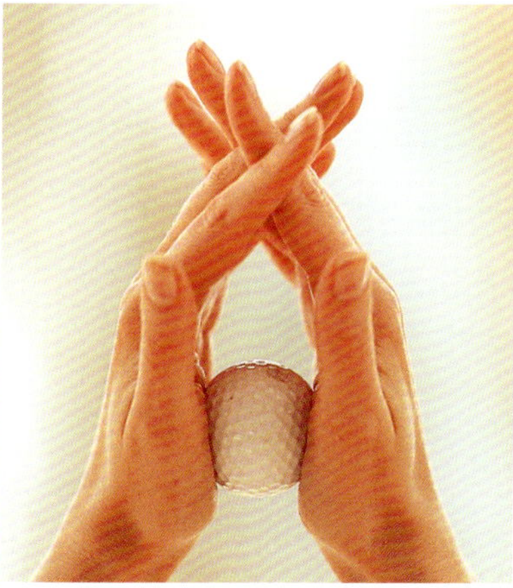

Reflexzonen an den Handballen bearbeiten Sie, indem Sie die Finger leicht verschränken. Platzieren Sie den Ball zwischen den Händen und rollen Sie ihn über die Zonen beider Hände.

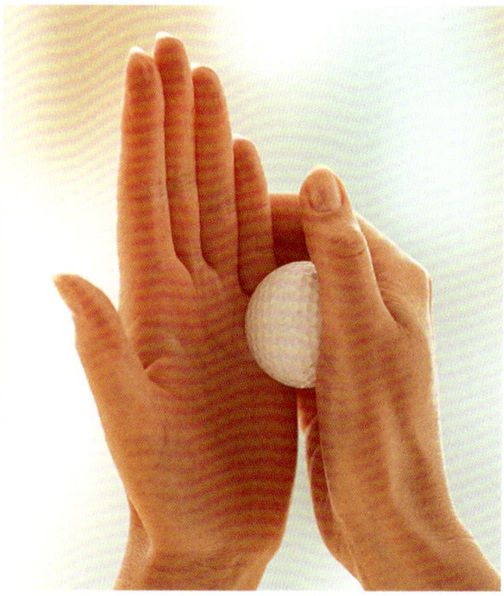

Für eine punktgenaue Massage rollen Sie den Ball mit der gekrümmten Handfläche über die gewünschte Zone, wobei Sie die Finger auf der zu behandelnden Hand abstützen.

ENTSPANNUNGSÜBUNGEN

Für die Füße

Jeder unserer Schritte wird erst möglich durch das Zusammenspiel der Muskeln, Bänder und Sehnen der Füße und Beine. Doch im Alltag sind diese Strukturen nur allzu oft unterfordert. Mit den folgenden Übungen können Sie Ihre Füße und Beine trainieren und von Bewegungsmustern befreien.

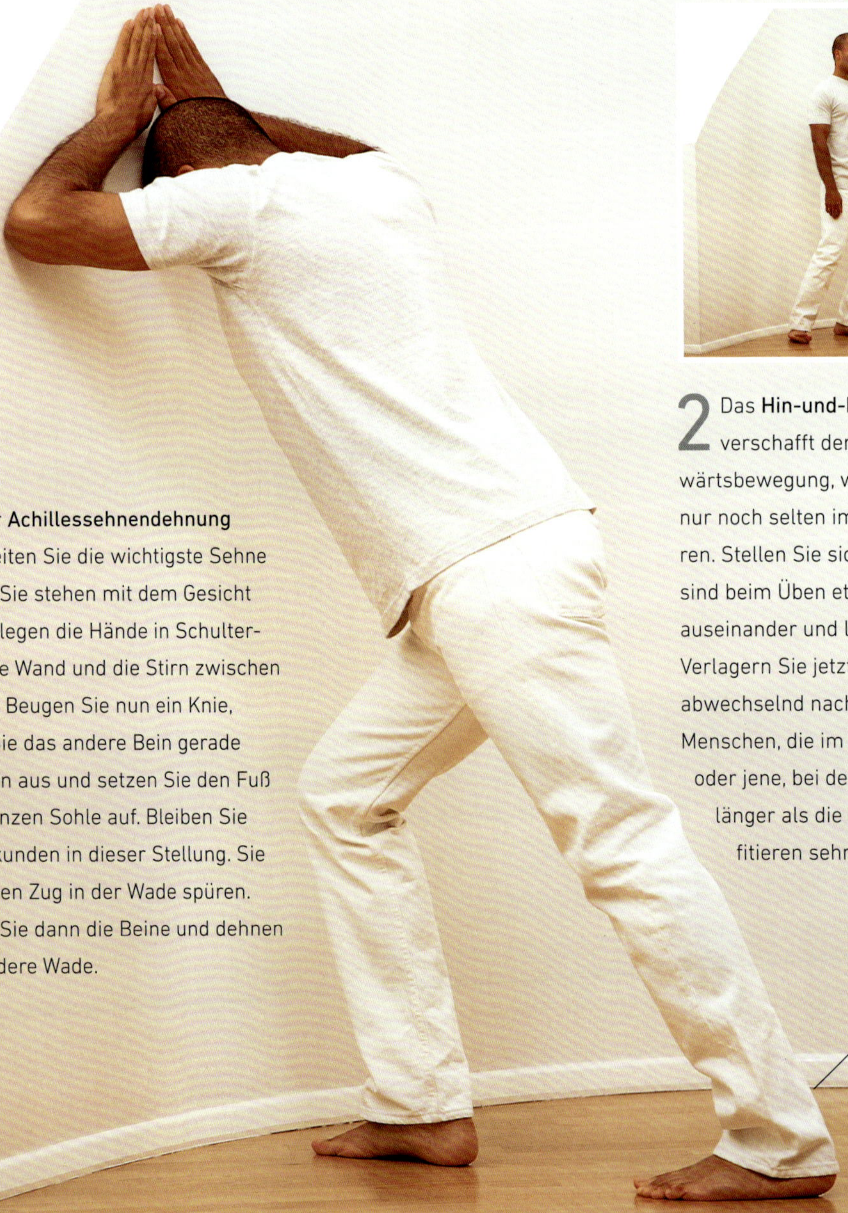

1 Mit der **Achillessehnendehnung** bearbeiten Sie die wichtigste Sehne der Wade: Sie stehen mit dem Gesicht zur Wand, legen die Hände in Schulterhöhe an die Wand und die Stirn zwischen die Hände. Beugen Sie nun ein Knie, strecken Sie das andere Bein gerade nach hinten aus und setzen Sie den Fuß mit der ganzen Sohle auf. Bleiben Sie 15–30 Sekunden in dieser Stellung. Sie sollten einen Zug in der Wade spüren. Wechseln Sie dann die Beine und dehnen Sie die andere Wade.

Die Achillessehne am unteren Ende der Wade wird gedehnt.

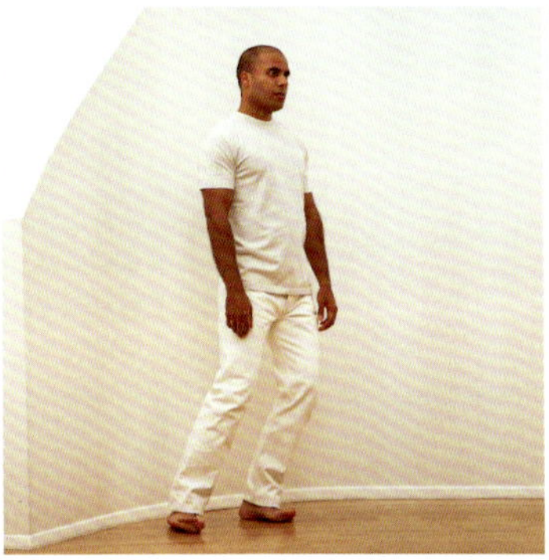

2 Das **Hin-und-her-Pendeln** verschafft den Füßen eine Seitwärtsbewegung, wie wir sie heute nur noch selten im Alltag ausführen. Stellen Sie sich hin, die Knie sind beim Üben etwa schulterbreit auseinander und leicht gebeugt. Verlagern Sie jetzt Ihr Gewicht abwechselnd nach rechts und links. Menschen, die im Beruf viel stehen, oder jene, bei denen die zweite Zehe länger als die große Zehe ist, profitieren sehr von dieser Übung.

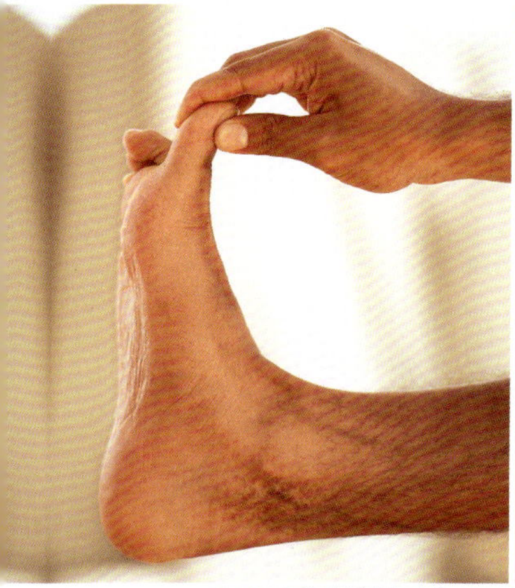

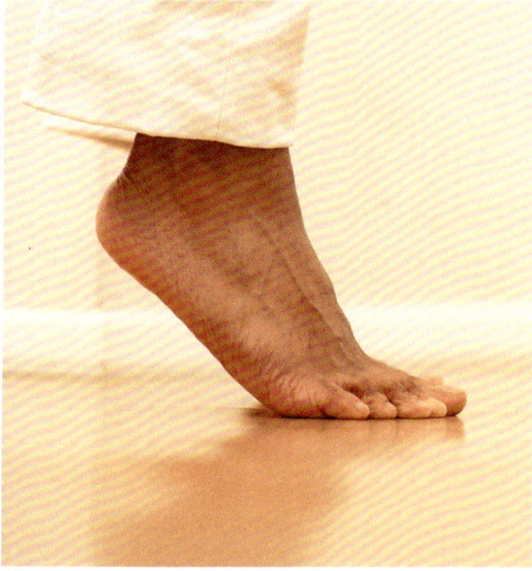

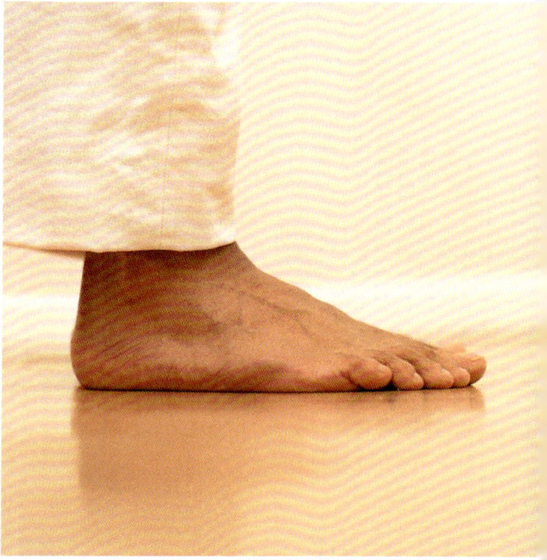

3 Die **Zehendehnung** können Sie im Sitzen ausführen. Legen Sie einen Fuß auf das Knie des anderen Beins. Fassen Sie die große Zehe und ziehen Sie sie sanft nach oben, sodass die Muskeln in der Fußsohle gedehnt werden. Mit den anderen Zehen und dem anderen Fuß verfahren Sie ebenso.

4 Der **Fersenheber** stärkt die Muskeln der Waden und der Fußunterseite. Halten Sie sich im Stehen an einer Stuhllehne fest und heben Sie den Körper an, bis Sie nur noch auf den Fußballen stehen. Nach einer kurzen Pause senken Sie die Fersen wieder ab. Wiederholen Sie die Übung mehrmals.

5 Bei der **Zehenpresse** drücken Sie im Sitzen oder Stehen alle Zehen fest auf den Boden, um die Zehenmuskulatur zu kräftigen. Stellen Sie sich dabei vor, wie Sie Ihre Zehen ganz flach auf den Boden drücken.

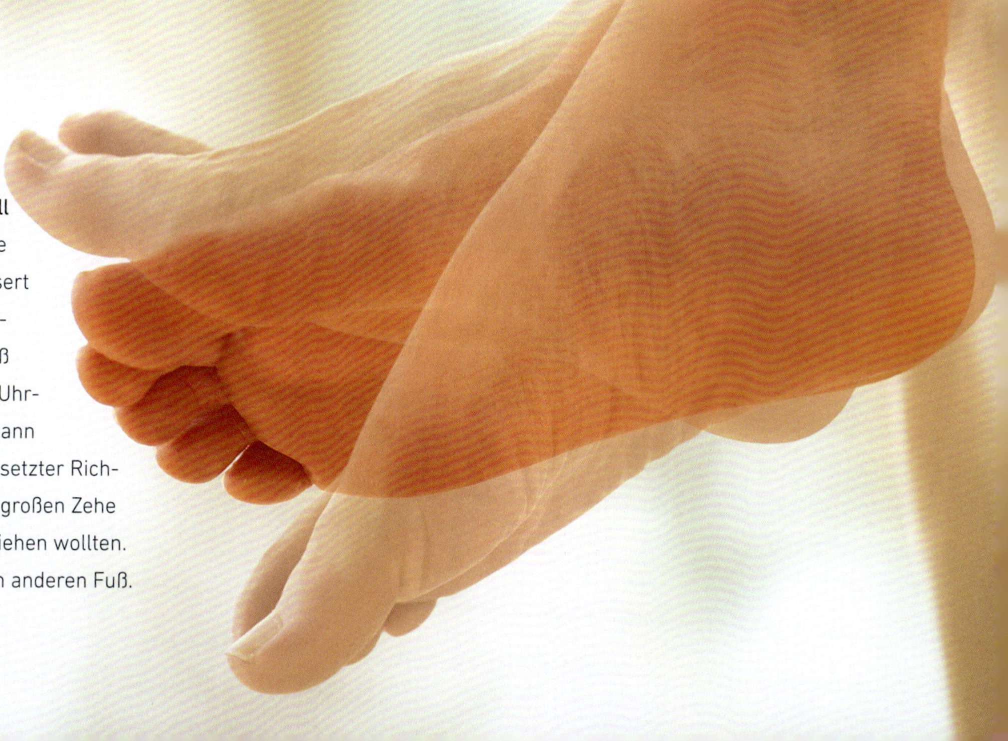

6 Das **Knöchelkarussell** lockert und dehnt die Fußmuskeln und verbessert den Blutfluss zu den Knöcheln. Lassen Sie den Fuß zunächst einige Male im Uhrzeigersinn rotieren und dann mehrmals in entgegengesetzter Richtung, als ob Sie mit Ihrer großen Zehe möglichst große Kreise ziehen wollten. Üben Sie danach mit dem anderen Fuß.

Für die Hände

Unsere Handbewegungen laufen tagtäglich nach bestimmten Mustern ab. Diese einseitige Belastung kann zu Überbeanspruchung und Verletzungen führen. Die folgenden Übungen sollen den Händen ihren Bewegungsspielraum zurückgeben. Für diejenigen, die monotone Arbeiten ausführen, etwa am Computer, sind die Übungen 3–6 besonders empfehlenswert.

1 Beim **Fingerzug** legen Sie eine Hand rund um den Zeigefinger der anderen Hand und ziehen ganz sanft und langsam daran. Halten Sie den Zug einige Sekunden lang und wiederholen Sie die Übung mit den anderen Fingern und dem Daumen. Beim anschließenden Öffnen und Schließen der Hände sollten Sie deutlich spüren, dass die behandelte Hand sich entspannter anfühlt. Wiederholen Sie die Übung mit der anderen Hand.

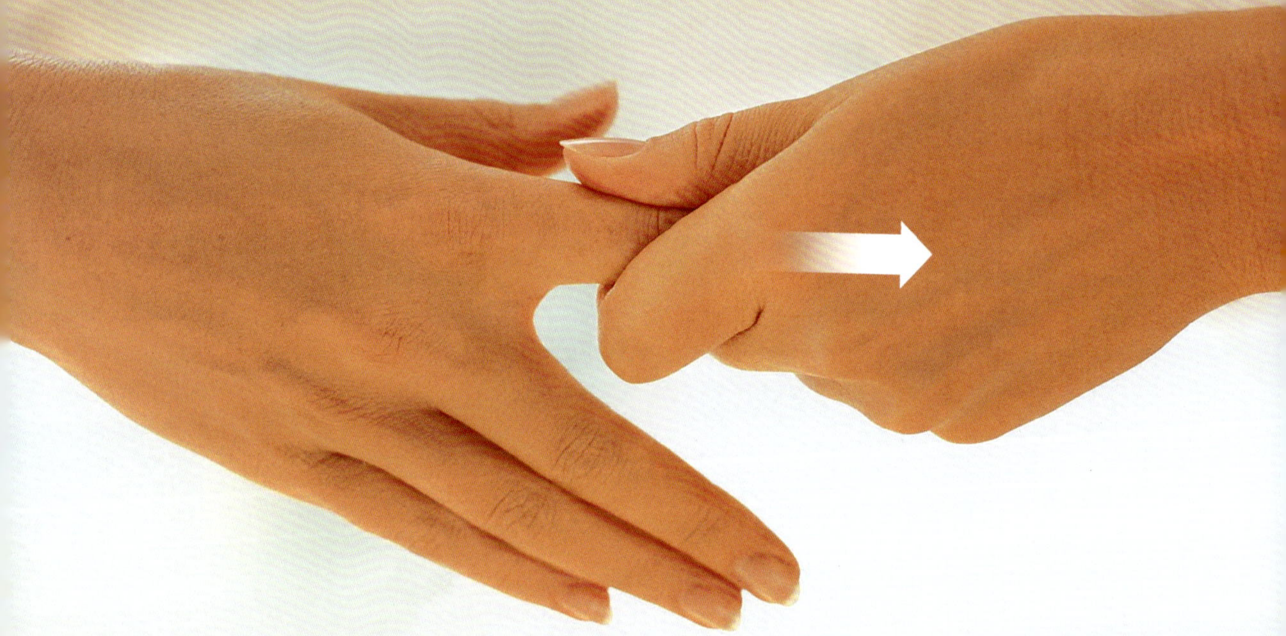

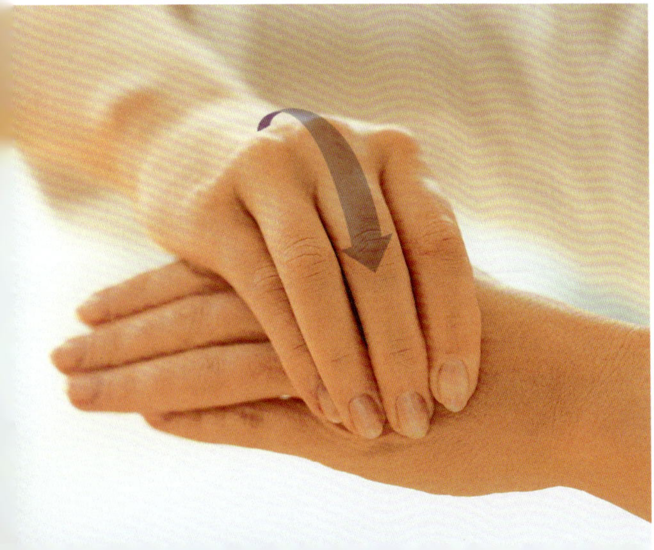

2 Lockern Sie danach die Handflächen, indem Sie eine Hand so über die andere legen, dass der Daumen in der Handfläche liegt und die anderen Finger sich obenauf befinden. Pressen Sie nun die Finger nach unten, während der Daumen nach oben drückt. Es fühlt sich etwa so an, als ob Sie die Hand auswringen würden. Nach einigen Wiederholungen bearbeiten Sie die andere Hand.

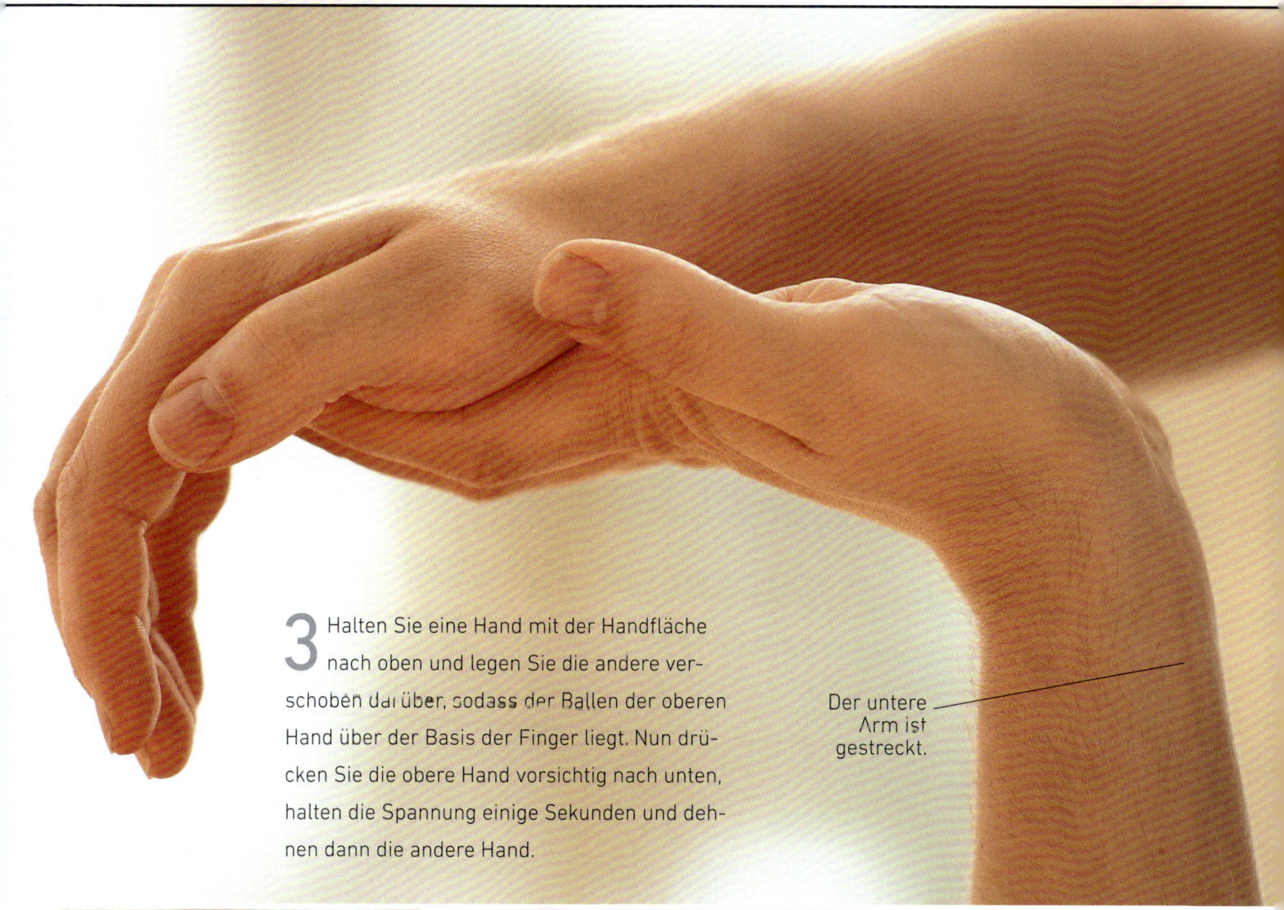

3 Halten Sie eine Hand mit der Handfläche nach oben und legen Sie die andere verschoben darüber, sodass der Ballen der oberen Hand über der Basis der Finger liegt. Nun drücken Sie die obere Hand vorsichtig nach unten, halten die Spannung einige Sekunden und dehnen dann die andere Hand.

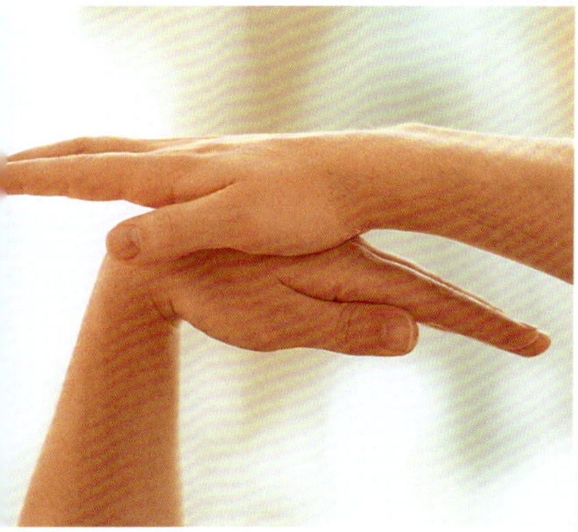

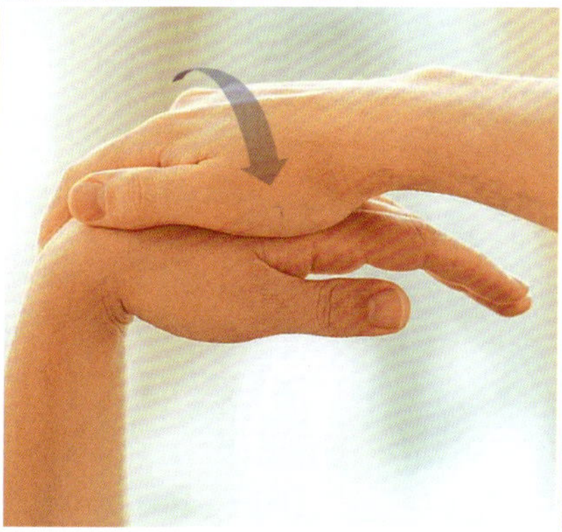

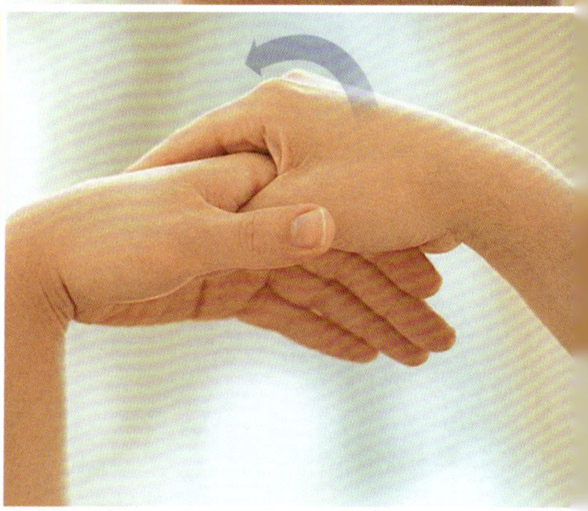

4 Legen Sie eine Hand über den Rücken der anderen und dehnen Sie das Handgelenk in der anderen Richtung, indem Sie mit dem Handballen nach unten drücken. Mit der anderen Hand wiederholen.

5 Legen Sie eine Hand über die andere. Umfassen Sie die Handkante mit den Fingern. Drücken Sie mit dem Handballen der oberen Hand, halten Sie die Spannung kurz und wiederholen Sie es mit der anderen Hand.

6 Umfassen Sie die Innenseite der unteren Hand und drücken Sie die Finger der oberen Hand sanft nach unten. Halten Sie die Stellung kurz und üben Sie dann mit der anderen Hand.

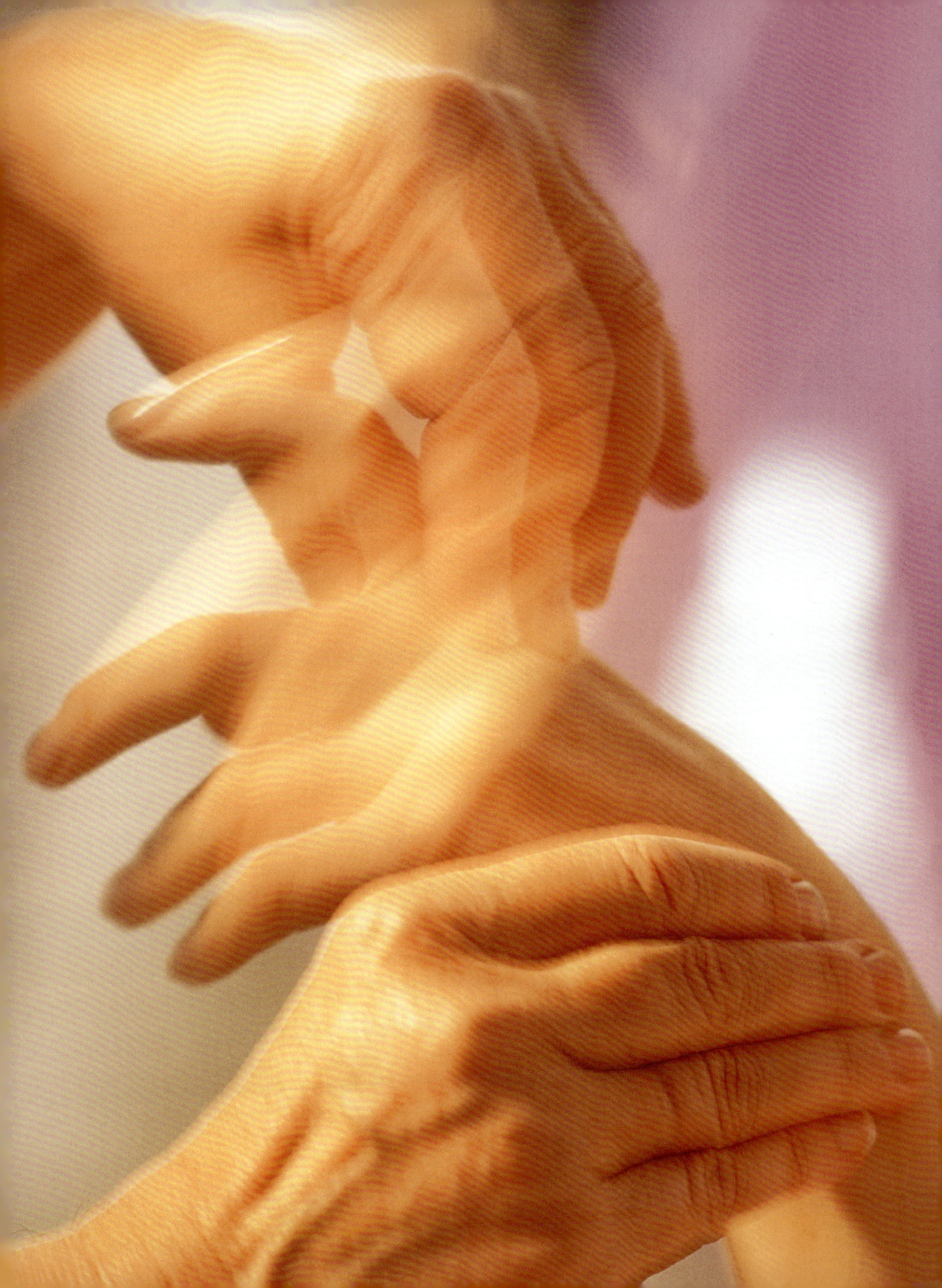

DIE REFLEX-ZONENMASSAGE

In diesem Kapitel lernen Sie die Techniken, mit denen eine Reflexzonenbehandlung an Händen und Füßen durchgeführt wird. Beruhigungs- und Lockerungsgriffe als Extras am Anfang und am Ende einer Behandlungseinheit tragen zur Entspannung bei. Sie finden daneben eine genaue Anleitung zur Selbstbehandlung und erfahren, was Sie bei der Behandlung von Babys, Kindern, Schwangeren und älteren Menschen beachten müssen. Wenn Sie die Behandlungsfolgen bei Beschwerden ergänzend zur ärztlichen bzw. heilpraktischen Therapie regelmäßig durchführen, kann die Gesundheit völlig wiederhergestellt werden.

VORBEREITUNGEN

Wenn Sie einen Freund oder einen Verwandten mit einer Reflexzonenmassage verwöhnen möchten, sollte diese in einer Atmosphäre stattfinden, die einen ungezwungenen Austausch zwischen Ihnen beiden begünstigt. Dabei brauchen Sie nicht viel Aufwand zu treiben: Wählen Sie nur eine angenehme Umgebung und Uhrzeit und lassen Sie während der Sitzung Ihre Aufmerksamkeit nicht abschweifen.

Fragen Sie sich, wo und wie Sie die Behandlung am liebsten durchführen möchten. Lassen Sie die Arme am Körper seitlich herunterhängen, heben Sie dann die Unterarme, bis die Ellbogen etwa einen rechten Winkel bilden. In dieser Höhe können Sie Ihre Hände optimal einsetzen. Wenn Sie damit jemandes Füße oder Hände massieren wollen, sollten diese sich in der entsprechenden Höhe vor Ihnen befinden, damit Sie sie bequem erreichen.

Bei einem Reflexzonentherapeuten sitzt der Patient oft auf einem Behandlungsstuhl, der so eingestellt werden kann, dass die Füße sich in der richtigen Höhe befinden. Die Behandelnde sitzt auf einem niedrigeren Hocker davor. Bei Ihnen zu Hause könnten Sie einander auf einem Sofa gegenübersitzen. Sie sollten auf jeden Fall das Gesicht des Behandelten sehen, um seine Reaktionen daran ablesen zu können. Achten Sie darauf, dass Ihr Rücken aufrecht bleibt und Sie Ihren eigenen Körper während der Massage nicht verspannen. Überprüfen Sie nach der Behandlung, ob Sie sich angespannt fühlen oder Ihr Rücken wehtut.

DIE OPTIMALE STELLUNG FINDEN

Wenn Sie jemandes Hände massieren, ist es angenehm, nebeneinander zu sitzen, sofern Sie ihr oder sein Gesicht dabei sehen können. Wechseln Sie die Plätze, wenn Sie zur anderen Hand übergehen. Die Behandlung von Kindern lässt sich bequem durchführen, wenn Sie zur Schlafenszeit noch einige Minuten auf der Bettkante sitzen und dem Kind dabei die Füße massieren. Sobald Sie jemandem gegenübersitzen, können Sie an seinem Gesicht genau erkennen, wie Ihre Griffe und Techniken wirken. Lächeln oder Einschlafen sind günstige Reaktionen, doch wenn Sie gerunzelte Augenbrauen bemerken oder der Fuß weggezogen wird, müssen Sie Ihre Technik ändern, denn Sie wollen ja keine Schmerzen verursachen. Dennoch gibt es den so genannten wohligen Schmerz, der durchaus erwünscht ist. Überprüfen Sie immer wieder den Gesichtsausdruck des Behandelten, um herauszufinden, welche Techniken an welchen Zonen gut ankommen und welche Zonen besonders empfindlich reagieren. Denken Sie auch immer daran, den Druck, den Sie ausüben, anzupassen: Bei Kindern und bei zierlichen oder älteren Menschen dürfen Sie nicht so fest massieren wie z. B. bei einem kräftigen jungen Mann.

ZUBEHÖR UND ATMOSPHÄRE

Einige Dinge sollten Sie bereitlegen, bevor Sie beginnen. Kissen zum Abstützen und zum Hochlegen des Fußes oder der Hand, an der Sie gerade arbeiten, eine leichte Decke zum Zudecken, damit der Behandelte nicht auskühlt, und Taschentücher.

Wenn Sie eine tiefe Entspannung erreichen und sich vielleicht auch in Ruhe unterhalten wollen, schalten Sie mögliche Unterbrechungen aus, indem Sie das Telefon ausstecken, dafür sorgen, dass Sie nicht von anderen gestört werden und grelle Lampen durch gedämpftes Licht ersetzen. Erkundigen Sie sich, wie es der Behandelte am liebsten hätte, und beachten Sie, dass Sie von

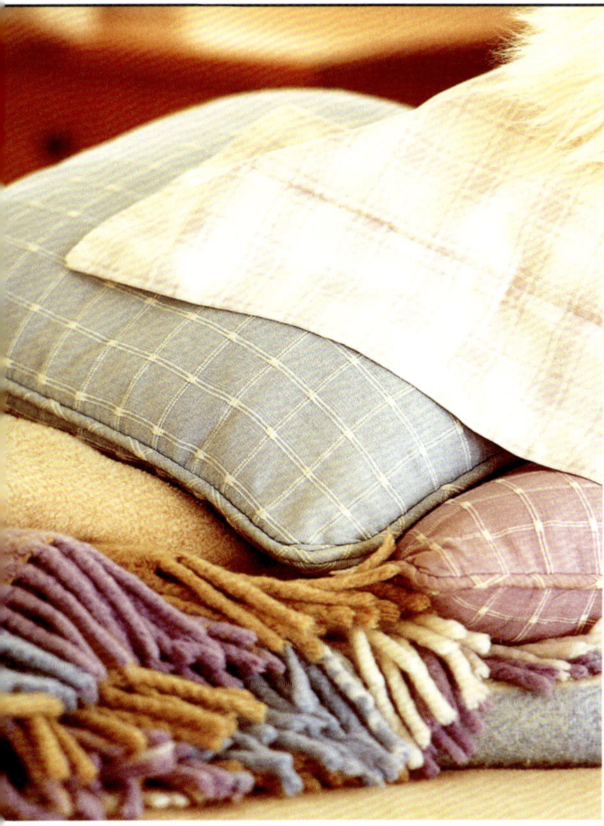

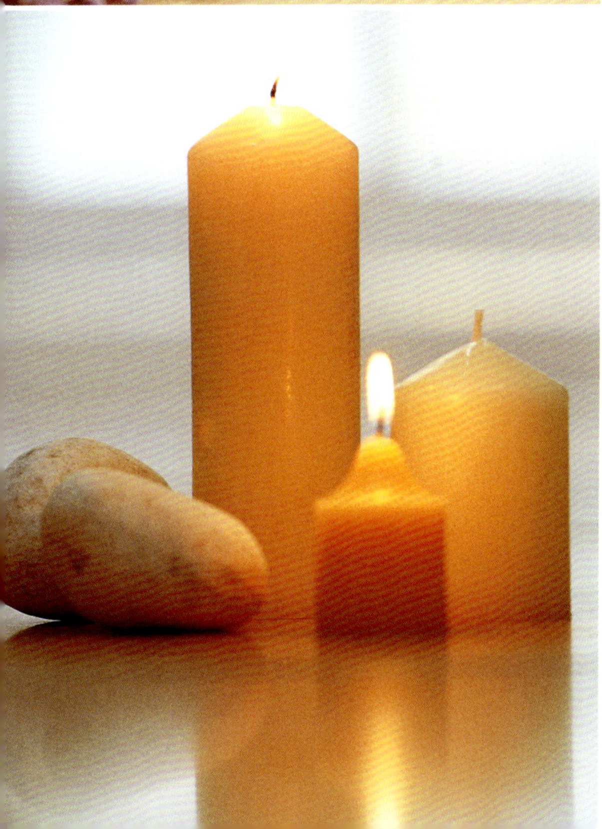

Ablenkungen gerade am Anfang leicht aus dem Konzept gebracht werden.

Des Weiteren sollten Sie Ihre Fingernägel auf die Massage vorbereiten. Wenn sie zu lang sind, riskieren Sie Kratzer oder Schmerzen, die den Behandelten aus der Entspannung reißen. Mit ganz kurzen Nägeln dagegen kann die Massage Ihnen selbst wehtun. Sie sollten ein wenig von den Fingerspitzen sehen können, wenn Sie von oben auf Ihre Hände schauen – dann haben Ihre Nägel die optimale Länge.

Für die Techniken, die wir Ihnen empfehlen, benötigen Sie kein Gleitmittel wie eine Lotion oder ein Massageöl. Wenn Sie damit arbeiten, können Sie leicht speziell Ihre Daumen überstrapazieren, weil ihnen der nötige Halt fehlt. Achten Sie deshalb auch darauf, dass die Füße nicht eingecremt sind.

AM ANFANG DER SITZUNG

Fangen Sie immer mit einigen Beruhigungs- und Entspannungsgriffen an *(s. S. 68–73)*. Diese Extras spielen eine wichtige Rolle bei einer Massage. Bei dem Programm, das wir für Sie ausgearbeitet haben, behandeln Sie den ganzen Fuß oder die ganze Hand. Wenn Sie eine Zone bearbeitet haben, sollten Sie einige dieser Extras einstreuen, bevor Sie die Massage an einer anderen Zone fortsetzen, ebenso am Ende der Sitzung.

Wie lange sollten Sie die Reflexzonen behandeln? Darauf gibt es keine pauschale Antwort, denn die Dauer wie auch die Stärke der Massage richtet sich nach dem Behandelten: Bei Kindern und älteren Menschen massieren Sie jede Zone nicht so fest und nicht so lange, um sie nicht zu überreizen. Wenn Sie gesagt bekommen, die Stelle fühle sich wund und gereizt an, dann haben Sie sie zu lange bearbeitet. Lassen Sie die Zone zunächst in Ruhe, bis sie nicht mehr so empfindlich ist, und massieren Sie hier beim nächsten Mal leichter und kürzer. Eine

Mit Kerzen können Sie für eine entspannende Atmosphäre bei der Sitzung sorgen, und Kissen und Decken sind wichtig, damit es der Behandelte warm und bequem hat, während Sie seine Hände oder Füße bearbeiten.

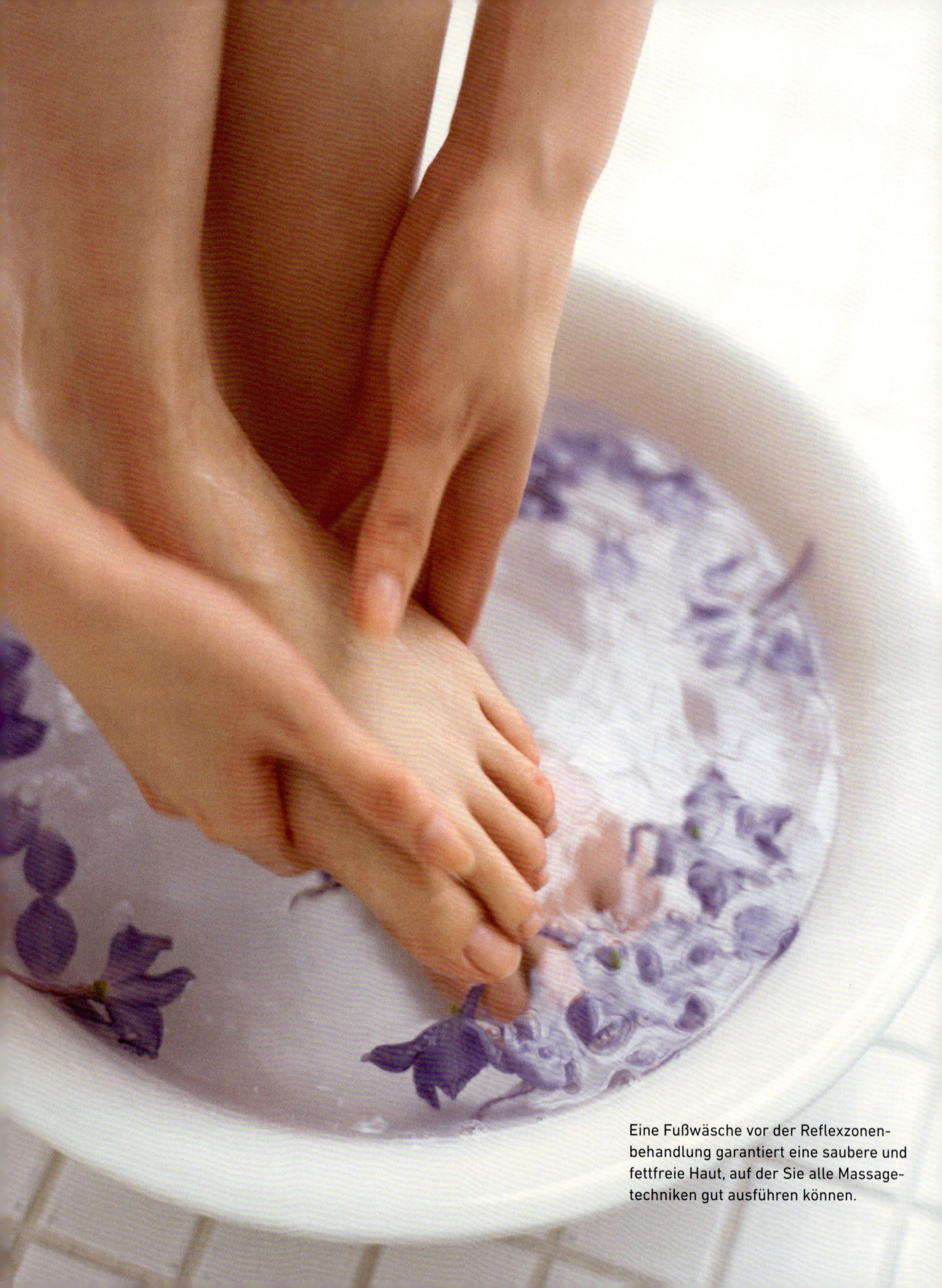

Eine Fußwäsche vor der Reflexzonenbehandlung garantiert eine saubere und fettfreie Haut, auf der Sie alle Massagetechniken gut ausführen können.

Sitzung beim Therapeuten dauert 30 bis 60 Minuten, doch am Anfang tun Ihnen wahrscheinlich schon viel eher die Hände und Daumen weh. Beachten Sie den unten stehenden Kasten, um eine Überanstrengung Ihrer Hände zu vermeiden.

BESCHWERDEN BEHANDELN

Wenn Sie den ganzen Fuß durchmassiert haben, können Sie – im Rahmen Ihrer Möglichkeiten – noch auf spezielle Bedürfnisse des Behandelten eingehen. Selbstverständlich dürfen Sie als Laie nicht therapeutisch arbeiten, doch spricht z. B. nichts dagegen, ergänzend zur ärztlichen Behandlung schmerzenden Stellen am Fuß Ihrer Tante besondere Aufmerksamkeit zukommen zu lassen. Informieren Sie sich im Kapitel »Beschwerden behandeln« ab S. 130 und orientieren Sie sich an den Übersichten auf S. 16–23. Gehen Sie nach einigen Entspannungsgriffen zum anderen Fuß über, den Sie ebenso behandeln. Am Ende der Massage sollten Sie einen abschließenden Griff wie den sanften Haltegriff rechts oben einsetzen.

SO VERMEIDEN SIE ÜBERANSTRENGUNG:

LEHRZEIT: Nehmen Sie sich Zeit – wie bei jeder Fertigkeit benötigen Sie einige Übung, bis Sie alles beherrschen.

HALTUNG: Achten Sie während der Massage auf eine entspannte und aufrechte Haltung. Sie sollten danach keine Rückenprobleme oder Verspannungen spüren.

TECHNIKEN: Achten Sie darauf, die Techniken korrekt auszuführen, sonst ermüden Ihre Hände zu schnell.

KRAFT: Behandeln Sie sich auch selbst *(s. S. 124 ff.)*, um insbesondere Ihre Hände zu stärken.

EXTRAS: Legen Sie bei einer Massage immer wieder Pausen durch Entspannungsgriffe ein *(s. S. 68–73)*, in denen Sie auch Ihre eigenen Finger entspannen können.

ABWECHSELN: Massieren Sie immer wieder abwechselnd mit beiden Händen; wenn ein Daumen entkräftet ist, führen Sie die Technik mit dem anderen weiter aus.

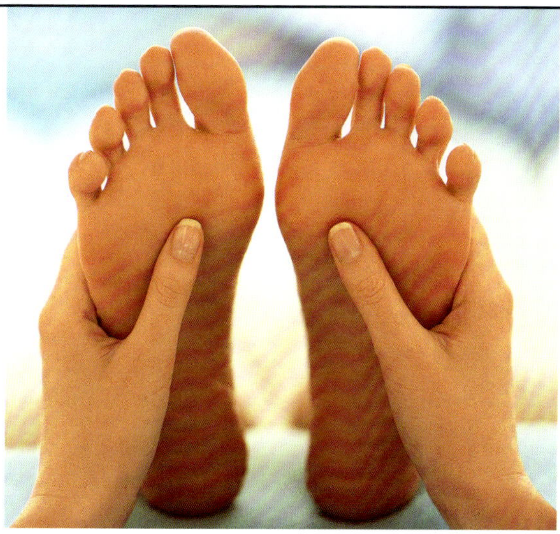

Am Ende einer Massage legen Sie die Daumen mit leichtem Druck auf die Solarplexuszonen und bitten den Behandelten, gemeinsam mit Ihnen drei tiefe Atemzüge zu nehmen.

ZEICHENERKLÄRUNGEN

- Fingergang
- Daumengang
- Einhaken und ziehen
- Hin und her rollen
- Druck ausüben
- Strecken, ziehen, drücken
- Kreisen oder um einen Punkt rotieren
- Drehen
- Fußsohle oder Handfläche lockern und schaukeln

TECHNIKEN

Bei der Reflexzonenmassage werden vier Grundtechniken eingesetzt, um eine größere Fläche abzudecken oder punktgenau Druck auszuüben. Wie bei jeder anderen Fertigkeit kann es auch hier ein wenig dauern, bis Sie sie beherrschen. Üben Sie daher auf Ihrem Unterarm oder an Ihrer anderen Hand. Wenn die Finger wehtun oder ermüden, legen Sie eine Pause ein, üben Sie mit der anderen Hand oder gehen Sie zu den Extras über *(s. S. 68–73 und 98–101)*.

TIPP

Der Daumengang fällt Ihnen leichter, wenn Sie den Daumen im richtigen Winkel ansetzen. Legen Sie beide Hände flach und entspannt nebeneinander auf den Tisch und prägen Sie sich ein, welcher Teil der Daumen die Tischplatte berührt. Diesen Teil der Daumenaußenseite sollten Sie beim Daumengang einsetzen, dann erzielen Sie auch die beste Hebelwirkung mit den anderen Fingern.

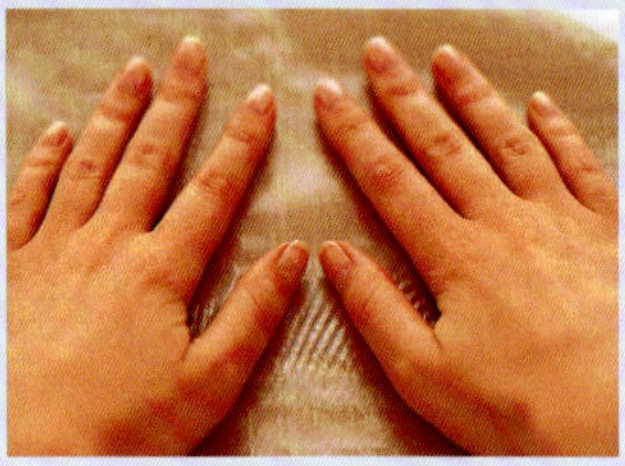

Der Daumengang

Ziel dieser Technik ist es, möglichst gleichmäßig Druck auf die Hand oder den Fuß auszuüben, doch müssen Sie dazu wahrscheinlich erst ein wenig üben. Lassen Sie sich Zeit und trainieren Sie geduldig, bis Sie diese wichtige Technik wirklich gut beherrschen und anwenden können.

So trainieren Sie

Der Daumengang beruht auf dem Beugen und Strecken des äußeren Daumenglieds. Es geht dabei darum, sich in ganz kleinen Schritten vorwärts zu bewegen, sodass sich der Druck und die Bewegung ganz gleichmäßig anfühlen.

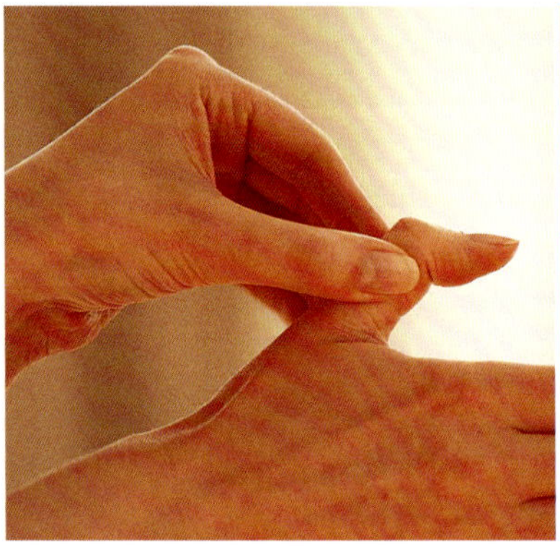

1 Üben Sie zunächst die Bewegung des Daumens, indem Sie ihn unter dem Endgelenk festhalten und das Gelenk einige Male beugen und strecken.

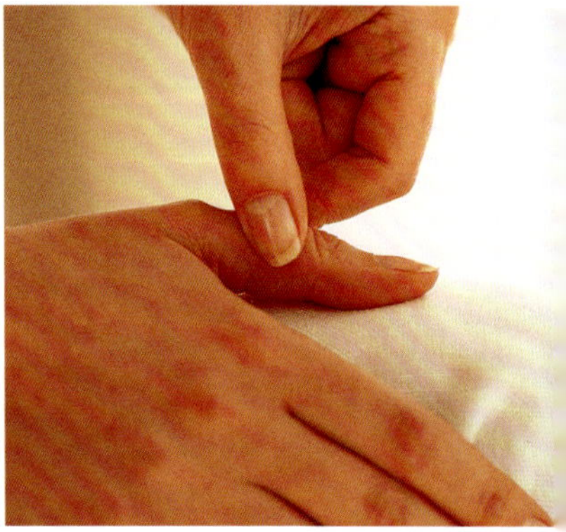

2 Halten Sie den Daumen weiter fest und setzen Sie ihn mit der Außenseite auf Ihrem Bein auf. Beugen und strecken Sie ihn mehrmals und schaukeln Sie dabei am Rand des Fingernagels entlang hin und her.

Anwendung

Schaffen Sie eine gleichmäßige Oberfläche an den Stellen der Hände und Füße, auf denen Sie den Daumengang ausführen möchten, indem Sie die Hand oder den Fuß mit der anderen Hand stabilisieren.

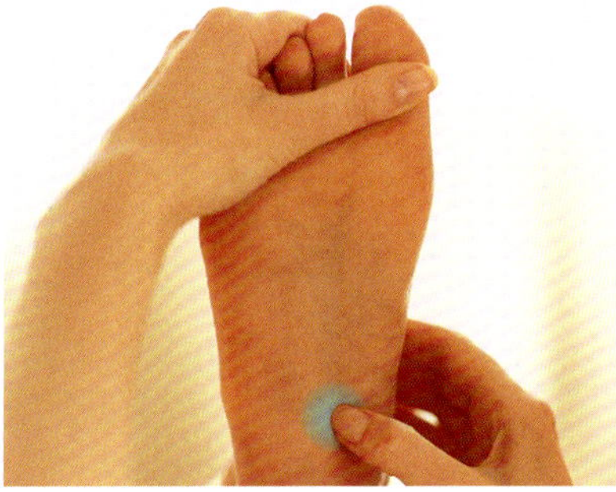

1 Dehnen Sie die Fußsohle mit einer Hand, legen Sie den Daumen der Arbeitshand auf die Sohle und die Finger auf die Fußoberseite. Senken Sie das Handgelenk, um mit dem Daumen Druck auszuüben.

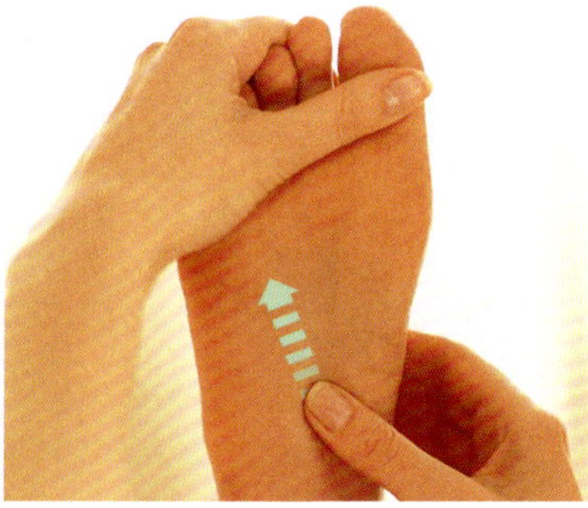

2 Beugen und strecken Sie das Daumenendgelenk und bewegen Sie den Daumen dadurch vorwärts. Setzen Sie die Finger neu an, wenn die Hand gestreckt ist, und gehen Sie dann weiter.

HÄUFIGE FEHLER

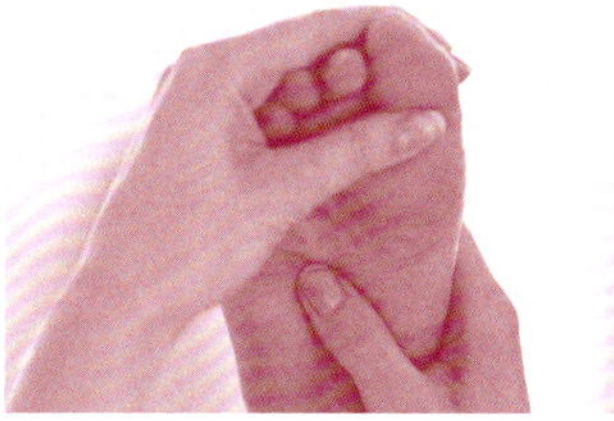

Ein weit verbreiteter Fehler besteht darin, den Fuß zu packen und den Daumen nur durch Drücken und Schieben vorwärts zu bewegen (s. oben). Das belastet das Daumengrundgelenk sehr stark. Sie sollten immer etwas Luft zwischen Ihrer Arbeitshand und der Fußsohle lassen. Gehen Sie nie rückwärts, sondern immer nur nach vorne, von sich weg. Halten Sie den Daumen auch immer ein wenig abgeknickt, um ihn nicht zu überdehnen.

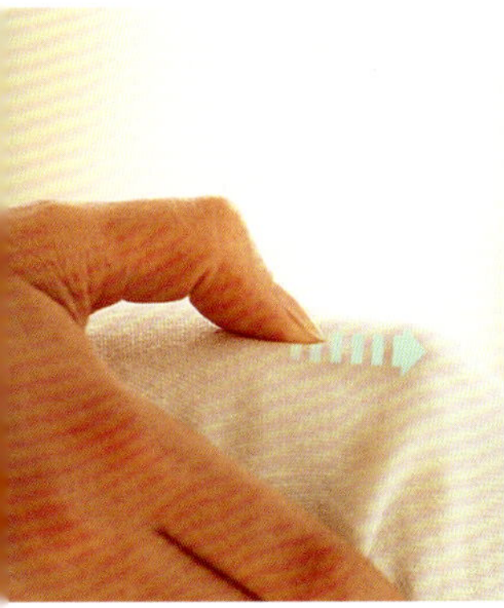

3 Lassen Sie den Daumen los und versuchen Sie, ihn mit der gleichen Bewegung – beugen und strecken – wie eine Raupe vorwärts zu bringen. Drücken Sie ihn nicht nach vorne.

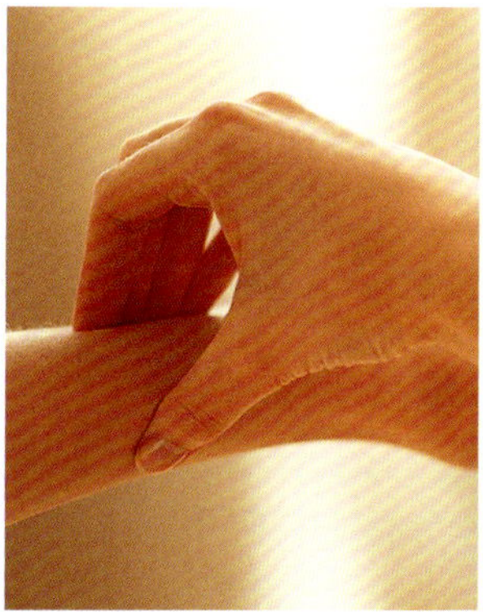

4 Legen Sie nun die Finger und den Daumen wie abgebildet auf Ihren Unterarm. Durch das Zusammenspiel entsteht eine Hebelwirkung, die für den nötigen Druck sorgt.

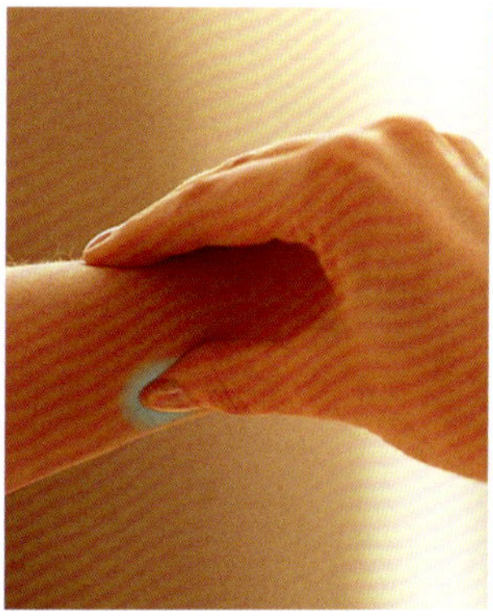

5 Senken Sie das Handgelenk, sodass der Daumen jetzt Druck ausübt. Der Druck entsteht aber nicht allein durch die Kraft des Daumens, sondern ergibt sich aus dem Zusammenspiel von Fingern, Hand und Unterarm.

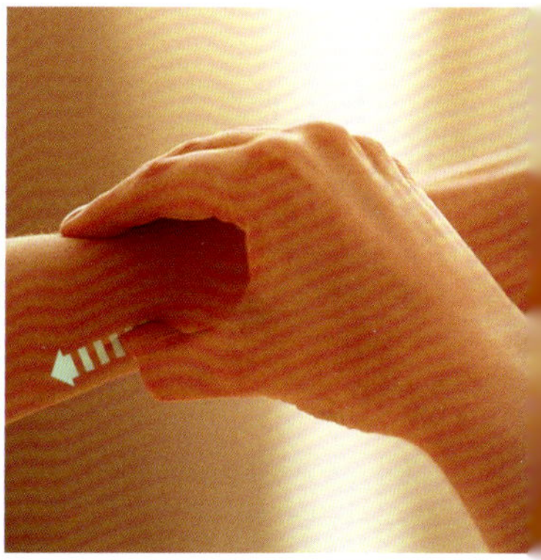

6 Beugen und strecken Sie jetzt den Daumen und gehen Sie bei jedem Strecken ein wenig weiter vorwärts. Üben Sie an Ihrem Unterarm, bis sich der Druck und die Bewegung ganz gleichmäßig anfühlen.

Der Fingergang

Dieser Griff ähnelt der Massagetechnik des Daumengangs *(s. S. 62)*, nur geht es beim Fingergang um das Beugen und Strecken des Zeigefinger-Endglieds. Die Technik wird vor allem zur Behandlung der Fuß- und Handrücken und an den Seiten eingesetzt.

So trainieren Sie

Der Handrücken ist ein ideales Übungsgelände für den Fingergang. Die Vorwärtsbewegung entsteht dabei wieder wie beim Daumengang durch das Beugen und Strecken des vorderen Fingergelenks, wodurch die Fingerspitze entlang dem Nagelrand vor- und zurückschaukelt.

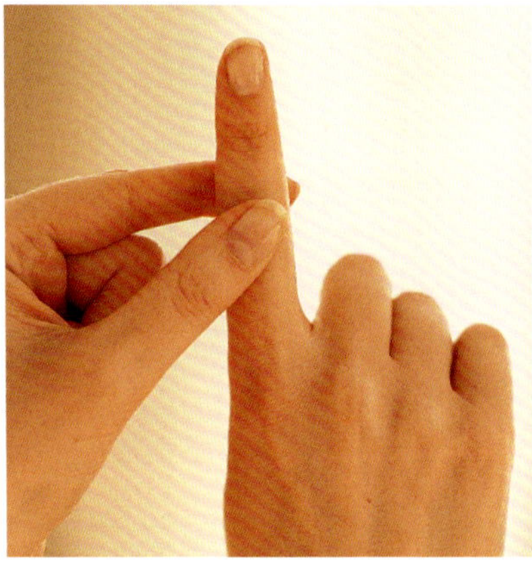

1 Halten Sie den Zeigefinger wie abgebildet am mittleren Gelenk fest. Üben Sie nun, das äußerste Fingerglied zu beugen und zu strecken.

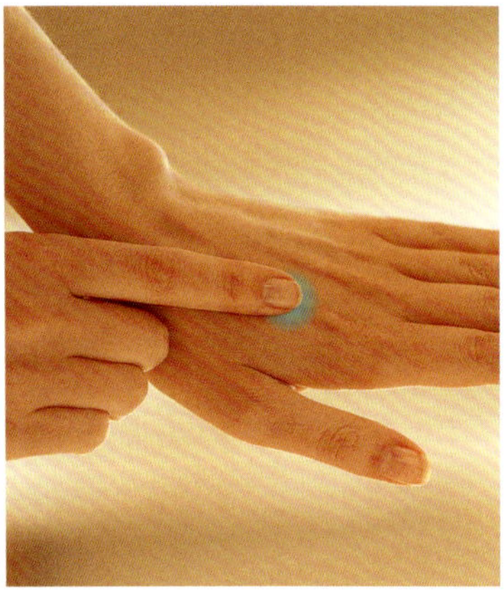

2 Wenn Sie diese Bewegung ohne Mühe ausführen können, setzen Sie den Zeigefinger auf dem Handrücken der anderen Hand auf.

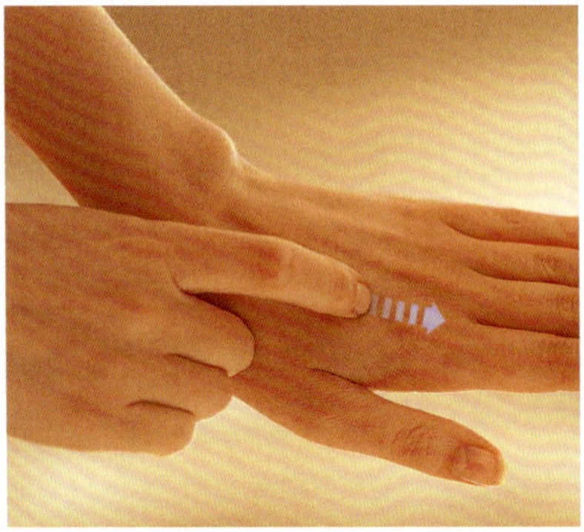

3 Versuchen Sie jetzt, die gleiche Streck- und Beugebewegung durchzuführen, während die Fingerspitze auf der Hand aufliegt. Wippen Sie entlang des Nagelrandes vor und zurück.

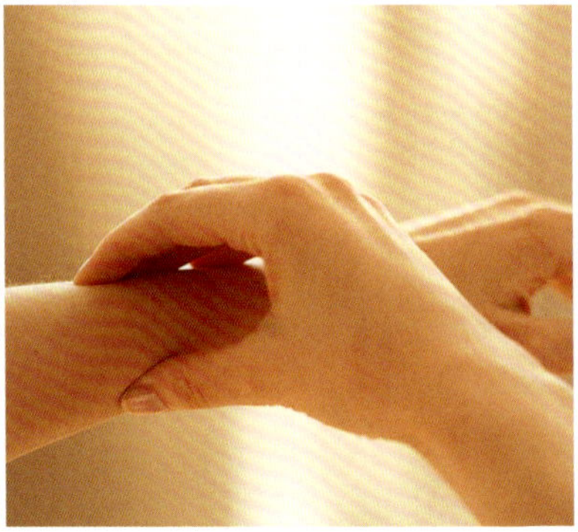

4 Um mit Hebelwirkung zu arbeiten, setzen Sie den Daumen gegenüber den anderen Fingern auf. Üben Sie wie abgebildet an Ihrem Unterarm.

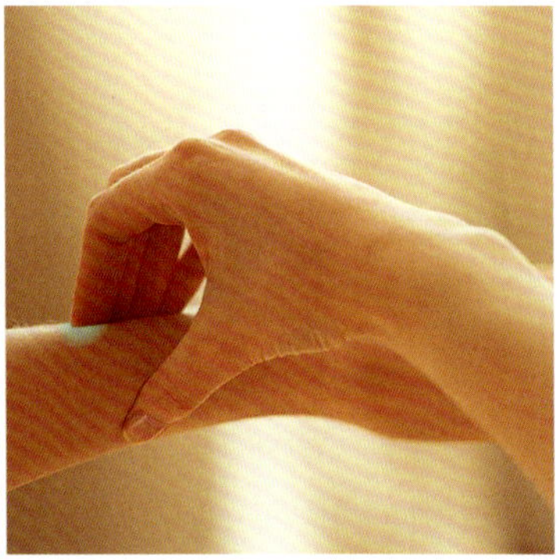

5 Heben Sie nun das Handgelenk an und drücken Sie die Finger auf den Unterarm. Spüren Sie, wie viel mehr Druck die Finger ausüben? Bewegen Sie jetzt den Zeigefinger im Fingergang vorwärts.

Anwendung

Auch für den Fingergang benötigt man eine stabile Oberfläche. Halten Sie deshalb die Hand oder den Fuß, die Sie bearbeiten, mit der anderen Hand fest.

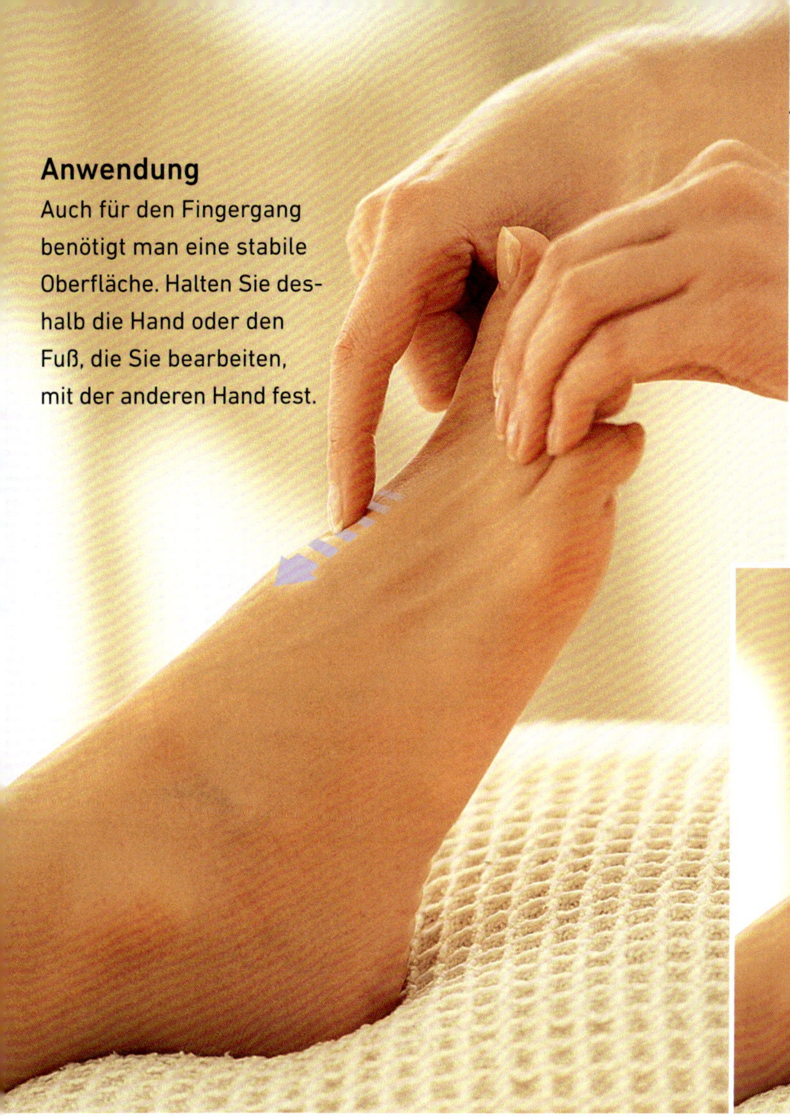

1 Die eine Hand hält die Zehen fest und stabilisiert so den Fuß in seiner aufrechten Position. Der Daumen liegt dabei auf der Fußsohle.

2 Gehen Sie nun mit dem Zeigefinger der anderen Hand im Fingergang bis zur Fußmitte hinunter.

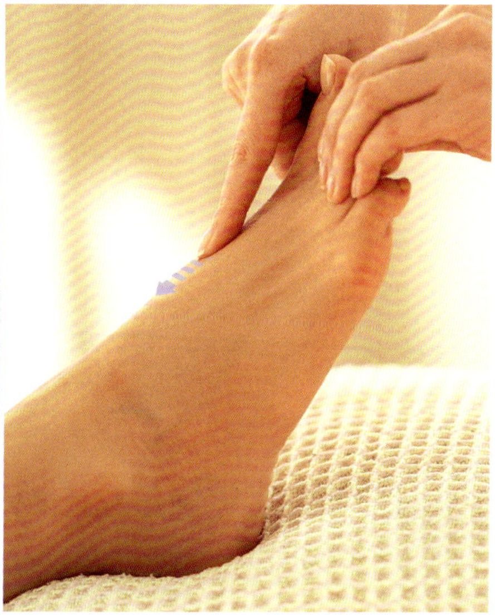

TIPP

Meist lernt der Zeigefinger diese Technik von ganz alleine, besonders wenn man den Daumengang bereits gut beherrscht. Beachten Sie, dass man auch mit dem Fingergang immer nur vorwärts, nie zur Seite oder nach hinten geht.

HÄUFIGE FEHLER

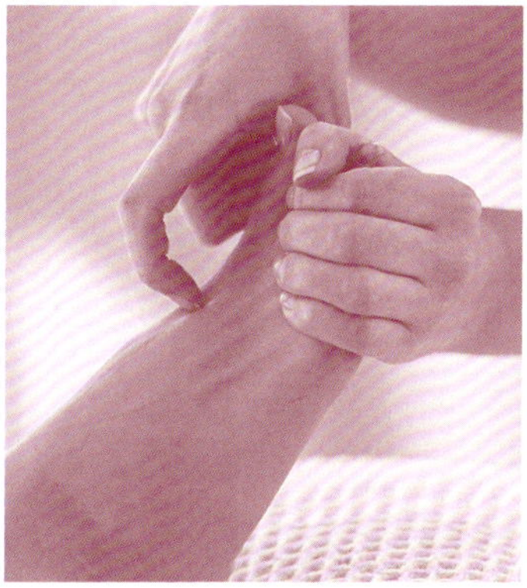

Meist gibt es Probleme, das Endgelenk des Zeigefingers zu beugen. Weichen Sie nicht aus, indem Sie mehr die ganze Hand als den Finger bewegen, und vermeiden Sie es, den Fingernagel in die Haut zu drücken, den Zeigefinger nach hinten zu ziehen, statt nach vorne zu pressen, oder den Finger zur Seite zu drehen. Falls Sie damit Schwierigkeiten haben, überprüfen Sie Ihre Technik anhand der Bildfolge gegenüber.

UM EINEN PUNKT ROTIEREN

Wie der Name schon sagt, geht es bei dieser Technik darum, eine Reflexzone mit dem Mittelfinger zu fixieren und dann das Fuß- oder Handgelenk um diesen Punkt herum kreisen zu lassen. Der Mittelfinger bewegt sich dabei nicht, sodass durch die Rotation mal stärkerer und mal leichterer Druck auf die Zone ausgeübt wird.

TIPP

Packen Sie den Fuß nicht an den Zehen. Die Innenseite der Knöchel ist sehr empfindlich. Drücken Sie nicht mit den Fingern, sondern lassen Sie den Druck durch die Rotation des Gelenks entstehen.

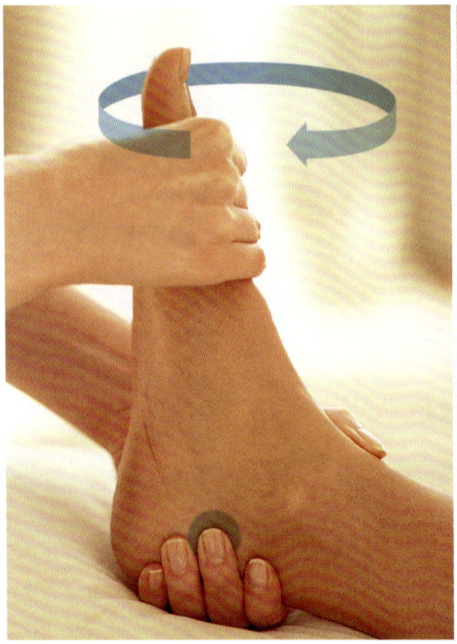

1 Nehmen Sie die Ferse so in Ihre Haltehand, dass der Daumen am Knöchel liegt. Der Mittelfinger liegt auf der Innenseite des Fußgelenks. Umfassen Sie mit der anderen Hand den Fußballen und bewegen Sie ihn mehrere Male im Uhrzeigersinn im Kreis herum. Achten Sie auf eine gleichmäßige Bewegung, durch die der unbewegte Mittelfinger der Haltehand wie ein Ein-/Ausschalter immer abwechselnd starken und leichten Druck ausübt.

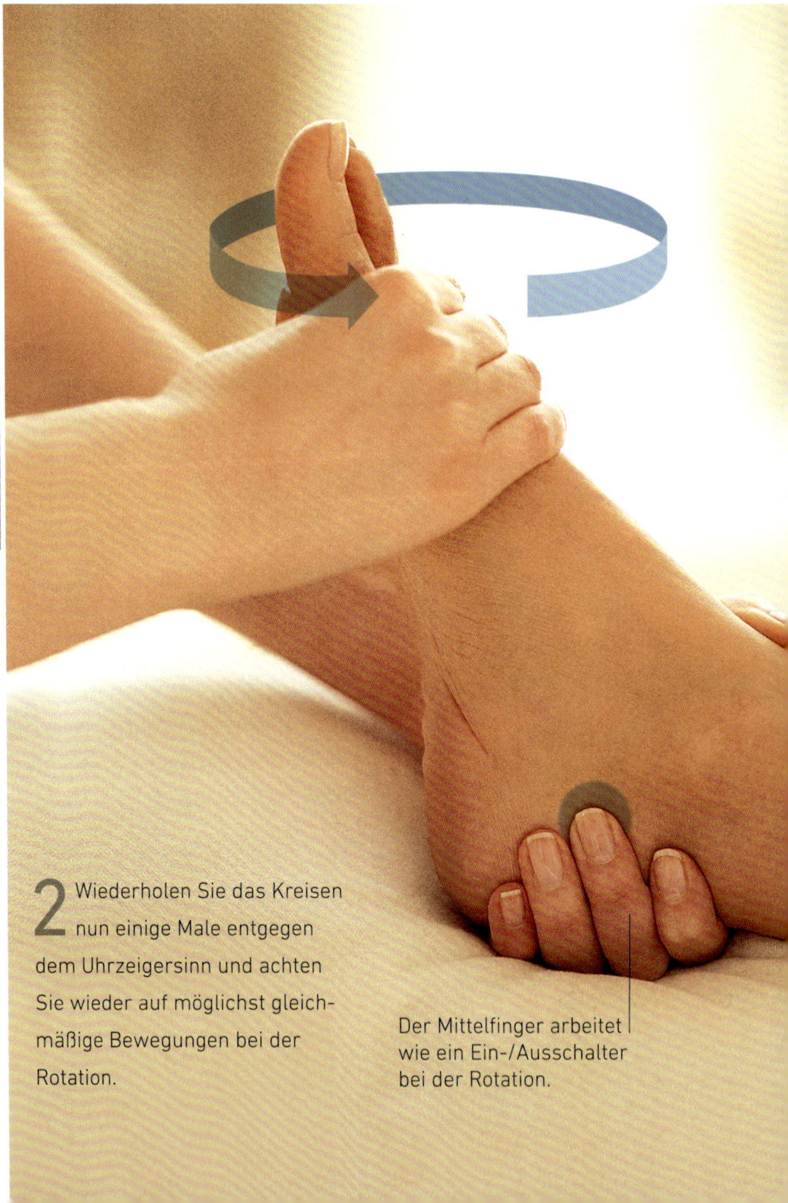

2 Wiederholen Sie das Kreisen nun einige Male entgegen dem Uhrzeigersinn und achten Sie wieder auf möglichst gleichmäßige Bewegungen bei der Rotation.

Der Mittelfinger arbeitet wie ein Ein-/Ausschalter bei der Rotation.

EINHAKEN UND ZIEHEN

Mit diesem Griff bearbeitet man nur bestimmte Stellen, keine größeren Flächen. Sie bewegen dabei nur den Daumen ein wenig, die Hand bleibt ganz ruhig.

TIPP

Um nicht den Fingernagel in die Haut zu drücken, pressen Sie mehr mit der Kuppe des Daumens.

So üben Sie

Wie bei allen Techniken, ist auch hier die Hebelwirkung sehr wichtig, um tiefer gelegene Punkte zu erreichen. Wie beim Daumengang entsteht sie durch die Finger und die Stellung des Handgelenks.

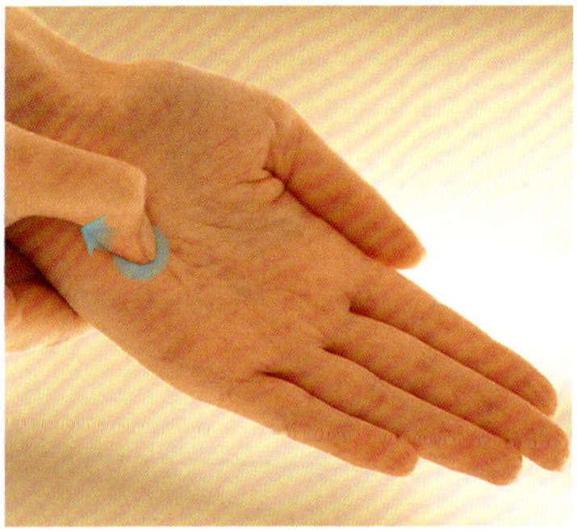

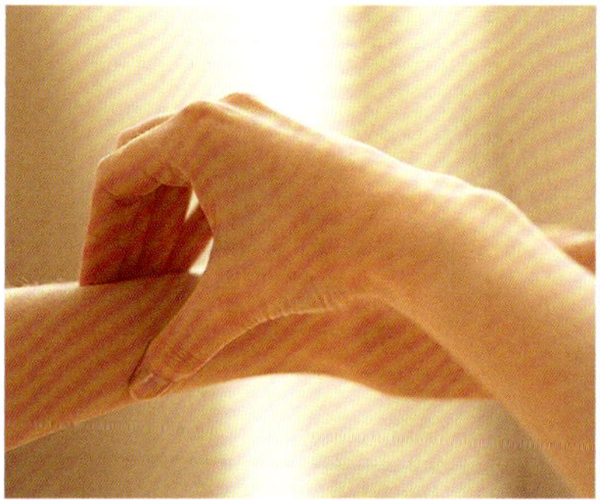

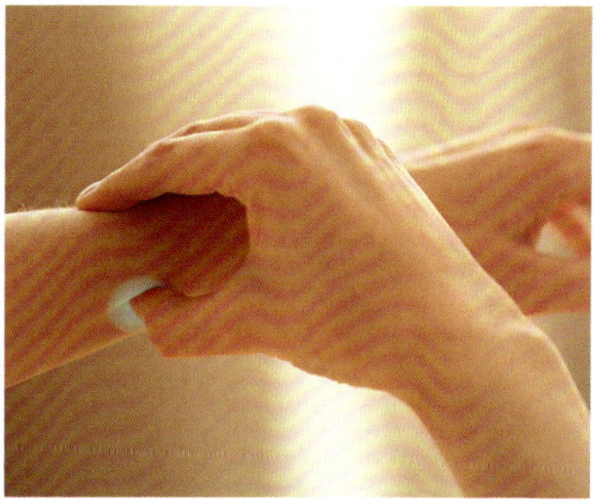

1 Setzen Sie den Daumen auf der Handfläche der anderen Hand auf, die Finger liegen auf dem Handrücken. Beugen Sie das Daumengelenk, nur der Daumenrand liegt auf. Ziehen Sie zur Druckausübung den Daumen zurück.

2 Um die Hebelwirkung zu trainieren, setzen Sie die vier Finger und den Daumen wie abgebildet auf dem Unterarm an.

3 Senken Sie das Handgelenk, sodass der Druck des Daumens auf den Unterarm verstärkt wird. Haken Sie in dieser Stellung den Daumen ein und ziehen Sie ihn leicht zurück.

Anwendung

Die Haltehand muss die Stelle, die behandelt wird, ruhig halten.

1 Halten und stützen Sie die Stelle, die Sie bearbeiten möchten, indem Sie den Fuß mit der Hand umfassen und mit Daumen und Fingern festhalten. Legen Sie die Finger Ihrer Arbeitshand über die der Haltehand wie abgebildet.

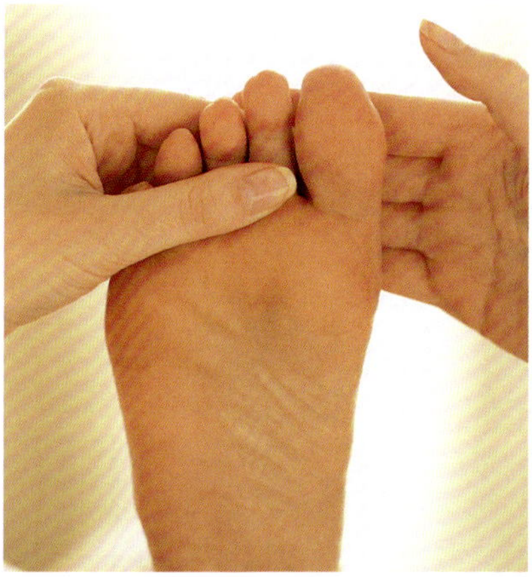

2 Platzieren Sie den Daumen der Arbeitshand. Haken Sie mit dem Rand des Daumens ein und ziehen Sie ihn zurück.

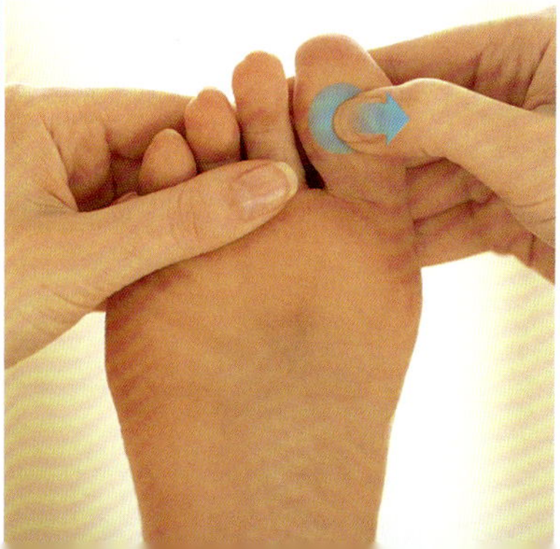

FÜSSE: EXTRAS

Diese Techniken mögen fast alle gern. Sie dienen dazu, den Fuß zu entspannen, und sind geeignet als Einstieg, als Abschluss, beim Übergang von einer Zone zur nächsten und als Behandlungspause, wenn der Fuß zwischendurch zu empfindlich ist. Sie erleichtern auch den Therapeuten die Arbeit, weil entspannte Patienten viel besser auf eine Behandlung ansprechen.

TIPP

Am wirksamsten ist diese Technik, wenn sie rhythmisch und schnell ausgeführt wird. Lassen Sie Ihre Hände mit leichtem Druck am Fußballen. Pressen Sie nicht zu fest, sonst schränken Sie die Beweglichkeit des Fußes ein. Durch Übung gelingt Ihnen der Griff immer schneller und Sie können ihn auch immer länger ausführen.

Hin und her

Mit dieser Technik bewegt man den Fuß hin und her, um ihn zu lockern. Der Fuß wird dabei gekippt und leicht gedreht. Da die Füße im Alltag meist beim Gehen nur nach oben und unten bewegt werden, sind die Seitwärtsbewegungen eine willkommene und angenehme Abwechslung.

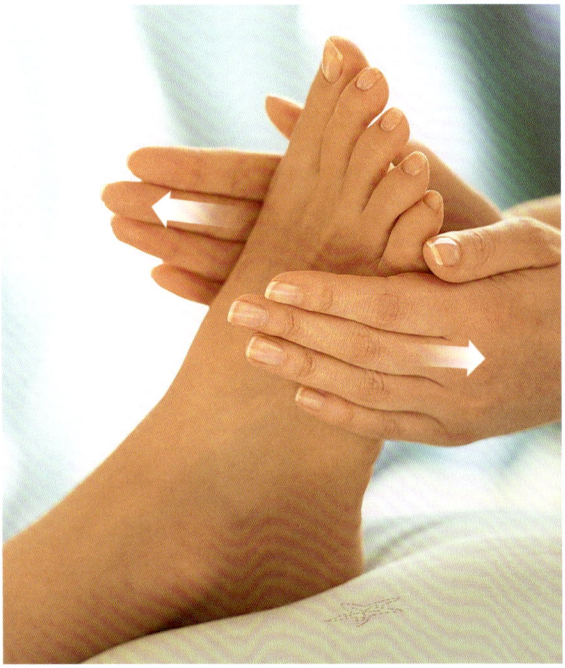

1 Legen Sie die Hände seitlich an den Fuß an. Bewegen Sie die eine Seite mit der rechten Hand von sich weg, während Sie gleichzeitig die andere mit der linken Hand zu sich hinziehen.

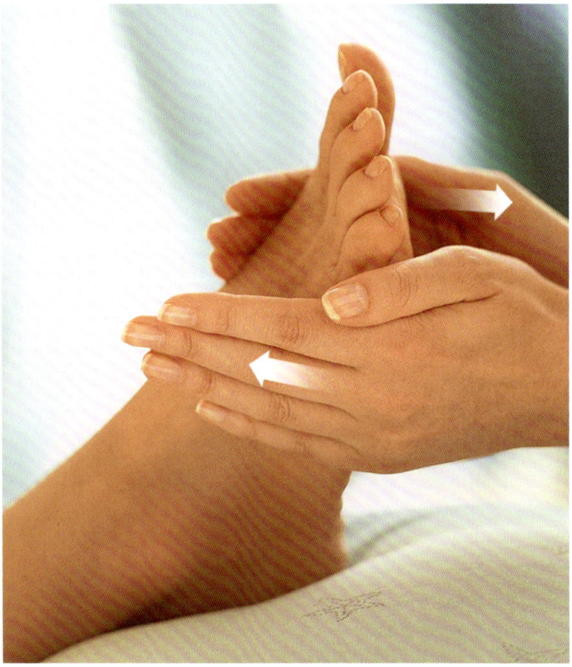

2 Jetzt ziehen Sie Ihre rechte Hand mit der rechten Seite des Fußes zu sich hin und drücken die linke Seite mit Ihrer linken Hand von sich weg. Führen Sie die Bewegungen abwechselnd durch und steigern Sie das Tempo.

Wirbeldrehung

Bei dieser Technik wird die Reflexzone der Wirbelsäule entspannt, daher der Name. Am angenehmsten ist sie, wenn alle Finger mitarbeiten.

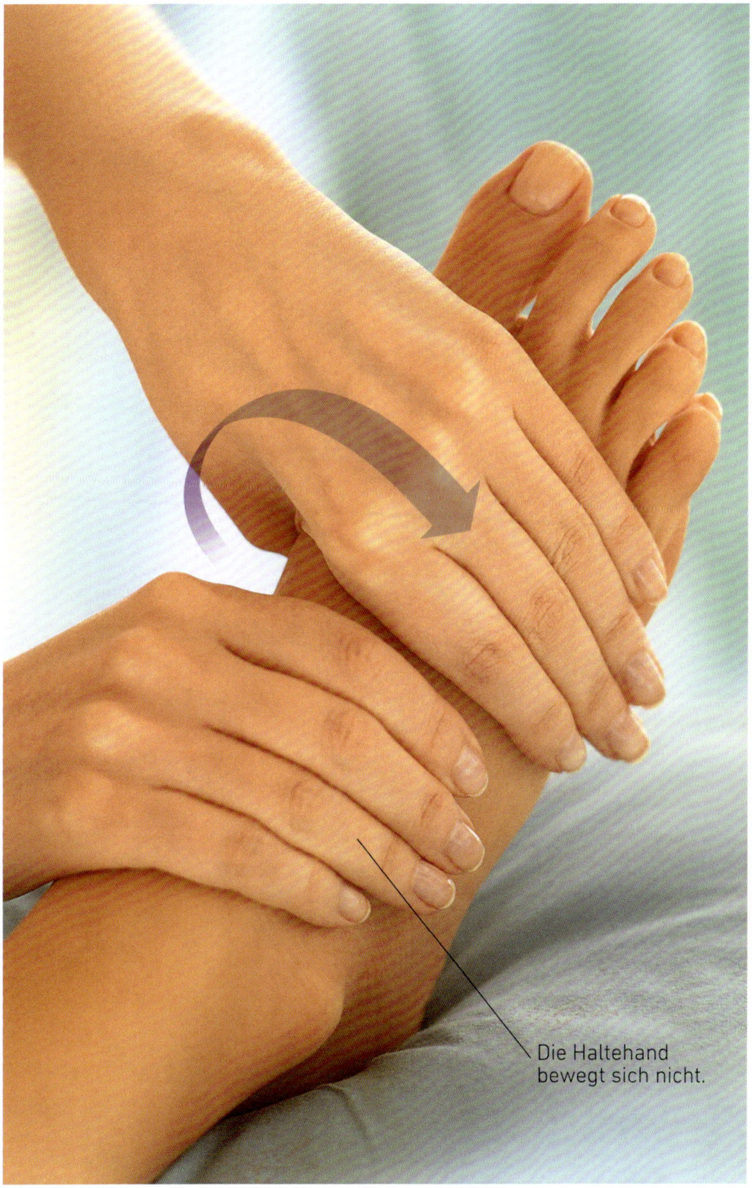

1 Umfassen Sie den Fuß mit beiden Händen von der Innenseite, die Daumen liegen auf der Sohle. Drehen Sie den Fuß mit der Hand, die näher an den Zehen liegt, die andere bewegt sich nicht.

TIPP

Dieser Griff wirkt am besten, wenn Sie ihn sanft und fließend ausführen. Halten Sie den Fuß nicht zu fest. Die Hände und Finger sollten möglichst großflächig aufliegen. Ergreifen Sie nicht die Zehen, das kann wehtun. Bewegen Sie immer nur eine Hand, sonst erzeugen Sie Reibung.

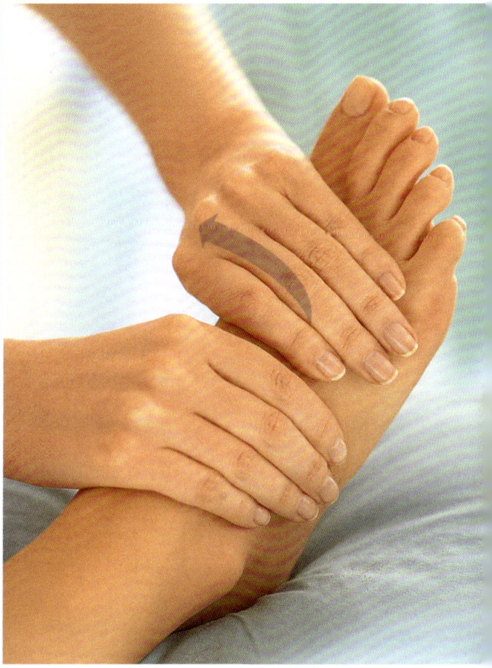

2 Drehen Sie den Fuß jetzt mit derselben Hand in die andere Richtung, die Haltehand bleibt wieder ruhig. Drehen Sie den Fuß noch einmal sanft in beide Richtungen. Setzen Sie beide Hände dann etwas näher am Knöchel an und wiederholen Sie die Technik noch einige Male.

Lungenpresse

Dieses Extra entspannt die Lungenzone, die am Fußballen liegt. Die Kunst besteht darin, mit beiden Händen synchronisierte fließende, weiche Bewegungen auszuführen. Nehmen Sie sich Heranrollen und Abebben einer Welle zum Vorbild: Erst drückt die eine Hand von unten (Anbranden), dann presst die andere den Fuß zusammen (Abebben).

TIPP

Das Extra kommt am besten an, wenn Sie fest, aber sanft arbeiten. Wenn Sie zu stark zusammenpressen, wird der Fuß gequetscht. Drücken und pressen Sie abwechselnd. Legen Sie nicht die Knöchel an den Fußballen, sondern die Außenfläche der Finger, und setzen Sie die Faust nicht auf den Zehen oder dem Fußgewölbe auf.

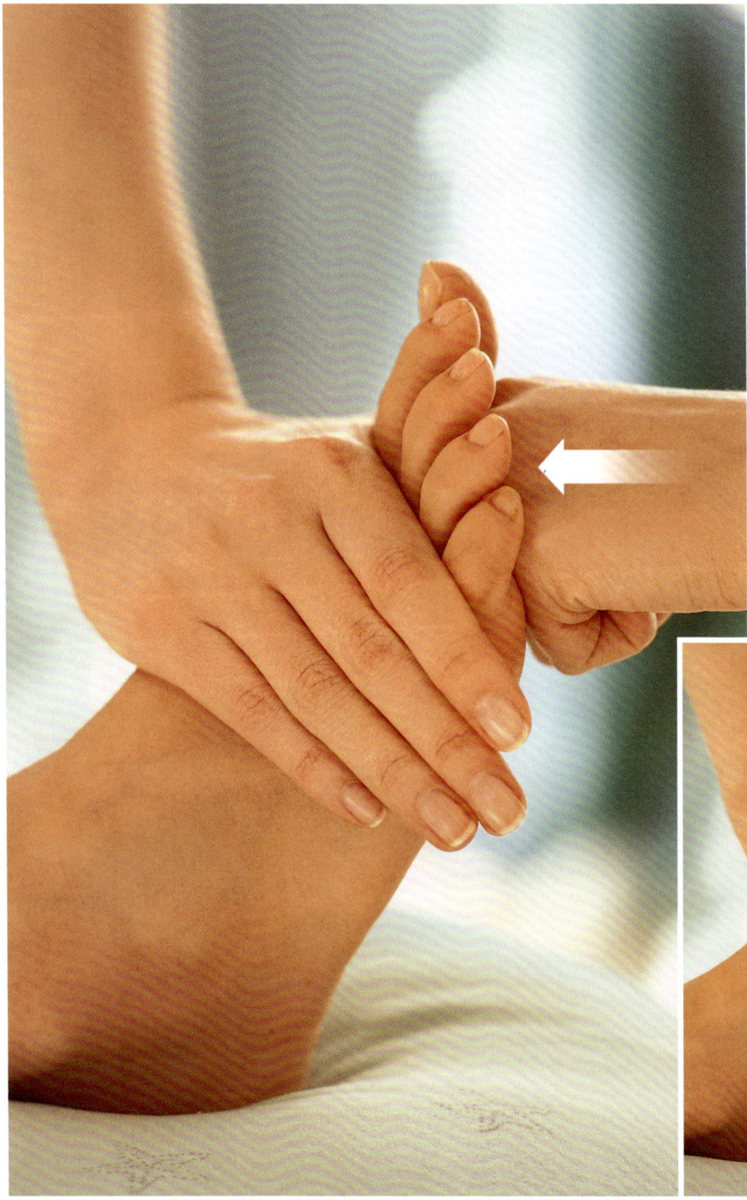

1 Machen Sie mit der linken Hand eine Faust und legen Sie sie flach an den Fußballen. Umfassen Sie den Fußrücken mit der rechten Hand und drücken Sie mit der Faust dagegen.

2 Drücken Sie die rechte Hand sanft zusammen, die linke Hand lässt etwas los. Üben Sie, rhythmisch abwechselnd zu drücken.

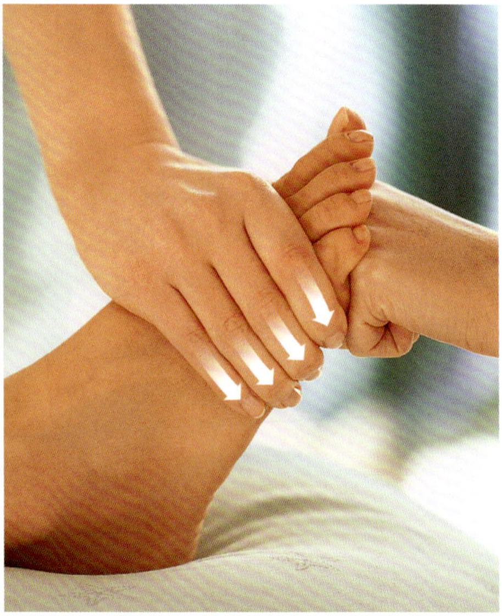

Fußsohlenschaukel

Bei dieser Technik geht es darum, die Knochen am Fußballen in Bewegung zu bringen. Dadurch entspannen sich die Zonen der Lunge, des Brustkorbs, des oberen Rückens und des Zwerchfells, die bei Stress häufig verspannt sind.

1 Fassen Sie den Fuß unterhalb der großen und der zweiten Zehe. Die Fingerspitzen und Daumen liegen auf den Höckern der Mittelfußknochen. Drücken Sie den Fuß mit der rechten Hand sanft von sich weg und ziehen Sie ihn gleichzeitig mit der linken Hand zu sich hin.

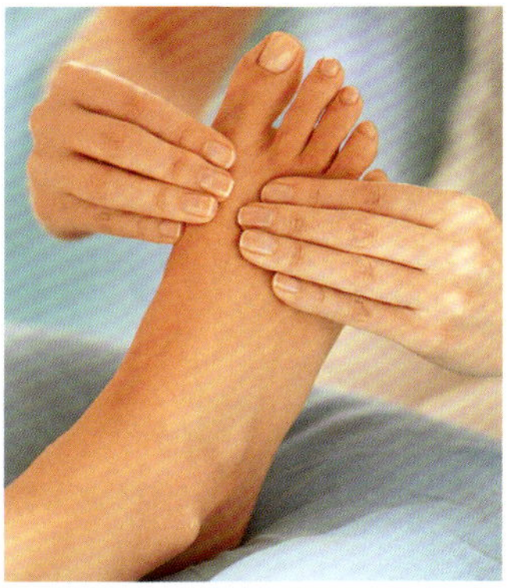

Die Fingerspitzen liegen auf dem Fußrücken, die Daumen auf der Fußsohle.

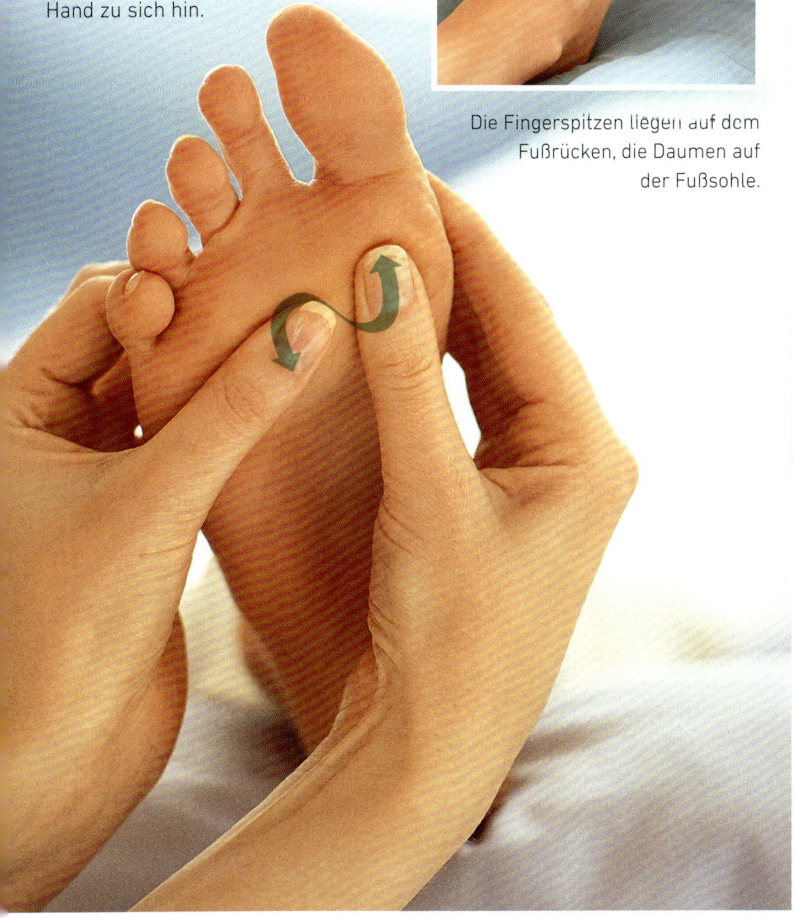

TIPP

Versuchen Sie, Ihre Hände leicht kreisförmig zu bewegen, das fühlt sich außerordentlich gut an. Drücken Sie nicht am Fußrücken mit den Fingernägeln in die Haut. Wenn Sie nicht sicher sind, prüfen Sie, ob Sie Abdrücke Ihrer Nägel sehen können.

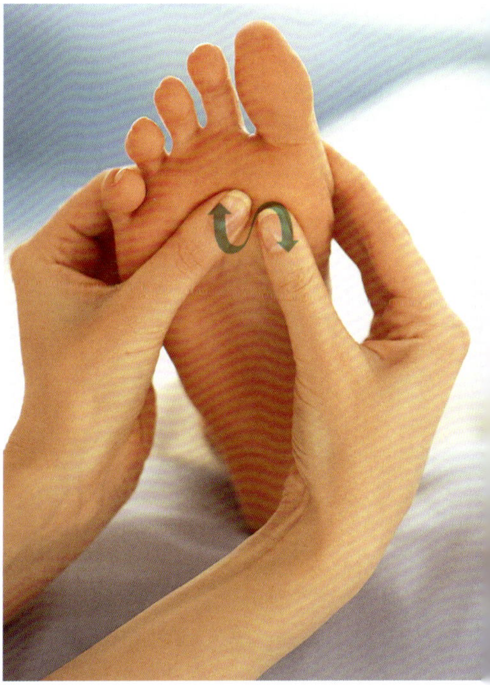

2 Jetzt ziehen Sie mit rechts und drücken mit links. Wechseln Sie weiter ab und wiederholen Sie die Bewegung so oft, bis Sie sie rhythmisch durchführen können. Dann gehen Sie zur Stelle unter der zweiten und dritten Zehe, dann unter der dritten und vierten Zehe und schließlich unter der vierten und der kleinen Zehe.

Rotation des Fußgelenks

Dieses Extra fördert die Beweglichkeit des Fußes. Indem Sie ihn um 360 Grad drehen, trainieren und entspannen Sie die vier wichtigsten Muskelgruppen, die den Fuß bewegen, und Schwellungen am Knöchel gehen zurück.

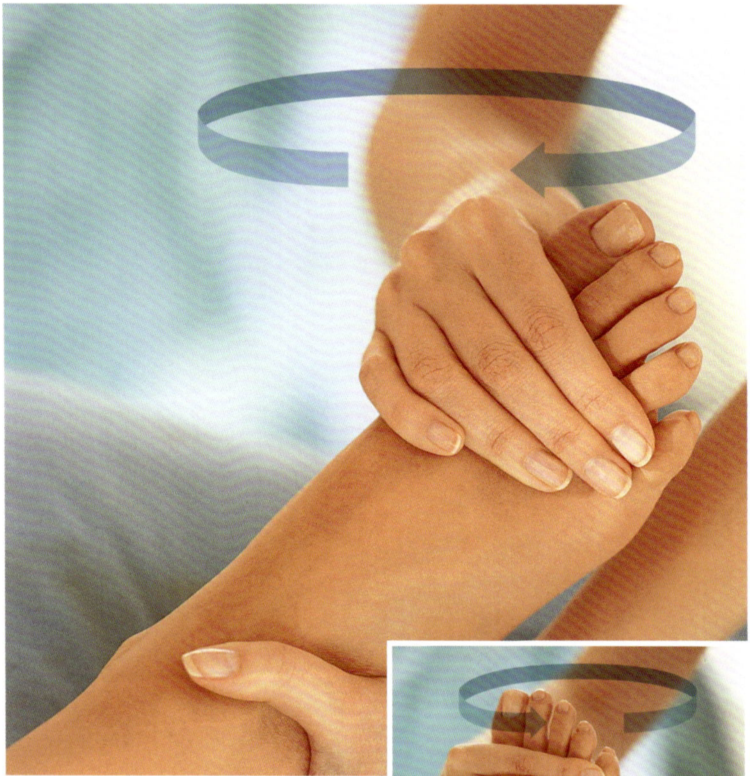

1 Umfassen Sie den Knöchel mit der Haltehand. Greifen Sie den Fußballen mit der anderen Hand und beschreiben Sie mit den Zehen mehrmals einen großen Kreis.

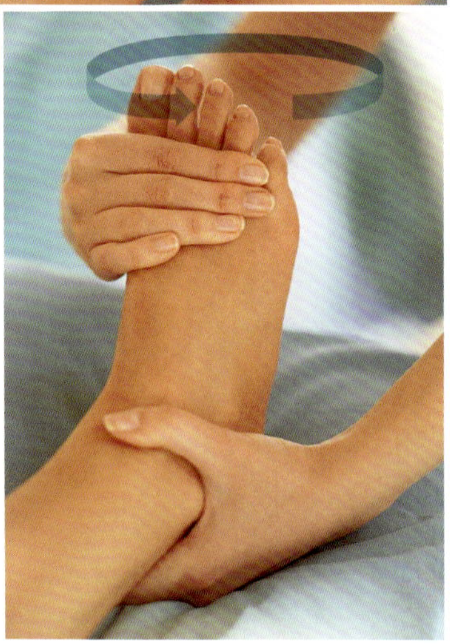

2 Bewegen Sie den Fuß dann einige Male andersherum.

TIPP

Vor dem Kreisen den Daumen der Haltehand unterhalb des Knöchels auflegen und den Fuß zu sich hinziehen.

Zehenrotation

Mit diesem Extra entspannen Sie sanft die Zehen und stärken sie gleichzeitig, indem Sie die Muskeln dehnen.

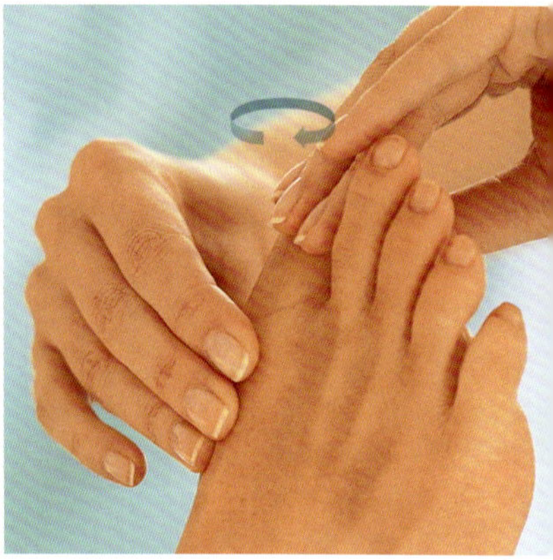

1 Halten Sie den Fuß mit der Haltehand fest. Fassen Sie mit der Arbeitshand die große Zehe und lassen Sie sie gleichmäßig und langsam mehrmals im Uhrzeigersinn kreisen.

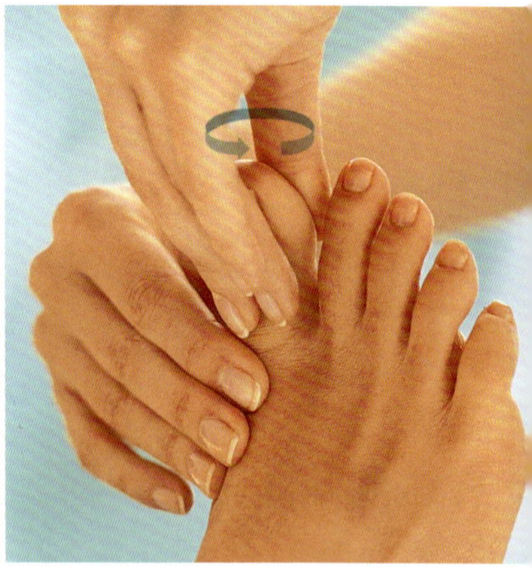

2 Bewegen Sie die Zehe nun mehrmals in die andere Richtung. Bearbeiten Sie unter konstantem Druck und leichtem Zug nach oben auch die anderen Zehen.

Den Fuß strecken

Damit entspannen Sie den ganzen Fuß. Die Zugkraft wirkt der Kompression entgegen, der der Fuß bei jedem Schritt ausgesetzt ist.

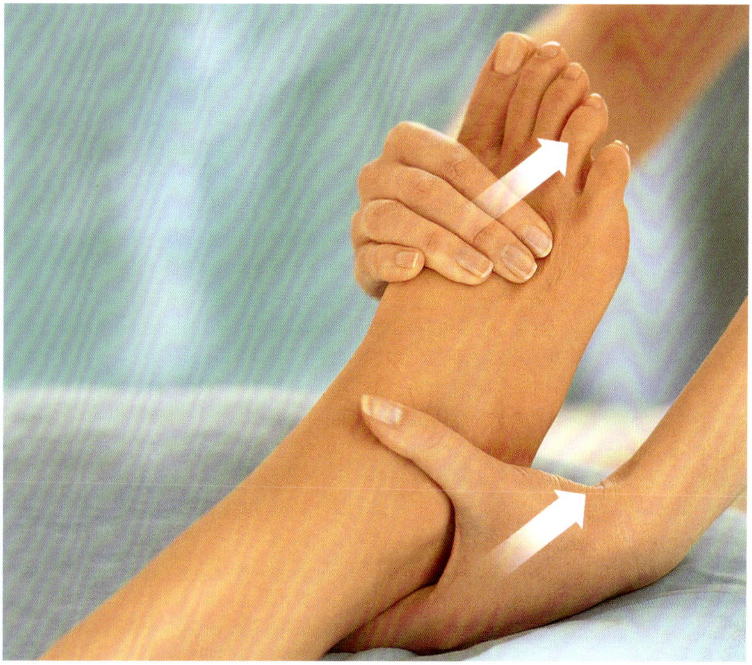

1 Halten Sie den Fuß wie abgebildet. Ziehen Sie ihn sanft mit beiden Händen zu sich hin. Nach 10–15 Sekunden lassen Sie ihn los.

TIPP

Ziehen Sie gleichzeitig den Fußballen und die Ferse mit beiden Händen gleichmäßig zu sich hin.

Den Mittelfuß lockern

Die Gelenke im Mittelfuß werden oft durch schlechte Schuhe und langes Stehen zusammengedrückt. Das bedeutet Stress für den ganzen Fuß und die Reflexzonen in der Mitte. Mit dieser Technik lösen Sie diesen Stress.

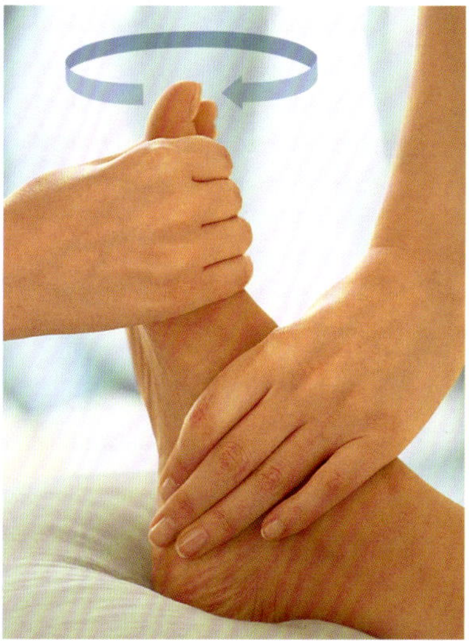

1 Halten Sie mit Ihrer Haltehand die Mitte des Fußrückens fest. Fassen Sie mit der anderen Hand den Fußballen und bewegen Sie ihn im Uhrzeigersinn im Kreis herum. Mehrmals wiederholen.

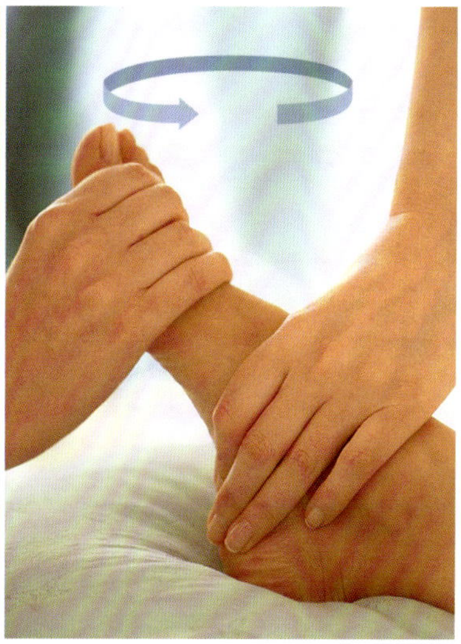

2 Bewegen Sie den Fußballen entgegengesetzt einige Male.

TIPP

Drücken Sie den Fuß beim Rotieren in Richtung Ihrer Haltehand. Die Haltehand kann auch das Fußgelenk statt den Mittelfuß festhalten.

1. SCHRITT

Die Zehenunterseiten behandeln

Ein Großteil der Reflexzonen, die bei diesem Schritt bearbeitet werden, stehen in Verbindung mit Körperteilen, die Abläufe in unserem Körper regulieren. Im Gehirn etwa werden Informationen aus unserer Umwelt gesammelt und verarbeitet. Die Behandlung der Reflexzonen regt die entsprechenden Organe an und verbessert ihre Funktion. Prüfen Sie, ob es Bereiche am Fuß gibt, die Sie nicht behandeln sollten, etwa wegen Wunden oder Pilzbefall, und beginnen Sie mit den folgenden Extras zur Entspannung des Fußes.

EXTRAS Hin und her *(S. 68)* • Wirbeldrehung *(S. 69)* Lungenpresse *(S. 70)* • Zehenrotation *(S. 72)*

BEHANDELTE ZONEN

HYPOPHYSE: Die Behandlung kann einen Großteil des Hormonhaushalts regulieren, z. B. den Stoffwechsel.

HALS/NACKEN: Hier können Verspannungen gelöst werden.

SCHILDDRÜSE UND NEBENSCHILDDRÜSEN: Sie sind wichtig für den Stoffwechsel, das Wachstum und den Kalziumgehalt im Blut. Die Behandlung verbessert ihre Funktion.

KOPF UND GEHIRN: Sie koordinieren jegliche Aktivität im Körper, daher spielen diese Zonen eine Schlüsselrolle bei der Behandlung.

NEBENHÖHLEN: Die Behandlung dient dazu, sie gesund zu erhalten.

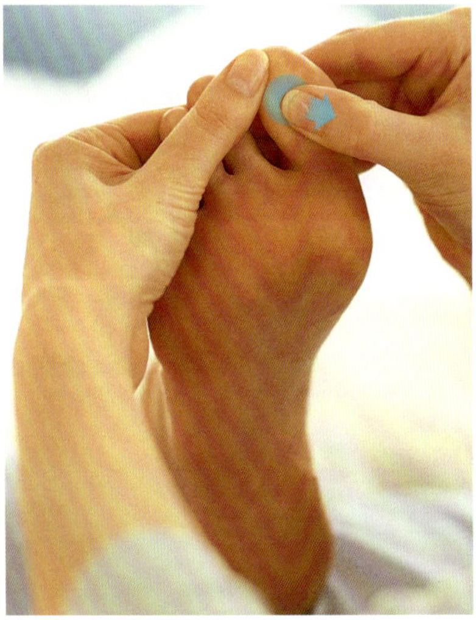

1 Halten Sie die große Zehe mit der linken Hand fest. Legen Sie den rechten Daumen knapp neben die Zone der **Hypophyse.** Haken Sie den Daumen ein und ziehen Sie ihn über die Zone. Wiederholen Sie den Griff.

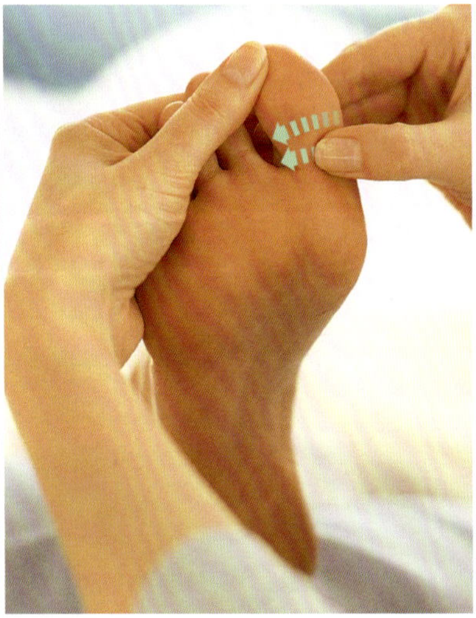

2 Nun setzen Sie den Daumen auf die Zonen für **Hals, Schilddrüse** und **Nebenschilddrüsen.** Wandern Sie mit dem Daumengang quer über das erste Zehenglied, mindestens einmal weiter oben und einmal unten.

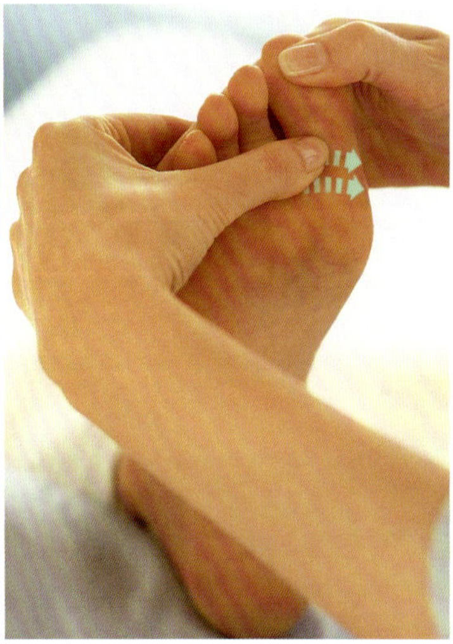

3 Wechseln Sie die Hände und gehen Sie in entgegengesetzter Richtung wieder in unterschiedlicher Höhe mithilfe des Daumengangs quer über die ersten Zehenglieder. Wiederholen Sie den Griff mehrmals.

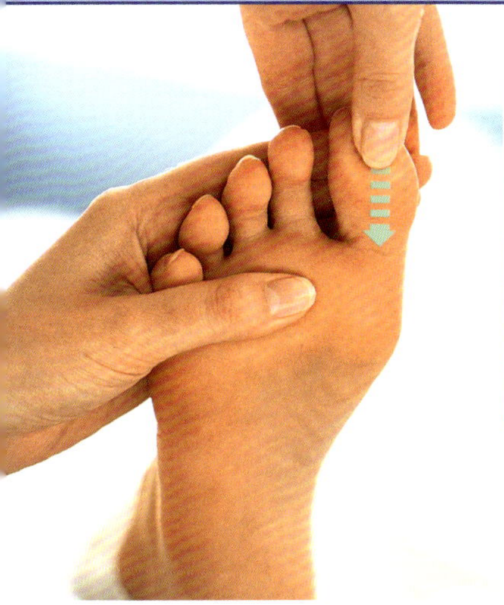

4 Zonen für **Kopf, Gehirn, Nebenhöhlen** und **Hals**: Zehen mit der linken Hand halten. Mit dem Daumengang von der Spitze zur Wurzel der großen Zehe wandern.

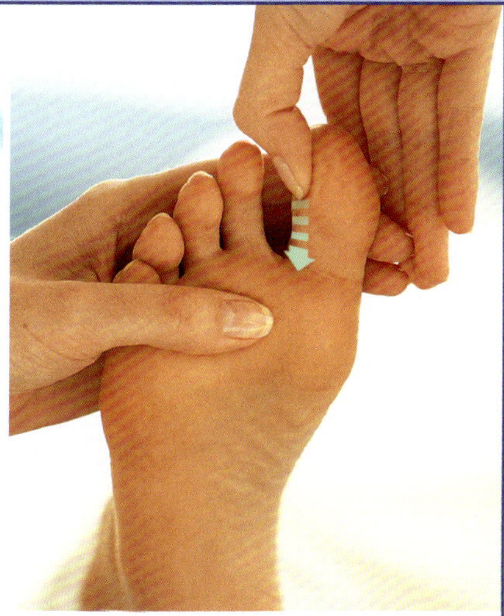

5 Setzen Sie den Daumen neu an und gehen Sie die Seite der großen Zehe hinunter.

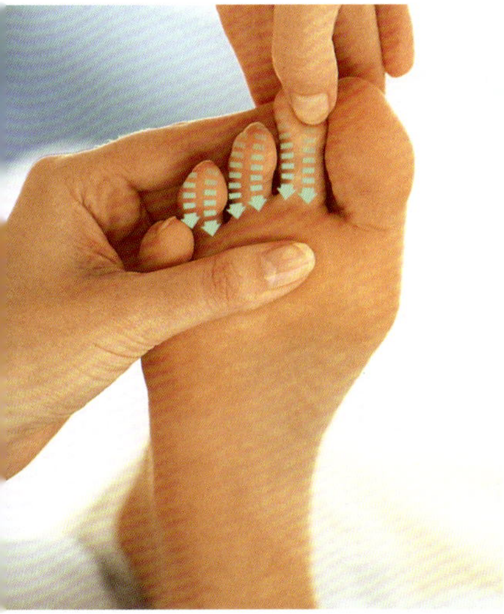

6 Halten Sie mit der linken Hand die zweite Zehe fest und gehen Sie mit dem Daumen in der Mitte und an der Seite hinunter. An der dritten und vierten Zehe wiederholen.

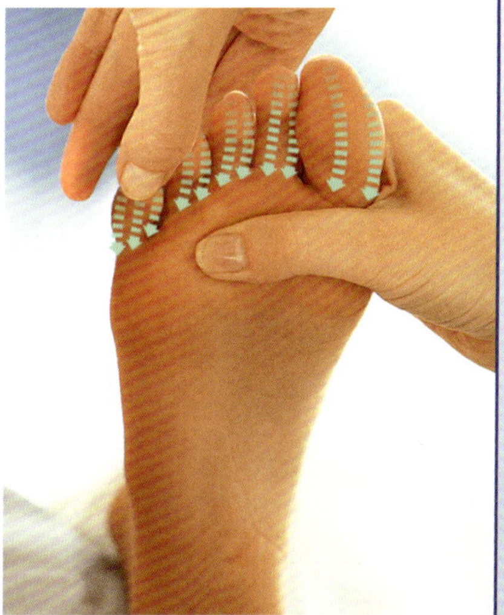

7 An der kleinen Zehe wiederholen. Dann die Zehe mit der rechten Hand festhalten und mit dem linken Daumen in der Mitte und an der anderen Seite jeder Zehe hinuntergehen.

EXTRAS Hin und her *(S. 68)* • Lungenpresse *(S. 70)* • Zehenrotation *(S. 72)*

ZUR ORIENTIERUNG

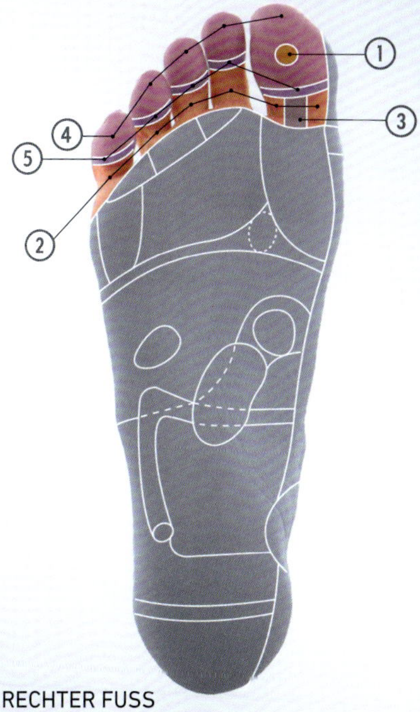

RECHTER FUSS

Die Zone der **Hypophyse** liegt bei beiden Füßen in der Mitte der großen Zehe (1). An den Zehen finden Sie die Zonen für den **Hals** und den **Nacken** zwischen dem Grundgelenk und dem mittleren Gelenk (2). Alle Zehen haben eine Reflexzone für Hals und Nacken, die entsprechende Zone der großen Zehen jedoch schließt auch die **Schilddrüse** und die **Nebenschilddrüsen** ein (3).

Das Gebiet an den Endgliedern der Zehen entspricht den Reflexzonen für den **Kopf** und das **Gehirn** (4). Die Zonen für die **Nebenhöhlen** liegen dabei gleich neben den mittleren **Gelenken** (5).

Die Reflexzonen der Zehen am rechten Fuß entsprechen spiegelbildlich denen am linken Fuß, wobei die Zonen des rechten Fußes sich auf die rechte Körperseite beziehen und die des linken Fußes auf die linke Körperseite.

2. SCHRITT

Den Zehenansatz behandeln

Die Reflexzonen, um die es in diesem Abschnitt geht, stehen in Verbindung mit einer Reihe von Körperteilen, von den Augen und Ohren bis zur Oberseite der Schultern. Wenn Sie sie bearbeiten, verbessert sich die Funktion der entsprechenden Organe und Gelenke und Sie können auch Spannung und Schmerzen in den Schultern lindern. Arbeiten Sie am rechten Fuß bei Beschwerden in der rechten Schulter, am linken, um die linke Schulter zu behandeln.

BEHANDELTE ZONEN

AUGEN: Die Behandlung kann übermüdete Augen beruhigen.

INNENOHR: Im Innenohr liegt unser Gleichgewichtssinn.

OHREN: Die Behandlung kann Ohrenschmerzen und Tinnitus lindern.

OBERSEITE DER SCHULTERN: Diese Muskeln sind häufig verspannt und können wieder gelockert werden, besonders durch mehrmalige Behandlung.

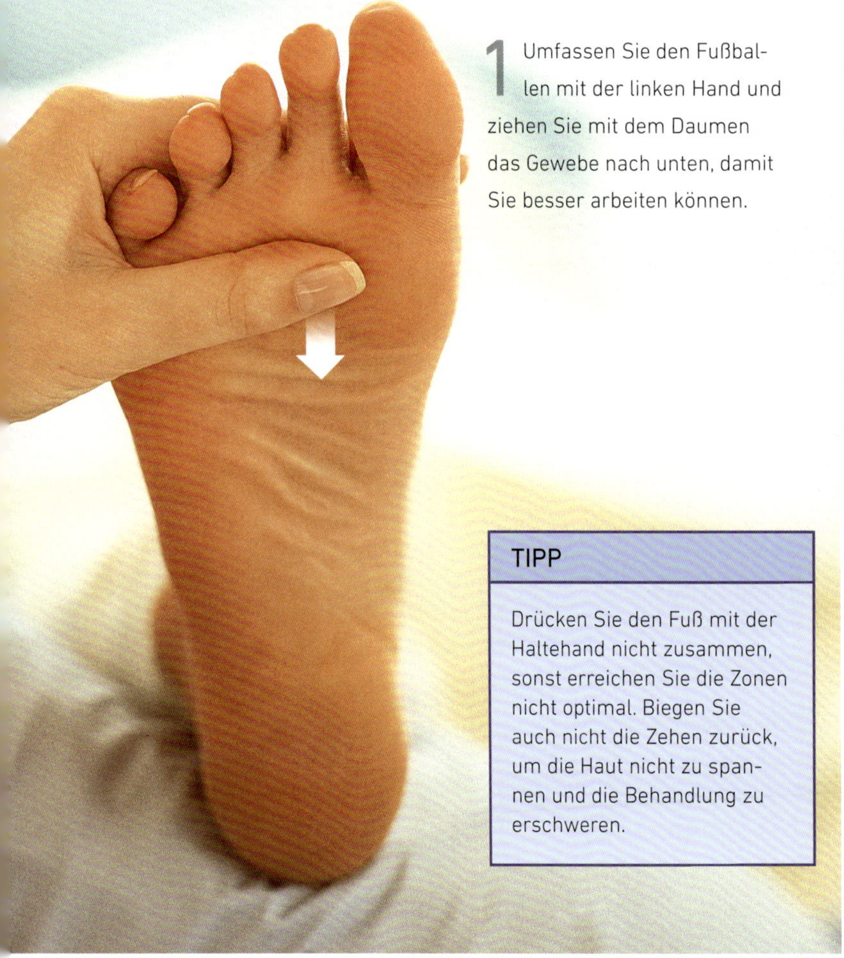

1 Umfassen Sie den Fußballen mit der linken Hand und ziehen Sie mit dem Daumen das Gewebe nach unten, damit Sie besser arbeiten können.

TIPP

Drücken Sie den Fuß mit der Haltehand nicht zusammen, sonst erreichen Sie die Zonen nicht optimal. Biegen Sie auch nicht die Zehen zurück, um die Haut nicht zu spannen und die Behandlung zu erschweren.

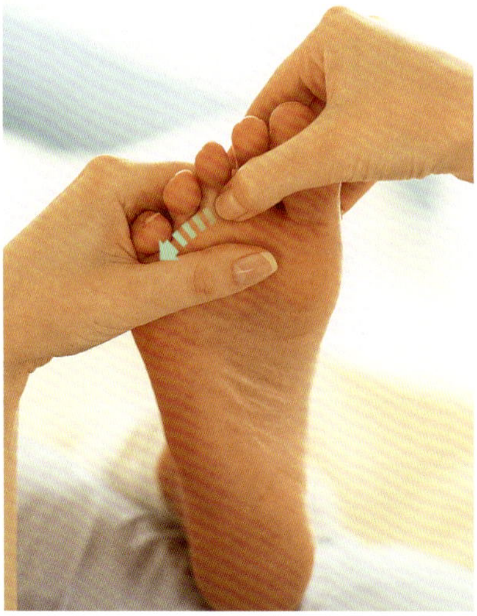

2 Bearbeiten Sie die Zone für das **Auge**, indem Sie mit dem rechten Daumen über das obere Ende des Fußballens wandern. Gehen Sie dann über die Zonen für das **Innenohr** und das **Ohr** sowie die Zone der **Oberseite der Schulter,** die hinter den anderen Zonen liegt.

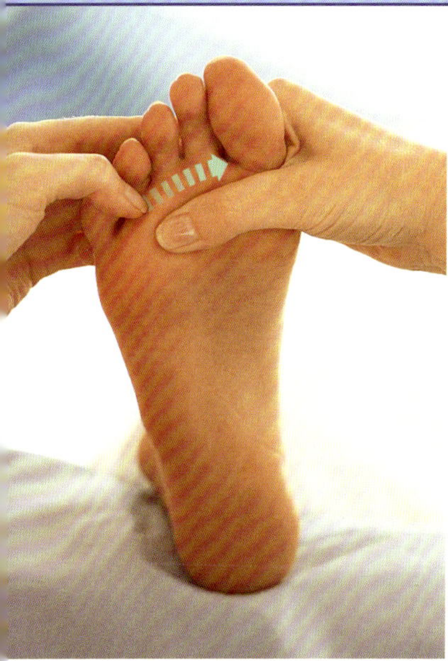

3 Wechseln Sie die Hände und arbeiten Sie mit dem linken Daumen in entgegengesetzter Richtung. Beginnen Sie bei der Zone des **Ohrs.** Wenn Sie in beide Richtungen arbeiten, ist sichergestellt, dass Sie die Zonen gründlich behandeln.

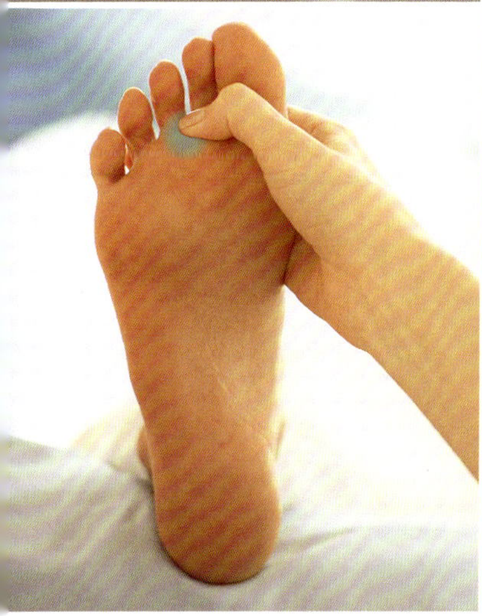

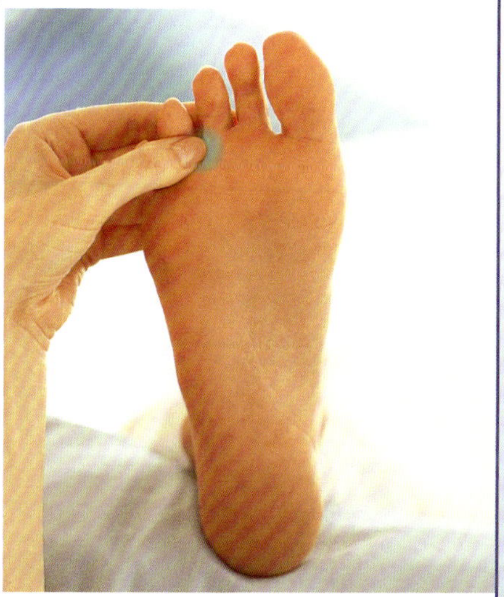

4 Um die Zone der **Augen** gründlich zu bearbeiten, halten Sie den Fuß mit der rechten Hand fest. Legen Sie die Spitze des rechten Daumens und die des rechten Zeigefingers zwischen die zweite und dritte Zehe und kneten Sie sanft mehrere Male das Gewebe durch.

5 Behandlung der **Innenohr**-Zone: Fuß mit der linken Hand halten. Spitze des linken Daumens und die des linken Zeigefingers zwischen die dritte und vierte Zehe legen und das Gewebe mehrmals durchkneten. Den Griff zur Behandlung des **Ohrs** zwischen der vierten und der kleinen Zehe wiederholen.

EXTRAS Hin und her *(S. 68)* • Lungenpresse *(S. 70)* • Fußsohlenschaukel *(S. 71)*

ZUR ORIENTIERUNG

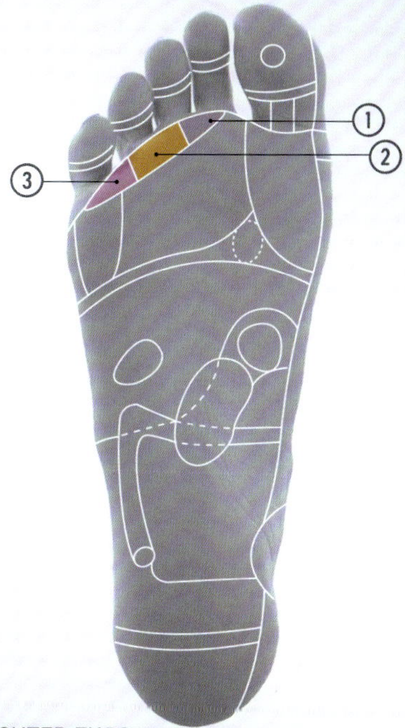

RECHTER FUSS

Die Reflexzonen für unsere Seh-, Hör- und Gleichgewichtsorgane liegen ganz nah beieinander am Übergang von den Zehen zum Fußballen. Die Reflexzonen der Zehen am rechten Fuß entsprechen spiegelbildlich denen am linken Fuß, wobei die Zonen des rechten Fußes sich auf die rechte Körperseite beziehen und die des linken Fußes auf die linke Körperseite.

Die Zonen für die **Augen** liegen knapp unterhalb des Zwischenraums zwischen den zweiten und dritten Zehen (1). Die Zonen für das **Innenohr** finden Sie unter dem Zwischenraum zwischen den dritten und vierten Zehen (2), die für die **Ohren** zwischen den vierten und den kleinen Zehen (3). Die Reflexzone für die **Oberseite der Schultern** liegt hinter diesen drei Zonen und erstreckt sich über den gesamten Zehenansatz.

3. SCHRITT

Den Fußballen behandeln

In dieser Folge behandeln Sie einige Reflexzonen, die mit der Lunge und anderen, mit der Atmung und dem Sauerstofftransport im Körper in Verbindung stehenden Körperteilen korrespondieren. Weitere Teile des Oberkörpers, die behandelt werden, sind etwa der obere Rücken und die Schultern. Bearbeiten Sie die entsprechenden Zonen, wenn Sie in diesen Bereichen Spannung abbauen und die Organfunktionen verbessern möchten.

BEHANDELTE ZONEN

ZWERCHFELL UND SOLARPLEXUS: Die Behandlung entspannt und verbessert die Funktion der Muskelplatte und des Nervengeflechts, die für die Atmung bzw. das vegetative Nervensystem von zentraler Bedeutung sind.

HERZ: Es transportiert das lebenswichtige Blut in alle Körperteile.

LUNGE UND BRUSTKORB: Die Reflexzonenbehandlung kann die Lunge und den Brustkorb gesund und beweglich halten.

OBERER RÜCKEN UND SCHULTERN: Die Behandlung dieser Zonen kann Verspannungen im Oberkörper lockern oder lösen.

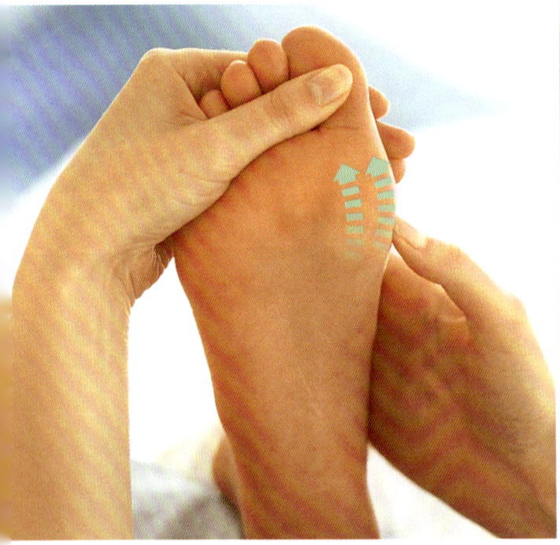

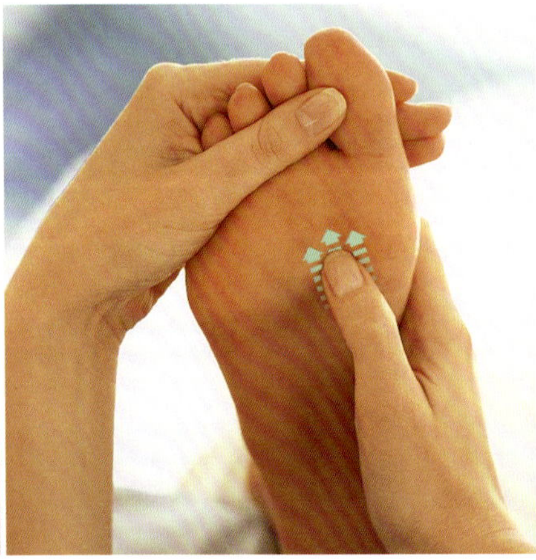

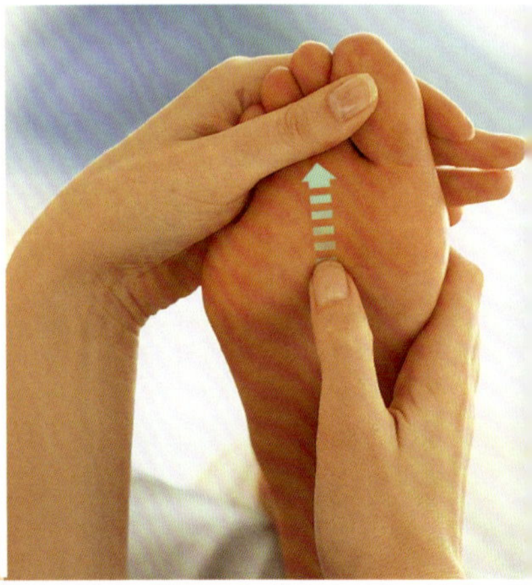

1 Die Zehen mit der linken Hand etwas nach hinten biegen. Von der Zone des **Zwerchfells** aus mit dem Daumengang nach oben über die Zonen für das **Herz** und den **Brustkorb** wandern. Diese große Zone mehrmals bearbeiten.

2 Setzen Sie den rechten Daumen nun auf der Reflexzone des **Solarplexus** auf und wandern Sie wieder im Daumengang mehrmals von unten nach oben durch die Zone.

3 Als Nächstes gehen Sie mit dem Daumengang durch die Zonen für die **Lunge,** den **Brustkorb** und den **oberen Rücken.** Wandern Sie wieder mehrmals von unten nach oben bis zwischen die zweite und die dritte Zehe.

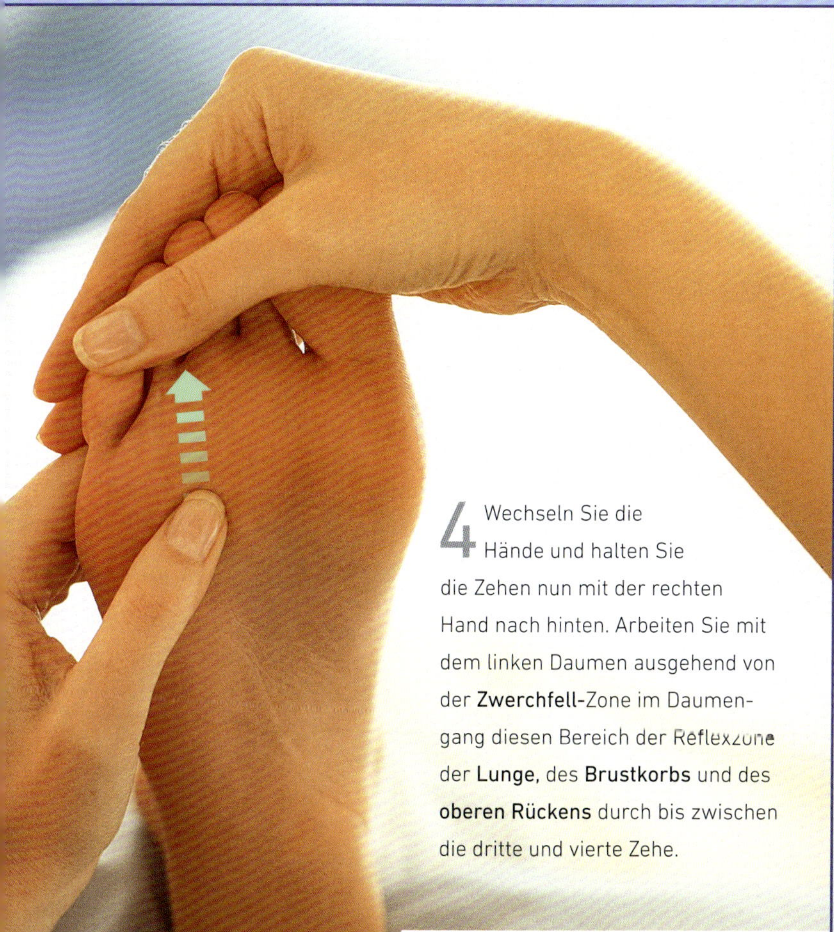

4 Wechseln Sie die Hände und halten Sie die Zehen nun mit der rechten Hand nach hinten. Arbeiten Sie mit dem linken Daumen ausgehend von der **Zwerchfell**-Zone im Daumengang diesen Bereich der Reflexzone der **Lunge**, des **Brustkorbs** und des **oberen Rückens** durch bis zwischen die dritte und vierte Zehe.

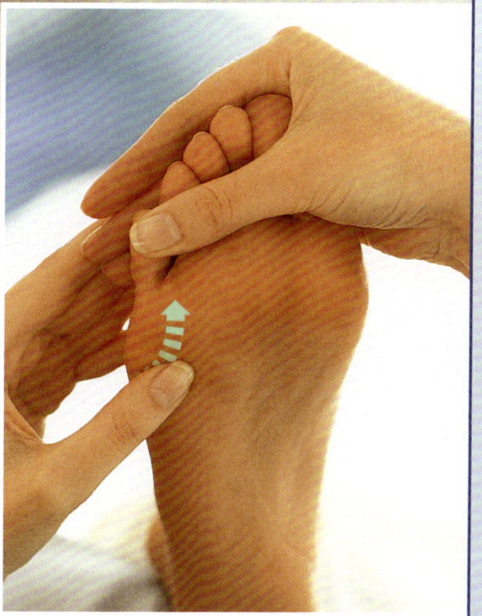

5 Fangen Sie wieder an der **Zwerchfell**-Zone an und behandeln Sie nun die **Schulter**-Zone mit dem linken Daumen.

EXTRAS Hin und her *(S. 68)* • Lungenpresse *(S. 70)* • Fußsohlenschaukel *(S. 71)*

ZUR ORIENTIERUNG

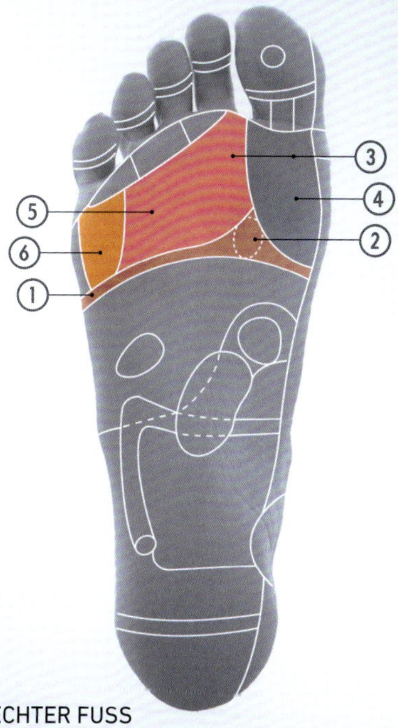

RECHTER FUSS

Die Reflexzone des **Zwerchfells** verläuft am unteren Rand des Fußballens entlang (1). Darin eingebettet liegt die kleine Zone des **Solarplexus** (2).

Die breite Zone für den **Brustkorb** und den **oberen Rücken** (3) erstreckt sich über einen großen Teil des Fußballens oberhalb der Zwerchfellzone. Sie überschneidet sich sowohl mit der **Herz**-Zone (4) wie auch mit der **Lungen**-Zone (5).

Der fleischige Bereich unterhalb der kleinen Zehe schließlich ist die **Schulter**-Zone (6).

Die Reflexzonen am rechten Fuß beziehen sich auf die rechte Körperseite und die des linken Fußes auf die linke Körperseite. Obwohl das Herz auf der linken Körperseite liegt, gibt es auch am rechten Fuß eine Reflexzone für das Herz.

4. SCHRITT

Das vordere Längsgewölbe behandeln

Die Reflexzonen dieses Abschnitts stehen in Verbindung mit Organen, die für die Verdauung, die Energie im Körper und den Wasserhaushalt verantwortlich sind. Die Nieren reinigen außerdem das Blut, und andere Organe produzieren Enzyme für die Verwertung der Nahrung. Merken Sie sich zur Orientierung, dass die Linie der Taille quer über die Mitte des Fußes und die Zwerchfellzone am unteren Rand des Fußballens entlang verläuft. Arbeiten Sie zwischen diesen Zonen, um die entsprechenden Organe anzuregen und zu stärken *(s. Kasten rechts).*

BEHANDELTE ZONEN

BAUCHSPEICHELDRÜSE: Sie reguliert u.a. den Blutzuckerspiegel.

NEBENNIEREN: Die Behandlung kann den Hormonhaushalt, besonders das Stresshormon Adrenalin, regulieren.

NIEREN: Sie filtern das Blut, scheiden Schadstoffe aus und regulieren den Wasserhaushalt.

MAGEN: Die Behandlung kann die Verdauung stärken.

LEBER, GALLENBLASE, MILZ: Die Behandlung stärkt die Funktion dieser Organe, z.B. die Entgiftung.

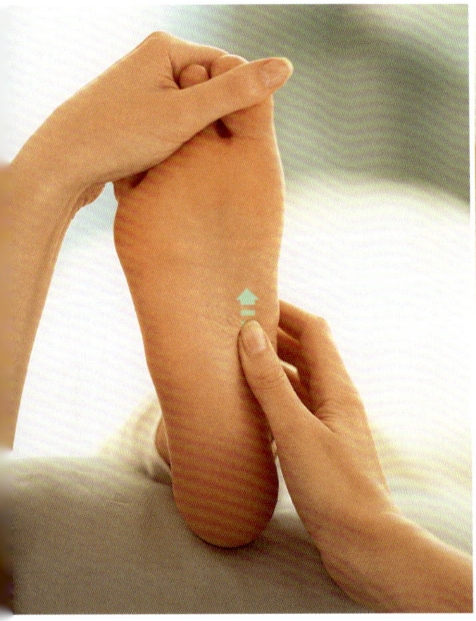

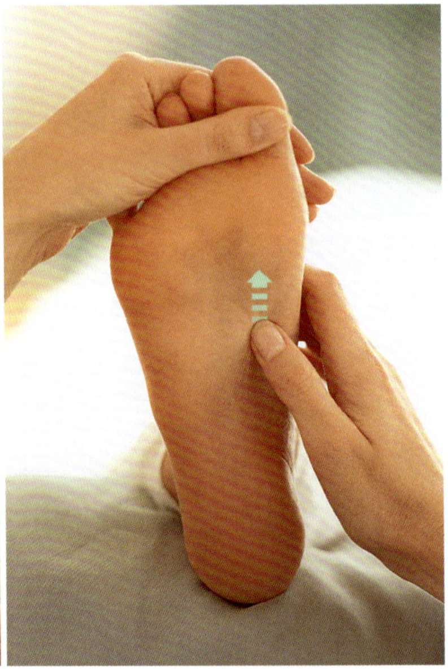

1 Mit der linken Hand die Zehen zurückbiegen, mit dem rechten Daumen durch die Zone der **Bauchspeicheldrüse** gehen. Am linken Fuß erstreckt sich diese Zone über den ganzen Fuß.

2 Auf der Hälfte des langen Mittelfußknochens *(s. S. 41)* liegen die Reflexzone der **Nebenniere** und ein Teil der **Magen**-Zone. Gehen Sie in diesem Bereich im Daumengang mehrmals von unten nach oben.

ACHTUNG!

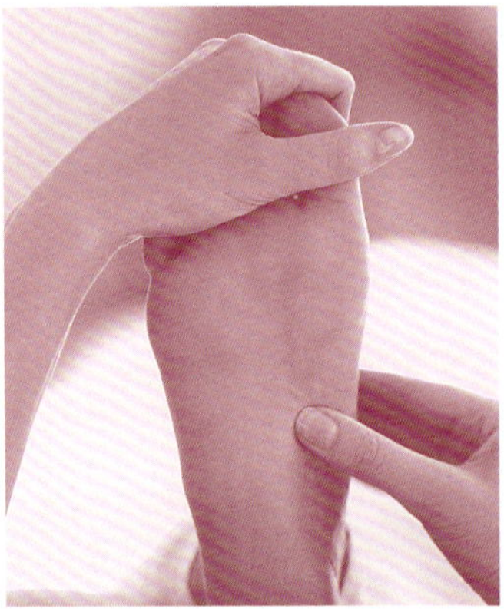

Wenn Sie die Zehen zurückbiegen, dürfen Sie nicht auf die lange Sehne, die längs durch den Fuß verläuft, drücken. Sie finden sie, indem Sie die Zehen nach hinten spannen und mit dem Daumen über das Fußgewölbe wandern. Um Probleme zu vermeiden, lassen Sie die Zehen locker, wenn Sie Reflexzonen über dieser Sehne bearbeiten.

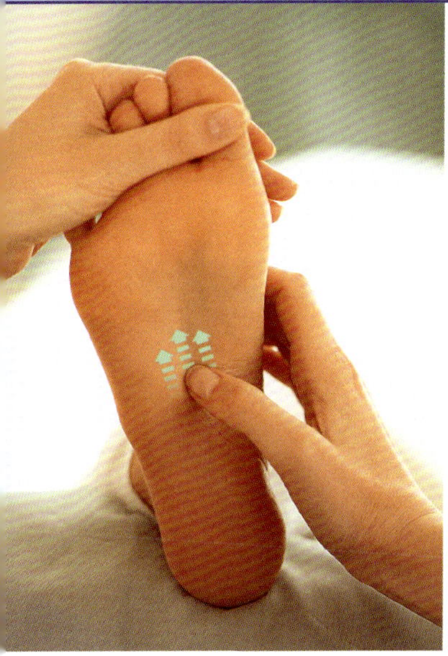

3 Setzen Sie den rechten Daumen auf der **Nieren**-Zone an. Wandern Sie dann mit dem Daumengang mehrmals durch diese Zone.

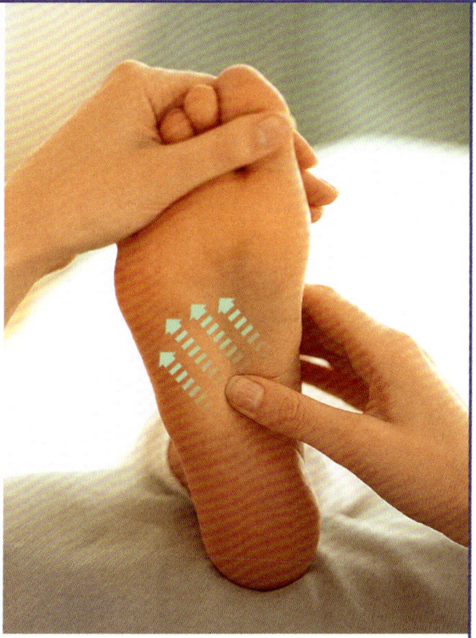

4 Als Nächstes wandern Sie, ausgehend von der **Nieren**-Zone, mehrmals diagonal durch die Zonen der **Leber** und der **Gallenblase**.

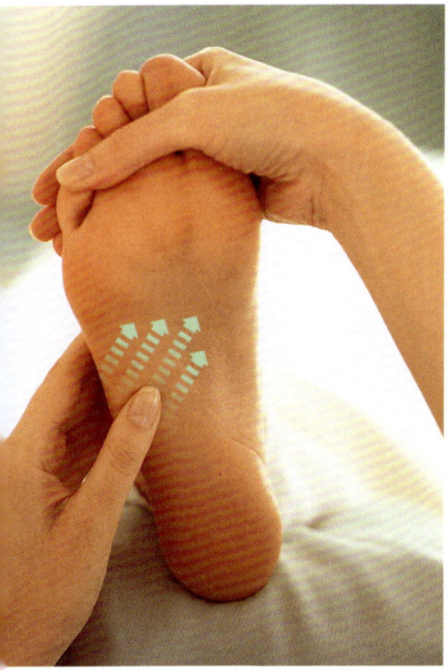

5 Wechseln Sie die Hände. Wandern Sie nun mit dem linken Daumen, ausgehend von der Taille, in der Mitte des Fußes wieder diagonal im Daumengang durch die Reflexzonen von **Leber** und **Gallenblase**.

EXTRAS Hin und her *(S. 68)* • Fußsohlenschaukel *(S. 71)* • Lungenpresse *(S. 70)*

ZUR ORIENTIERUNG

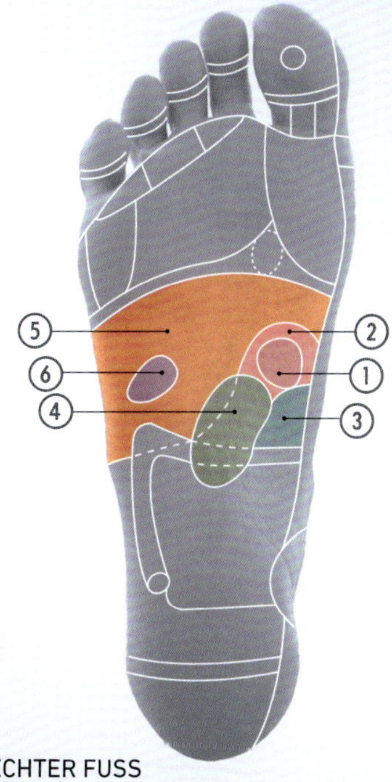

RECHTER FUSS

Die Reflexzonen vieler Verdauungs- und Ausscheidungsorgane liegen im vorderen Längsgewölbe des Fußes. Die gestrichelten Linien zeigen an, dass Zonen sich überlappen.

Die Reflexzone der **Nebenniere** (1) ist von der **Magen**-Zone (2) umgeben. Direkt darunter liegt die Zone der **Bauchspeicheldrüse** (3) und neben ihr die **Nieren**-Zone (4). In die große Reflexzone der **Leber** (5) ist die kleine Zone der **Gallenblase** (6) eingebettet.

Beachten Sie, dass die Reflexzonen dieser Organe nicht an beiden Füßen genau die gleiche Lage oder Größe haben, weil die Organe selbst im Körper auch nicht alle symmetrisch angeordnet sind. Die Magenzone ist z. B. am linken Fuß sehr viel größer als am rechten. Die Zone der Gallenblase gibt es dagegen überhaupt nur am rechten Fuß, die Milzzone nur am linken. *(Die genaue Lage der Zonen am linken Fuß finden Sie auf S. 17 dargestellt.)*

5. SCHRITT

Das hintere Längsgewölbe behandeln

In diesem Abschnitt geht es um die Reflexzonen von Organen, die die Nahrung verwerten, wertvolle Stoffe absorbieren und nutzlose oder schädliche Stoffe ausscheiden. Wenn Sie diese Zonen bearbeiten, fördern Sie die Funktion des Dünndarms, des Dickdarms und der Ileozökalklappe zwischen Dünndarm und Dickdarm.

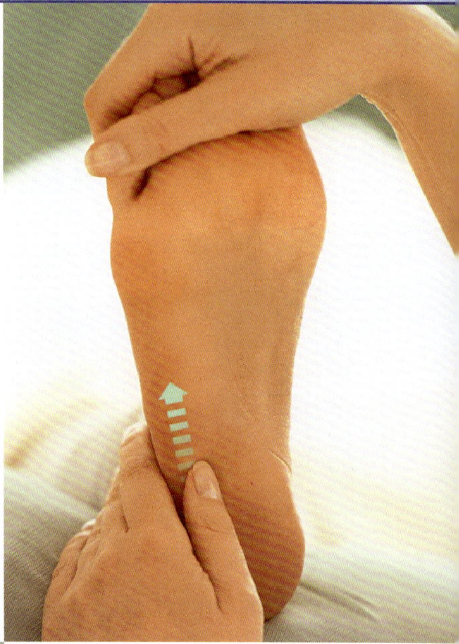

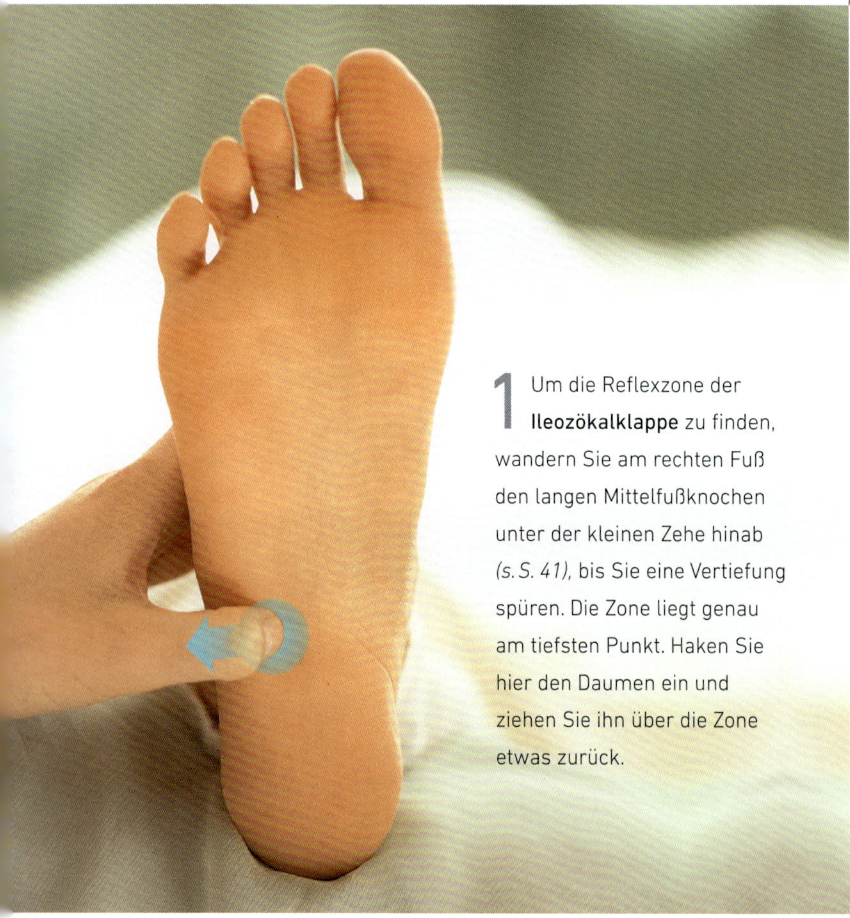

1 Um die Reflexzone der **Ileozökalklappe** zu finden, wandern Sie am rechten Fuß den langen Mittelfußknochen unter der kleinen Zehe hinab *(s. S. 41)*, bis Sie eine Vertiefung spüren. Die Zone liegt genau am tiefsten Punkt. Haken Sie hier den Daumen ein und ziehen Sie ihn über die Zone etwas zurück.

2 Von dort aus gehen Sie mit dem Daumengang durch die Zone des **Dickdarms.** Biegen Sie die Zehen etwas nach hinten und wandern Sie mit dem linken Daumen durch die Zone des **aufsteigenden Dickdarms** nach oben.

BEHANDELTE ZONEN

ILEOZÖKALKLAPPE: Sie schleust unverdaute Nahrung vom Dünndarm in den Dickdarm.

DICKDARM: Die Behandlung der Dickdarmzonen kann die Ausscheidung und Entgiftung fördern.

DÜNNDARM: Wenn Sie die Dünndarmzonen bearbeiten, unterstützen Sie den Darm bei der Verdauung und Verwertung von Nahrung.

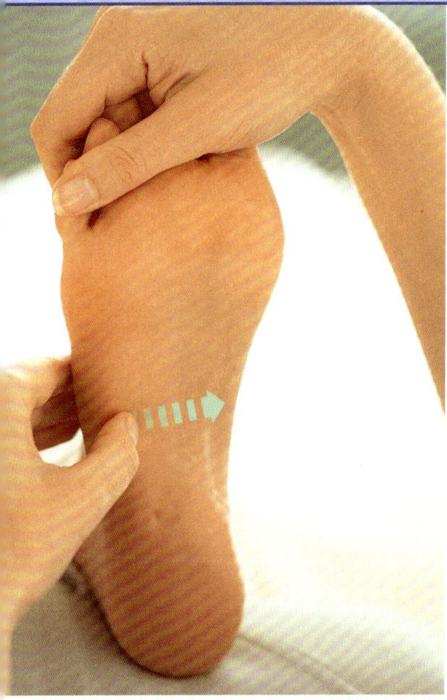

3 Setzen Sie den linken Daumen an der Fußmitte neu an und wandern Sie wie abgebildet mit dem Daumengang von außen nach innen durch die Zone des **quer verlaufenden Dickdarms.** Am linken Fuß behandeln Sie später zuerst von innen nach außen die Zone des **quer verlaufenden Dickdarms**, dann von oben nach unten die Zone des **absteigenden Dickdarms.**

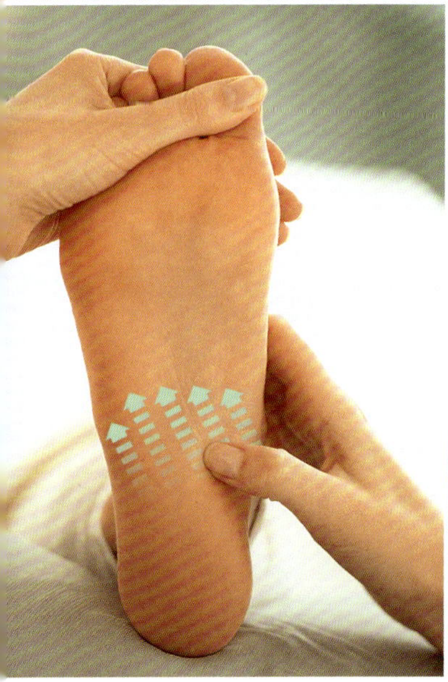

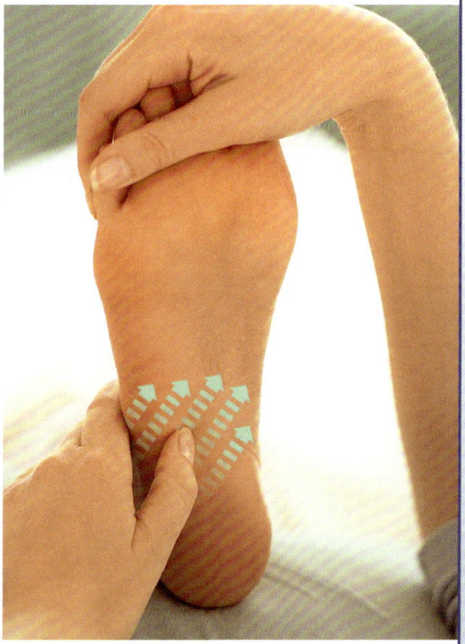

4 Hände wechseln. Mit dem rechten Daumen diagonal von unten nach oben durch die **Dünndarm**-Zone gehen. Die Zehen locker lassen, wenn Sie über die große Sehne gehen *(s. S. 80)*.

5 Wechseln Sie nochmals die Hände und gehen Sie mit dem linken Daumen noch einmal diagonal durch die **Dünndarm**-Zone. Die obere Begrenzung ist die Zone des **quer verlaufenden Dickdarms.**

EXTRAS Zehenrotation *(S. 72)* • Den Fuß strecken *(S. 73)* • Den Mittelfuß lockern *(S. 73)*

ZUR ORIENTIERUNG

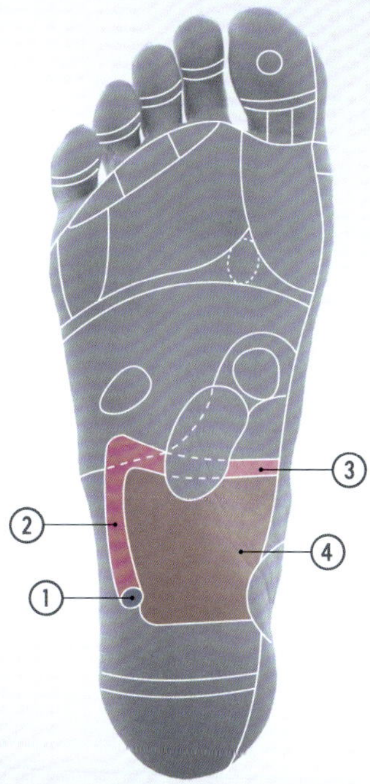

RECHTER FUSS

Die Reflexzonen für den Bauch finden Sie direkt über dem Fersenballen.

Die Reflexzone der **Ileozökalklappe** liegt oberhalb der Ferse am rechten Fuß ①. Die Zone des **Dickdarms** verläuft von dort aus am rechten Fuß nach oben (aufsteigender Dickdarm ②), dann quer über die Fußmitte (quer verlaufender Dickdarm ③) und zwar am rechten Fuß von außen nach innen, am linken Fuß von innen nach außen und am linken Fuß von oben nach unten (absteigender Dickdarm). Die **Dünndarm**-Zone ④ wird von der **Dickdarm**-Zone eingerahmt.

Am linken Fuß gibt es keine Ileozökalklappenzone. Die Dickdarmzone verläuft von innen nach außen quer über den Fuß, entlang der Seite nach unten und über den oberen Fersenrand wieder nach innen. Immer nur in dieser Richtung behandeln. *(Die Lage der Zonen am linken Fuß finden Sie auf S. 17 dargestellt.)*

6. SCHRITT

Die Fußinnenseite behandeln

Die Reflexzonen in diesem Bereich stehen z. B. in Verbindung mit der Wirbelsäule – die entsprechende Zone verläuft entlang der Innenseite des Fußes. Außerdem behandeln wir die Zonen der Blase, der Gebärmutter und der Prostata.

BEHANDELTE ZONEN

GEBÄRMUTTER/PROSTATA: Bei Frauen stärkt die Behandlung die Funktion der Gebärmutter, bei Männern die der Prostata.

WIRBELSÄULE: So wie die Wirbelsäule den Rumpf entlang verläuft, erstreckt sich ihre Reflexzone innen am Fuß entlang.

BLASE: Durch regelmäßige Behandlung können Sie Entzündungen vorbeugen.

HALS UND HIRNSTAMM: Die Behandlung dieser Zonen kann zu tiefer Entspannung führen.

1 Sie finden die kleine Zone der **Gebärmutter** bzw. **Prostata,** indem Sie die Spitze des rechten Zeigefingers auf den Knöchel legen und die Spitze des rechten Ringfingers auf das hintere Ende der Ferse. Ziehen Sie nun den Mittelfinger zurück, bis seine Spitze auf einer Linie mit den anderen Fingern liegt, und zwar genau in der Mitte. Dort ist auch die Reflexzone.

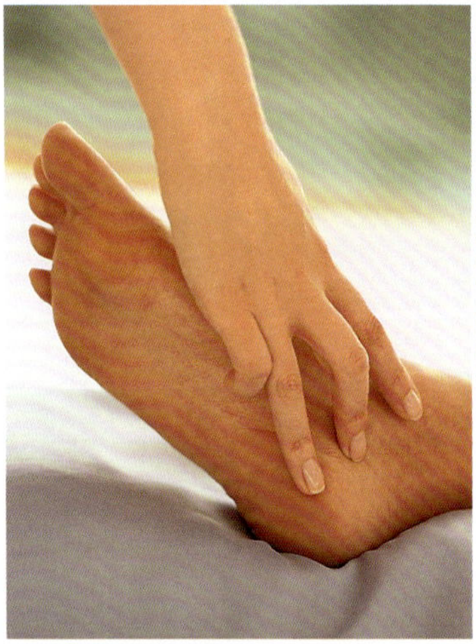

2 Nehmen Sie die Ferse in die linke Handfläche und legen Sie den Mittelfinger auf den gefundenen Punkt. Fassen Sie mit der rechten Hand den Fußballen und lassen Sie den Fuß um den Punkt rotieren *(s. S. 66)*.

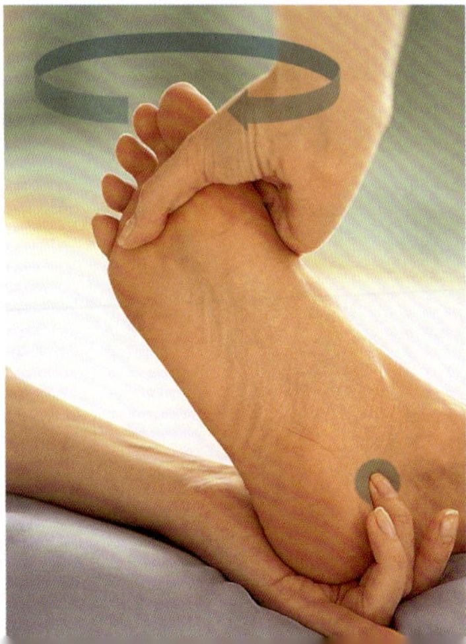

3 Bewegen Sie den Fuß mit der gleichen Technik jetzt mehrmals entgegen dem Uhrzeigersinn.

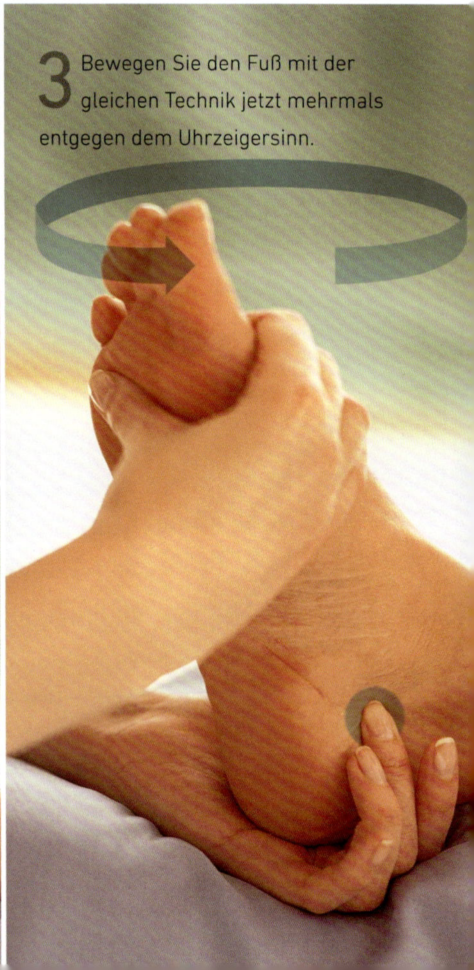

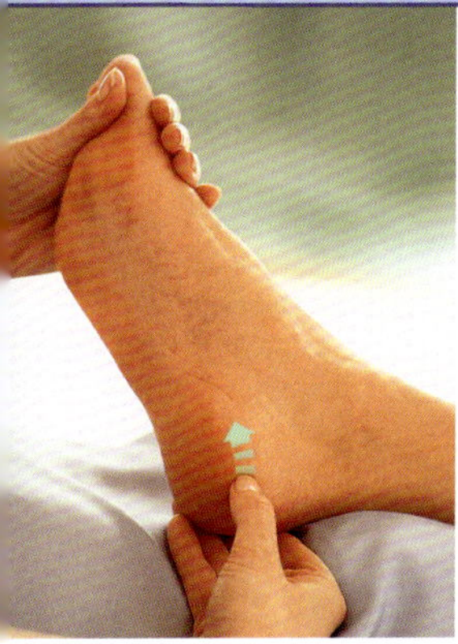

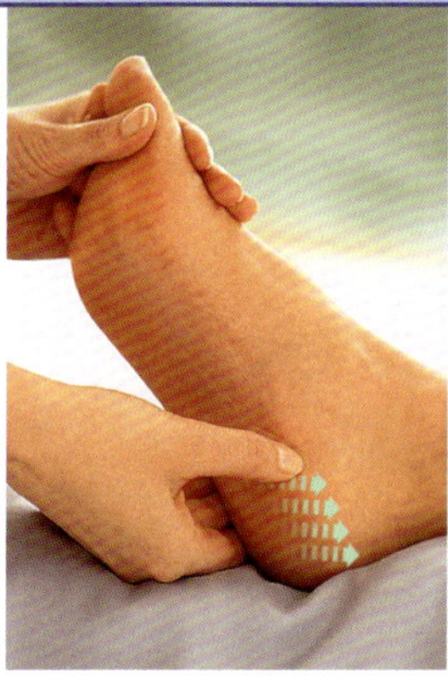

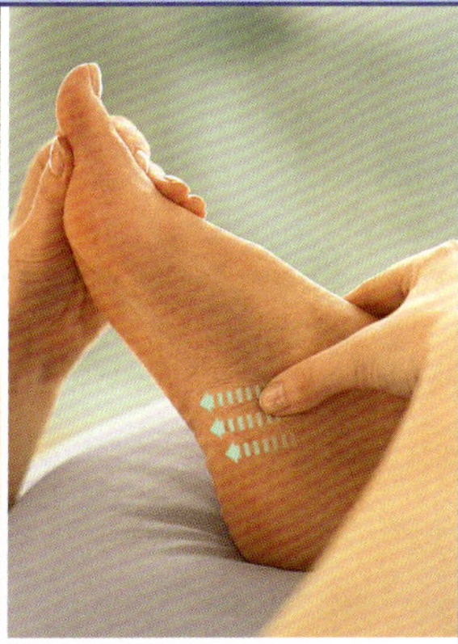

4 Den Fuß mit der linken Hand halten und mit dem rechten Daumen mehrmals durch die Zone des **Steißbeins** gehen.

5 Setzen Sie am Fersenrand neu an und gehen Sie auch noch mehrmals quer durch die **Steißbein-**Zone.

6 Gehen Sie nun mehrmals mit dem Daumengang durch die Zonen von **Blase** und **unterem Rücken** (wie abgebildet).

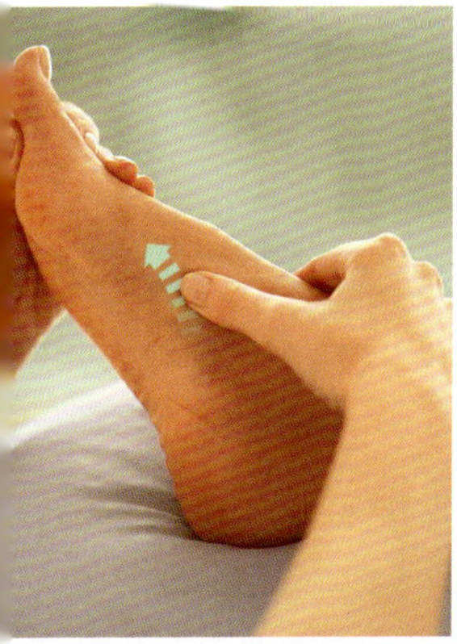

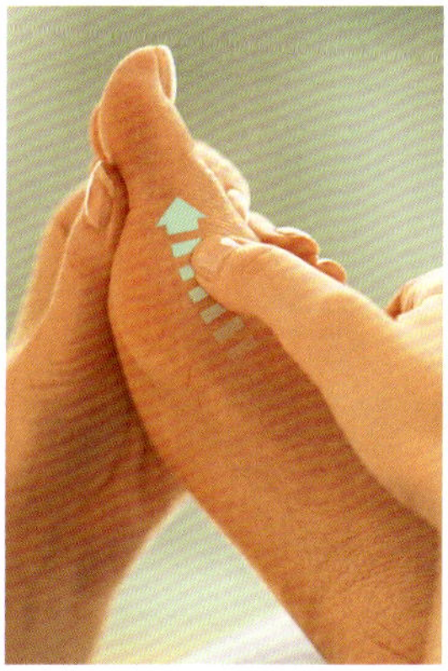

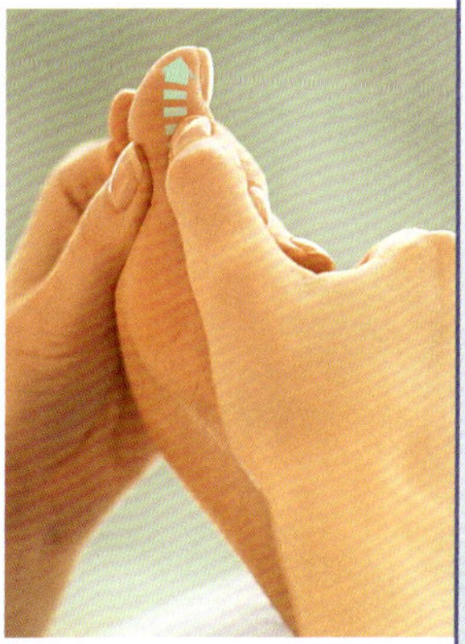

7 Setzen Sie den Daumen neu an und gehen Sie mehrmals von unten nach oben durch die Zone des **oberen Rückens.**

8 Von der **Zwerchfell-**Zone aus gehen Sie nun mehrfach aufwärts durch die Zone der **Wirbelsäule** auf Höhe der Schulterblätter.

9 Zur Behandlung von **Hals/Nacken** und **Hirnstamm** wandern Sie im Daumengang mehrmals die Innenseite der großen Zehe hoch.

EXTRAS Hin und her *(S. 68)* • Wirbeldrehung *(S. 69)* • Den Mittelfuß lockern *(S. 73)*

ZUR ORIENTIERUNG

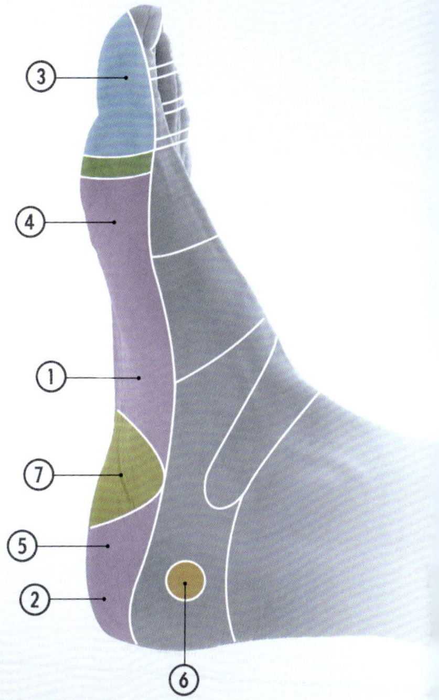

RECHTER FUSS

Auf der Fußinnenseite liegen die Reflexzonen der Wirbelsäule, einiger Fortpflanzungsorgane und der Blase.

Die Zone der **Wirbelsäule** (1) verläuft die ganze Fußinnenseite entlang, dabei liegt der Bereich für das **Steißbein** (2) an der Ferse und der für **Hals/Nacken** und **Hirnstamm** (3) an der großen Zehe. Die Zone für den **oberen Rücken** (4) liegt oberhalb der Fußmitte, die Zone des **unteren Rückens** (5) liegt darunter. In der Nähe des Fußknöchels liegt die Zone, die bei Frauen mit der **Gebärmutter**, bei Männern mit der **Prostata** korrespondiert (6). Die Reflexzone der **Blase** (7) schließlich liegt im Stehen genau unterhalb des Knöchels.

Die Reflexzonen am rechten Fuß entsprechen spiegelbildlich denen am linken Fuß, wobei die Zonen des rechten Fußes sich auf die rechte Körperseite beziehen und die des linken Fußes auf die linke Körperseite.

7. SCHRITT

Die Zehenoberseiten behandeln

In diesem Abschnitt geht es um die Strukturen, die für Bewegungen wie Kauen und den Kopf wenden zuständig sind. Wir bearbeiten die Reflexzonen des Gesichts, der Nebenhöhlen, des Halses, der Zähne, der Kiefer und des Zahnfleischs. Kopf und Hals sind in den Zehenoberseiten abgebildet. Bearbeiten Sie die Zonen, um die zugehörigen Körperteile zu stärken und zu entspannen.

BEHANDELTE ZONEN

GESICHT UND NEBENHÖHLEN: Durch die Nähe zum Gehirn sind diese Zonen enorm wichtig.

HALS/NACKEN: Verspannungen lassen sich durch Reflexzonenbehandlung lösen.

ZÄHNE, KIEFER UND ZAHNFLEISCH: Verbesserung des Zusammenspiels von Gewebe, Knochen und Zähnen beim Kauen.

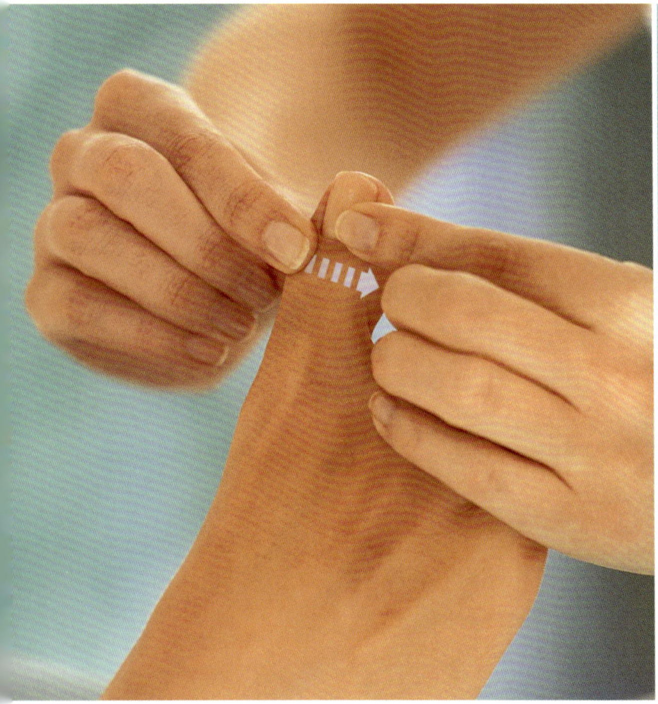

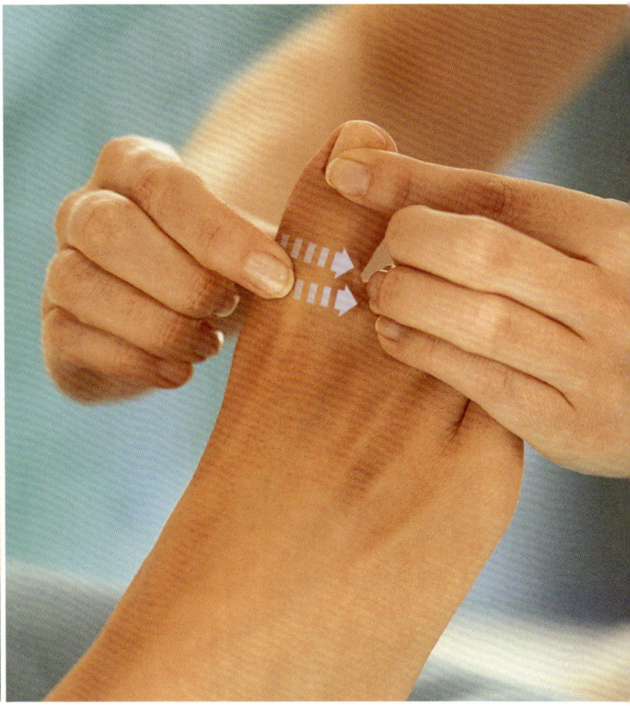

1 Halten Sie die große Zehe mit Daumen und Fingerspitzen der linken Hand fest. Gehen Sie mit dem rechten Zeigefinger unterhalb des Zehennagels mehrmals quer über die Zehe durch die Zonen des **Gesichts** und der **Nebenhöhlen**.

2 Setzen Sie den Finger weiter unten neu an und gehen Sie wieder mehrmals quer über die Zehe, diesmal durch die Zone von **Hals** und **Nacken**.

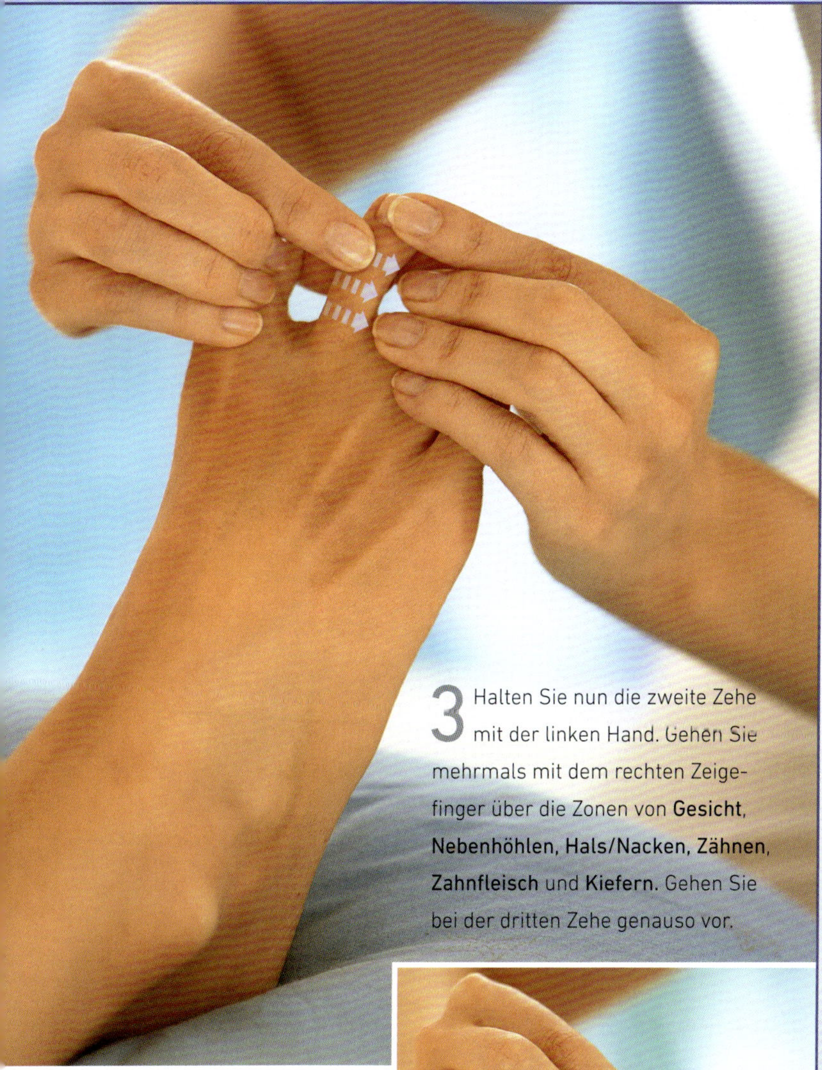

3 Halten Sie nun die zweite Zehe mit der linken Hand. Gehen Sie mehrmals mit dem rechten Zeigefinger über die Zonen von **Gesicht, Nebenhöhlen, Hals/Nacken, Zähnen, Zahnfleisch** und **Kiefern.** Gehen Sie bei der dritten Zehe genauso vor.

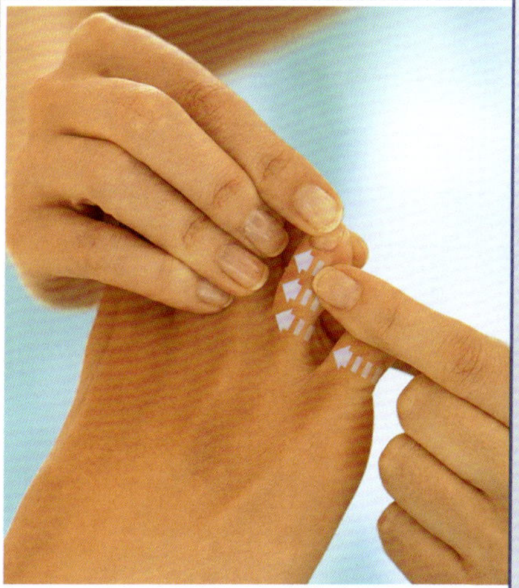

4 Wechseln Sie die Hände. Halten Sie die vierte Zehe mit der rechten Hand und gehen Sie mit dem linken Zeigefinger über die Zonen von **Gesicht, Nebenhöhlen, Hals/Nacken, Zähnen, Zahnfleisch** und **Kiefern.** Bei der kleinen Zehe gehen Sie genauso vor.

EXTRAS Den Fuß strecken (*S. 73*) • Zehenrotation (*S. 72*) • Den Mittelfuß lockern (*S. 73*)

ZUR ORIENTIERUNG

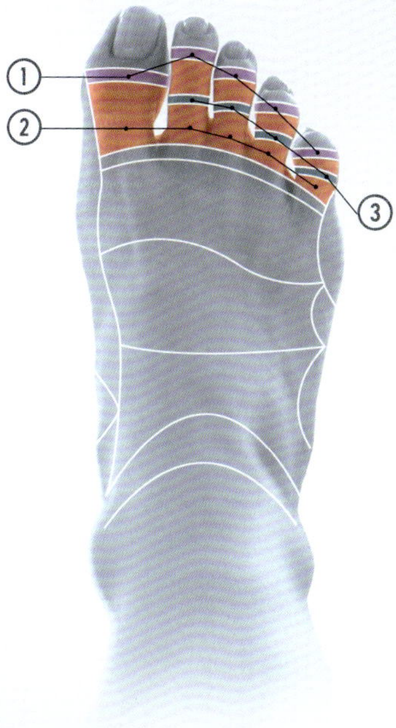

RECHTER FUSS

Die Zehenoberseiten spiegeln das Gesicht mit den Nebenhöhlen, Zähnen, Kiefern und dem Zahnfleisch. Die Reflexzonen für den Hals liegen alle am Ansatz der Zehen.

Die Reflexzone für das **Gesicht** und die **Nebenhöhlen** (1) verläuft quer über das Endgelenk jeder Zehe. Die fleischigeren Teile der Zehen unterhalb dieses Gelenks entsprechen **Hals** und **Nacken** (2). Über die Grundgelenke der vier kleineren Zehen verläuft die Zone für **Zähne, Zahnfleisch** und **Kiefer** (3).

Die Reflexzonen am rechten Fuß entsprechen spiegelbildlich denen am linken Fuß, wobei die Zonen des rechten Fußes sich auf die rechte Körperseite beziehen und die des linken Fußes auf die linke Körperseite.

8. SCHRITT

Die Fußoberseite behandeln

Die Reflexzonen in diesem Bereich stehen in Verbindung mit den Atemorganen, den Brustdrüsen und den Fortpflanzungsorganen. Die Zonen überschneiden sich mit den Zonen für den Oberkörper, deshalb kann die Behandlung hier nicht nur die Organfunktionen stärken, sondern auch muskuläre Verspannungen lösen.

BEHANDELTE ZONEN

BRUSTKORB UND LUNGE: Die Behandlung kann Katarrhe lösen.

BRUST: In der Stillzeit können Sie so die Milchproduktion regulieren.

OBERER RÜCKEN: Die Behandlung dieser Zone kann Verspannungen am Oberkörper lösen.

UNTERER RÜCKEN: Hier können Sie Rückenschmerzen lindern.

LYMPHKNOTEN: Sie können Lymphstaus beseitigen und das Immunsystem stärken, wenn Sie diese Zonen bearbeiten.

LEISTE UND EILEITER: Mit der Behandlung können Sie die Gesundheit in diesem Bereich stärken.

1 Halten Sie den Fuß mit der linken Hand aufrecht und spreizen Sie die große und die zweite Zehe etwas auseinander. Gehen Sie mit dem rechten Zeigefinger die Furche zwischen dem Ansatz der großen Zehe und der Fußmitte entlang. Hier liegt der erste Abschnitt der Reflexzonen für **Lunge, Brustkorb, Brust** und **oberen Rücken.**

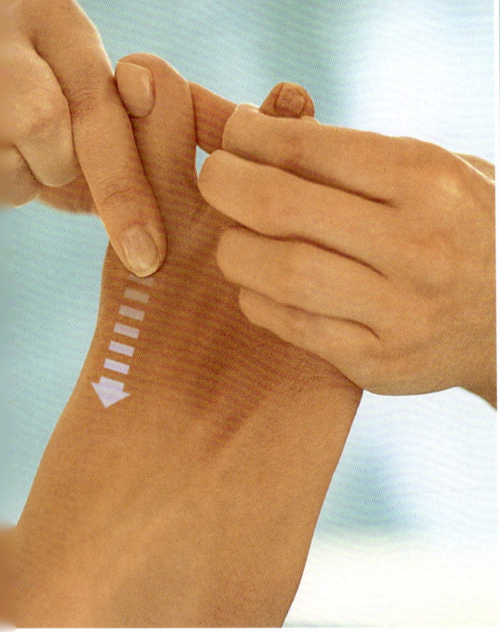

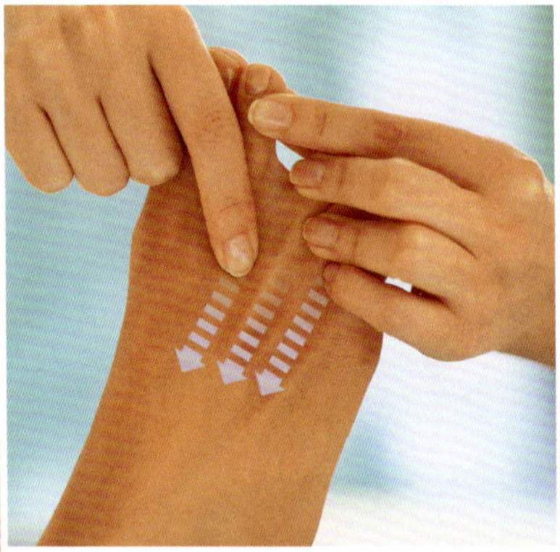

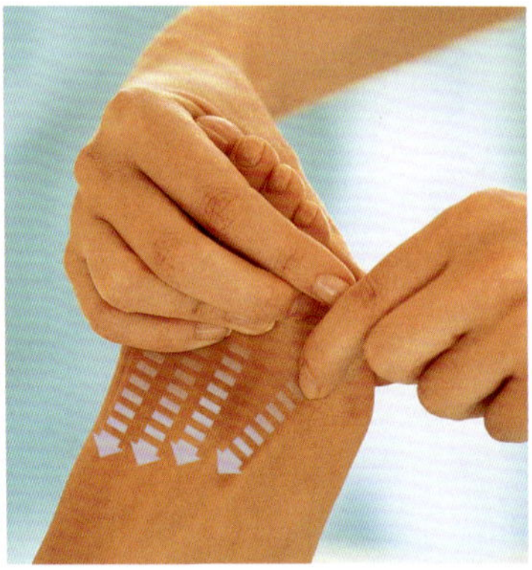

2 Für den nächsten Abschnitt der Reflexzonen für **Lunge, Brustkorb, Brust** und **oberen Rücken** spreizen Sie die zweite und dritte Zehe und gehen im Fingergang von hier aus durch die nächste Furche bis zur Fußmitte. Die Furchen zwischen dritter und vierter sowie vierter und kleiner Zehe behandeln Sie genauso.

3 Wechseln Sie nun die Hände, um auch die andere Seite der Furchen zu bearbeiten. Beginnen Sie zwischen der kleinen und der vierten Zehe, die Sie diesmal mit der rechten Hand auseinanderspreizen. Wandern Sie mit dem linken Zeigefinger wieder im Fingergang alle vier Furchen von oben nach unten entlang.

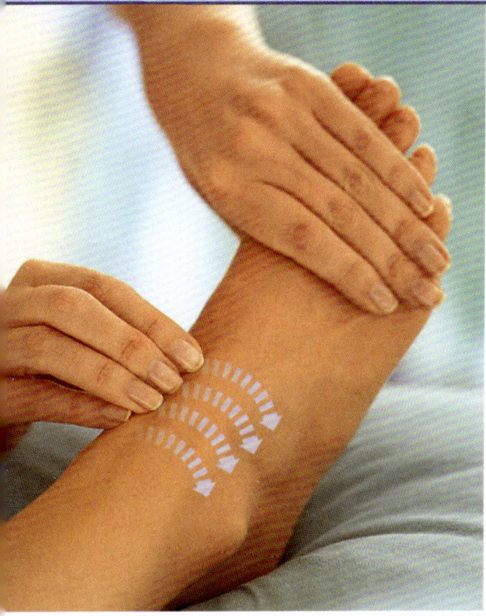

4 Halten Sie den Fuß mit der linken Hand fest. Legen Sie die Finger der rechten Hand innen am Fußrist auf die Zone für den **unteren Rücken.** Wandern Sie mit allen vier Fingern gleichzeitig im Fingergang durch die Zone in Richtung Fußaußenseite.

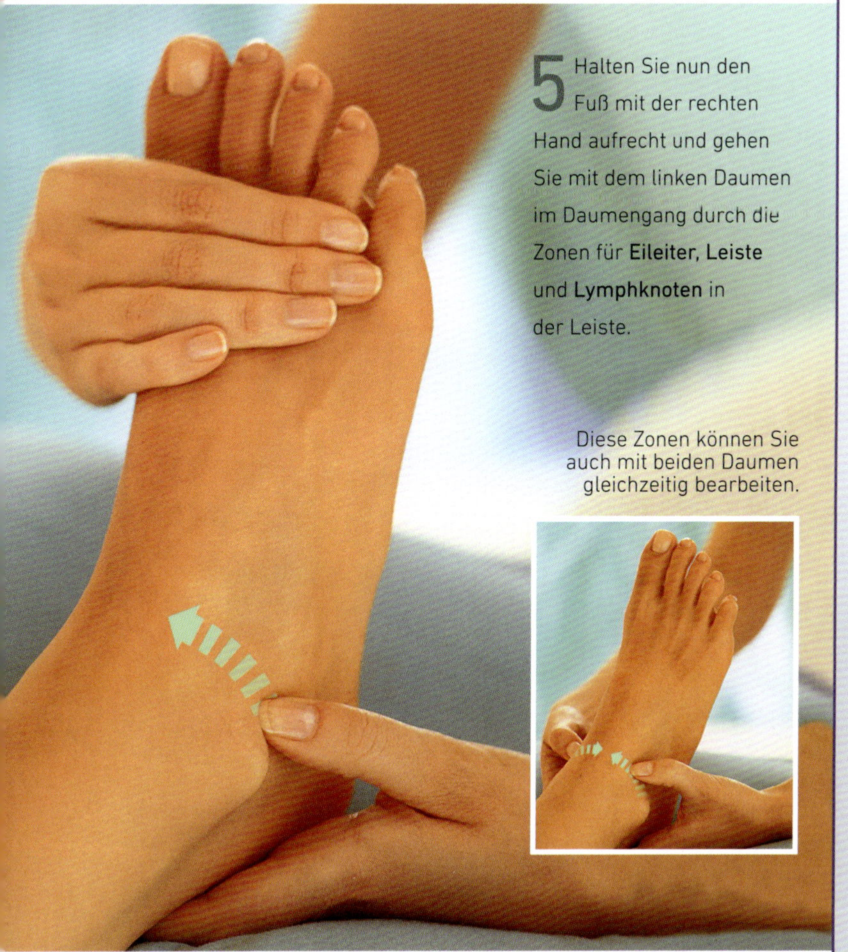

5 Halten Sie nun den Fuß mit der rechten Hand aufrecht und gehen Sie mit dem linken Daumen im Daumengang durch die Zonen für **Eileiter, Leiste** und **Lymphknoten** in der Leiste.

Diese Zonen können Sie auch mit beiden Daumen gleichzeitig bearbeiten.

EXTRAS Lungenpresse *(S. 70)* • Fußsohlenschaukel *(S. 71)* • Rotation des Fußgelenks *(S. 72)*

ZUR ORIENTIERUNG

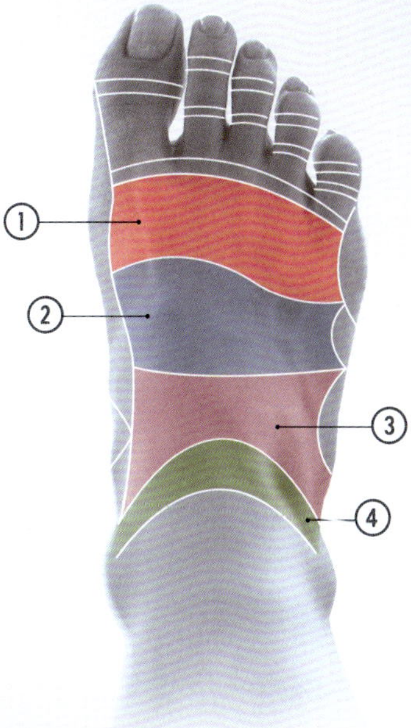

RECHTER FUSS

Auf der Fußoberseite verlaufen einige wichtige Reflexzonen streifenförmig quer über den Fuß.

Die Reflexzonen für **Lunge, Brustkorb, Brust** und **oberen Rücken** erstrecken sich unterhalb der Zehen als breites Band über den Fuß (1). Daneben liegt der Rest der Zone für den **oberen Rücken** (2). Noch näher am Fußgelenk erstreckt sich die Zone des **unteren Rückens** ebenfalls quer über den Fuß (3). Die Zonen für **Eileiter, Leiste** und **Lymphknoten** schließlich laufen wie ein Band unterhalb der Knöchel rund um die Vorderseite des Fußgelenks (4).

Die Reflexzonen am rechten Fuß entsprechen spiegelbildlich denen am linken Fuß, wobei die Zonen des rechten Fußes sich auf die rechte Körperseite beziehen und die des linken Fußes auf die linke Körperseite.

9. SCHRITT

Die Fußaußenseite behandeln

Hier liegen die Reflexzonen für viele Gelenke, die Gliedmaßen und verschiedene Fortpflanzungsorgane, u. a. für die Hüftgelenke, den Ischiasnerv, Knie, Beine, Arme, Ellbogen, die Eierstöcke bei Frauen und die Hoden bei Männern. Durch die Reflexzonenarbeit können Sie ihre unterschiedlichen Funktionen stärken. Fügen Sie noch einige entspannende Extras ein. Nachdem Sie auch den linken Fuß massiert haben, schließen Sie die Behandlung mit einem beruhigenden Haltegriff zusammen mit einer Atemübung ab.

BEHANDELTE ZONEN

ISCHIASNERV: Dieser Nerv verläuft an der Oberschenkelrückseite das Bein hinunter.

HÜFTGELENKE, BEINE UND KNIE: Durch die Behandlung können Sie die Beweglichkeit verbessern.

ARME UND ELLBOGEN: Wenn Sie diese Zonen bearbeiten, fördern Sie die Beweglichkeit der oberen Gliedmaßen.

EIERSTÖCKE UND HODEN: Regelmäßige Behandlung kann die Funktionen verbessern.

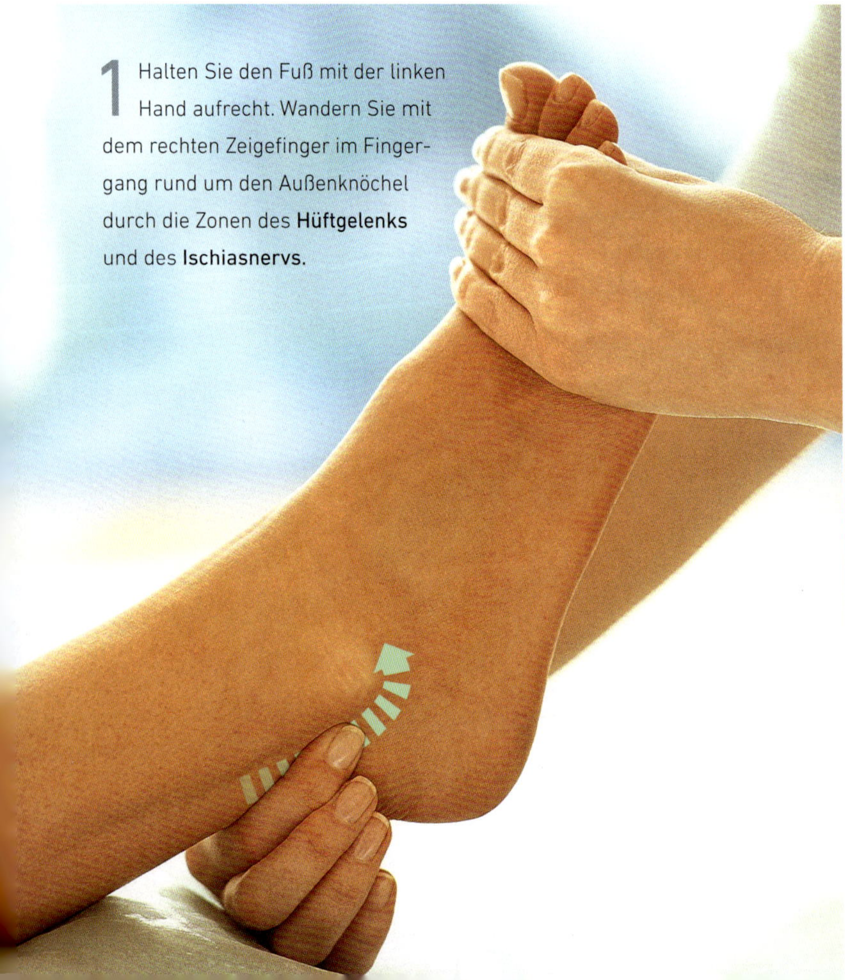

1 Halten Sie den Fuß mit der linken Hand aufrecht. Wandern Sie mit dem rechten Zeigefinger im Fingergang rund um den Außenknöchel durch die Zonen des **Hüftgelenks** und des **Ischiasnervs.**

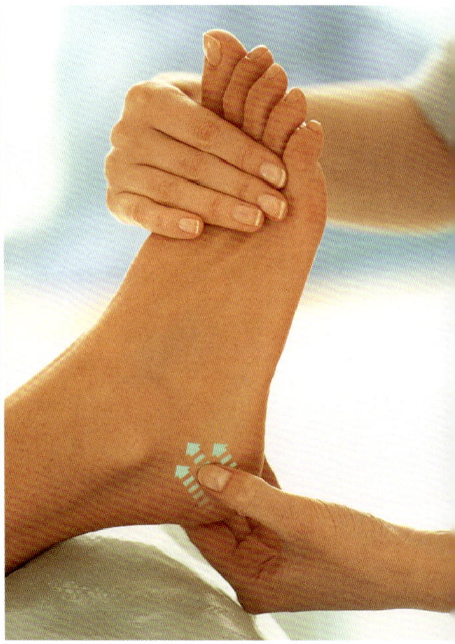

2 Wechseln Sie die Hände, halten Sie den Fuß mit der rechten Hand und gehen Sie mit dem linken Daumen mehrmals durch die Reflexzone für den **Eierstock** bzw. **Hoden.**

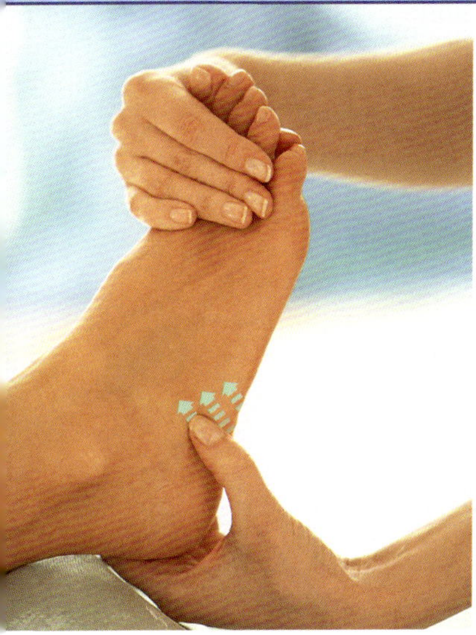

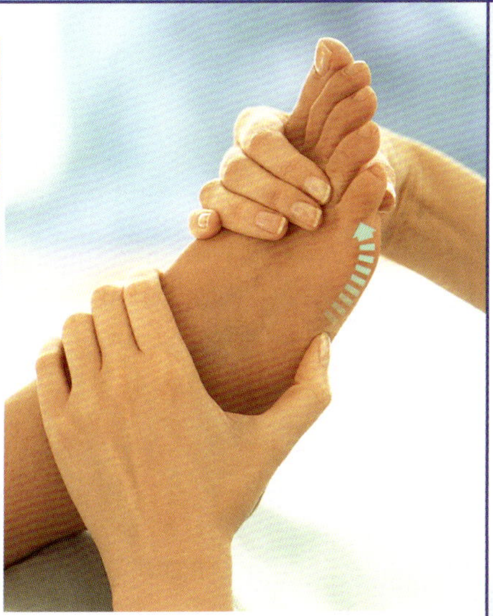

3 Gehen Sie dann mit dem Daumengang mehrfach durch die Zone für das **Knie** und das **Bein**.

4 Setzen Sie die linke Hand neu an und gehen Sie nun mit dem Daumen von der **Knie-** und **Bein-**Zone aus durch die Zonen für **Ellbogen** und **Arm**.

EXTRAS Hin und her *(S. 68)* • Wirbeldrehung *(S. 69)* • Lungenpresse *(S. 70)* • Rotation des Fußgelenks *(S. 72)*

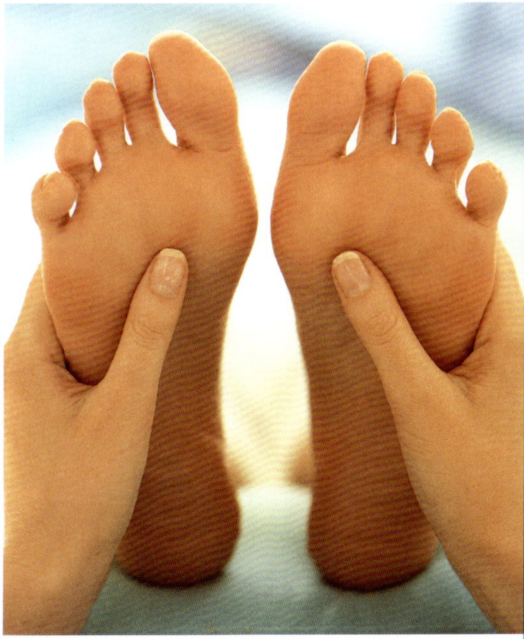

Atmen: Nachdem Sie beide Füße behandelt haben, legen Sie die Daumen auf die **Solarplexus-**Zonen. Halten Sie die Füße mit leichtem Druck, während die oder der Behandelte drei tiefe Atemzüge macht.

ZUR ORIENTIERUNG

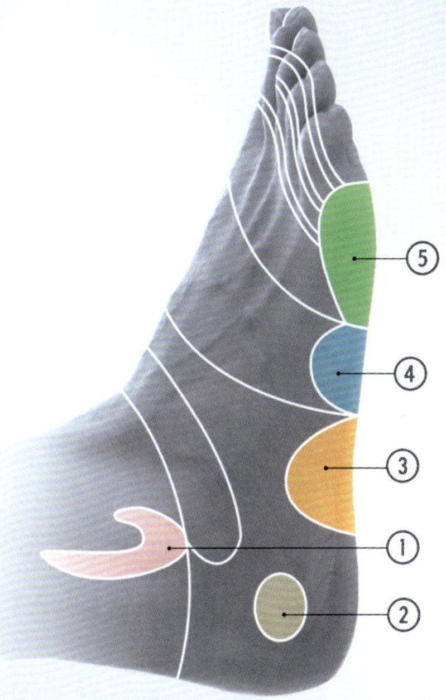

RECHTER FUSS

An der Fußaußenseite liegen die Reflexzonen für die Gliedmaßen und die weiblichen und männlichen Fortpflanzungsorgane.

Unterhalb des Knöchels finden Sie die Zone für das **Hüftgelenk** und den **Ischiasnerv** (1). Noch weiter unten, an der Außenseite der Ferse, liegt die Zone für den **Eierstock** bzw. **Hoden** (2). Am Außenrand des Fußes liegt die halbkreisförmige Zone für **Bein** und **Knie** (3). Daneben, weiter in Richtung Zehen, folgt die Zone des **Ellbogens** (4) und unterhalb der kleinen Zehe die fleischige Zone für den **Arm** (5).

Die Reflexzonen am linken Fuß sind an der Außenseite entsprechend angeordnet, wobei die Zonen des rechten Fußes sich z. B. auf den rechten Arm und das rechte Bein beziehen und die des linken Fußes auf die linke Körperseite.

10. SCHRITT

Den linken Fuß behandeln

Nachdem Sie die Reflexzonen am rechten Fuß bearbeitet haben, gehen Sie nun zum linken Fuß über. Auf den folgenden Seiten sehen Sie eine Zusammenfassung des Behandlungsprogramms. Wenn Sie mit der Anwendung der Techniken erst einmal vertraut sind, zeigt Ihnen diese Übersicht auf einen Blick, welche Griffe Sie wo anwenden können.

EXTRAS

Prüfen Sie vor der Behar lung, ob es am Fuß Stelle mit Verletzungen oder Pilzbefall gibt, die Sie nic behandeln dürfen.

1. SCHRITT

Die Zehenunterseiten behandeln

HYPOPHYSE

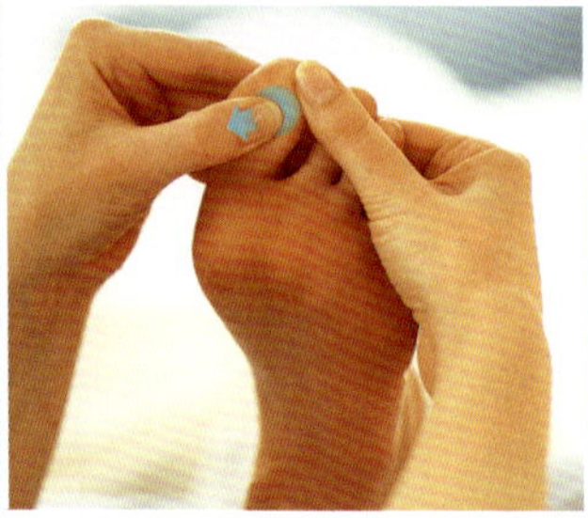

SCHILDDRÜSE, NEBENSCHILDDRÜSEN

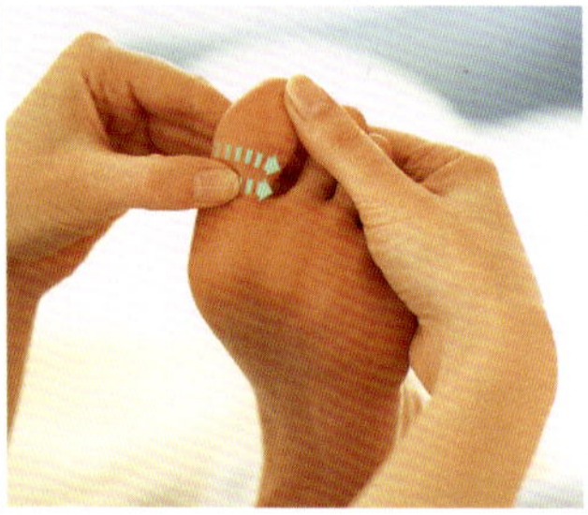

SCHILDDRÜSE, NEBENSCHILDDRÜSEN

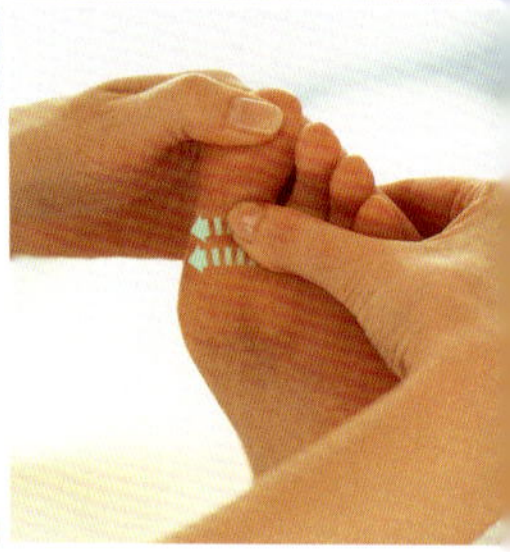

KOPF, GEHIRN, HALS/NACKEN

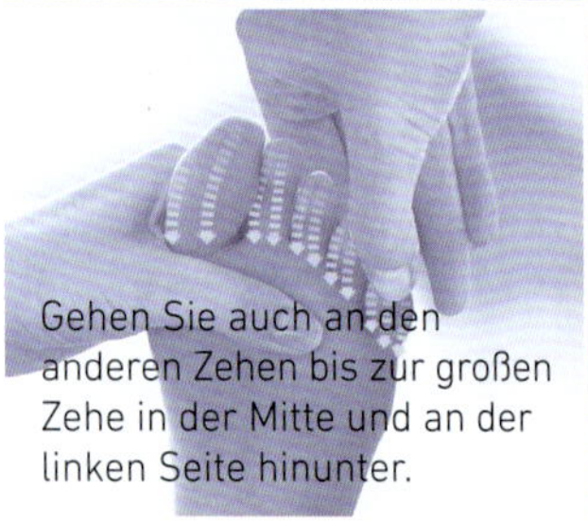

Gehen Sie auch an den anderen Zehen bis zur großen Zehe in der Mitte und an der linken Seite hinunter.

EXTRAS — HIN UND HER

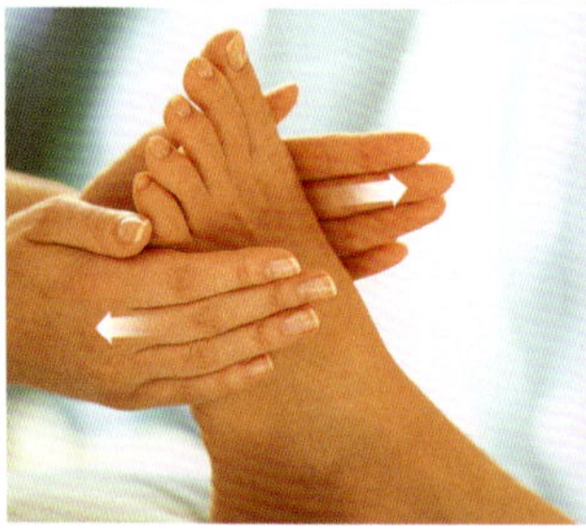

LUNGENPRESSE

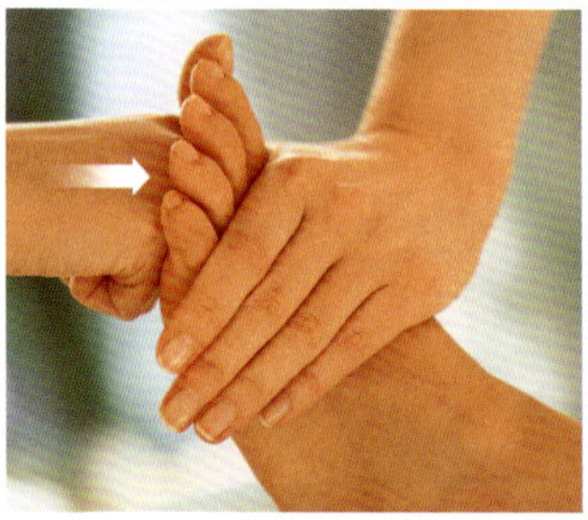

ZEHENROTATION

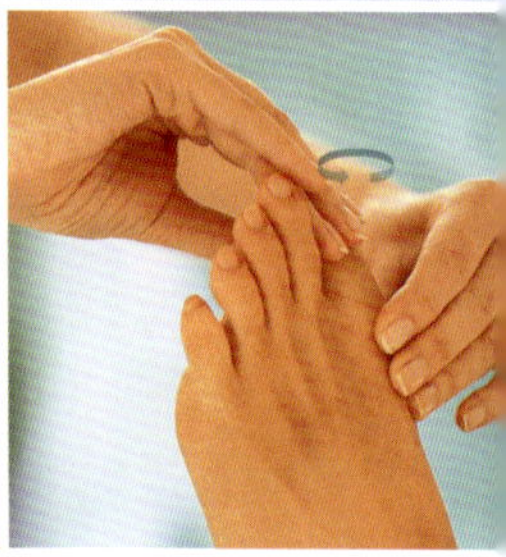

INNENOHR

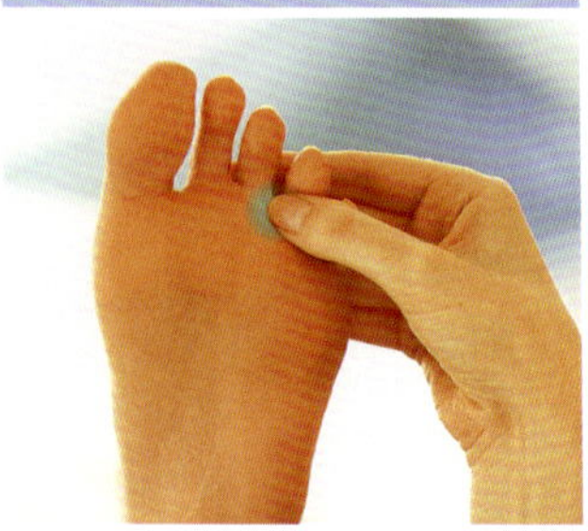

OHR

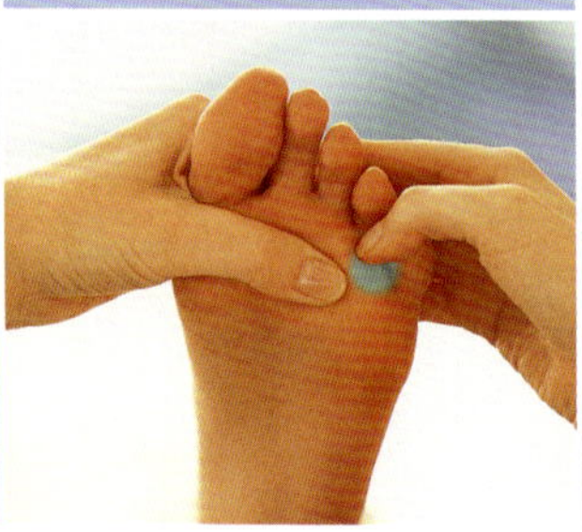

EXTRAS — HIN UND HER

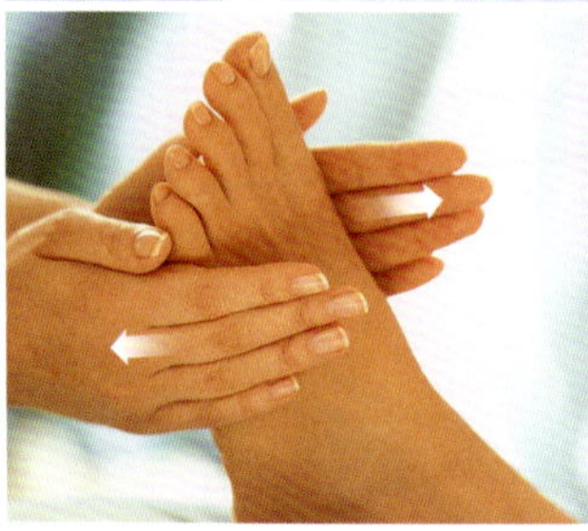

LUNGENPRESSE

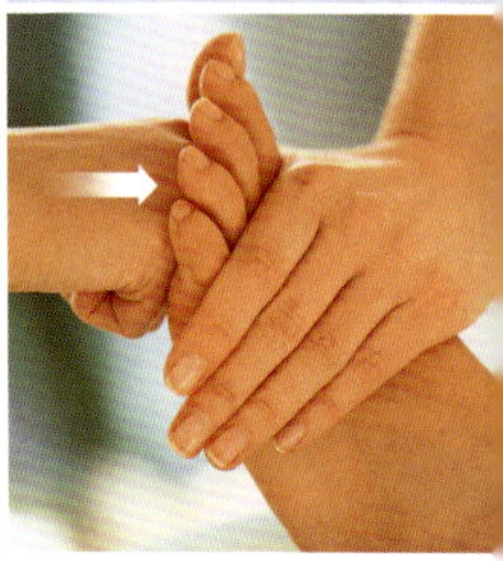

HIN UND HER

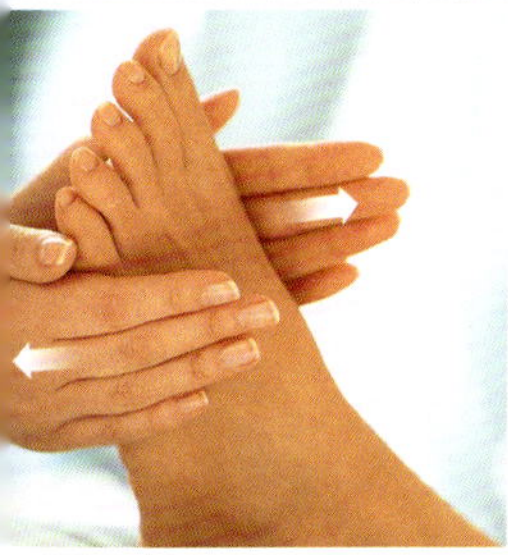

WIRBELDREHUNG

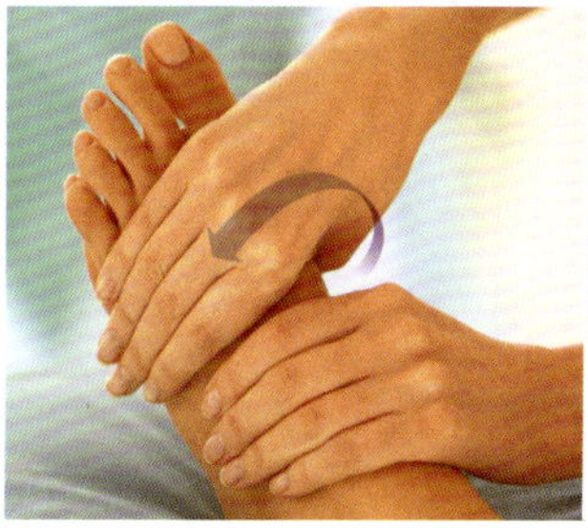

LUNGENPRESSE

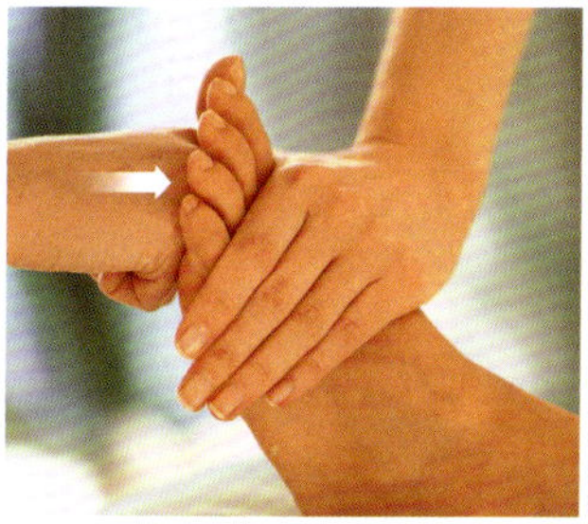

ZEHENROTATION

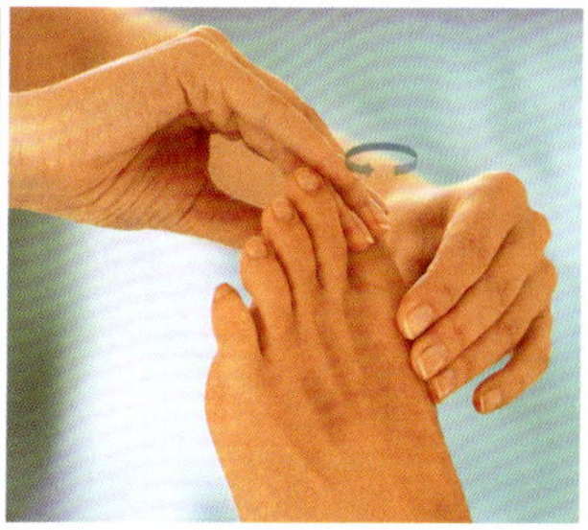

PF, GEHIRN, HALS/NACKEN

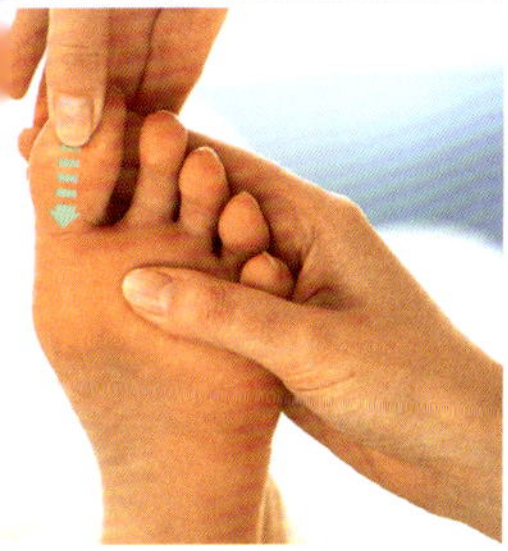

KOPF, GEHIRN, HALS/NACKEN

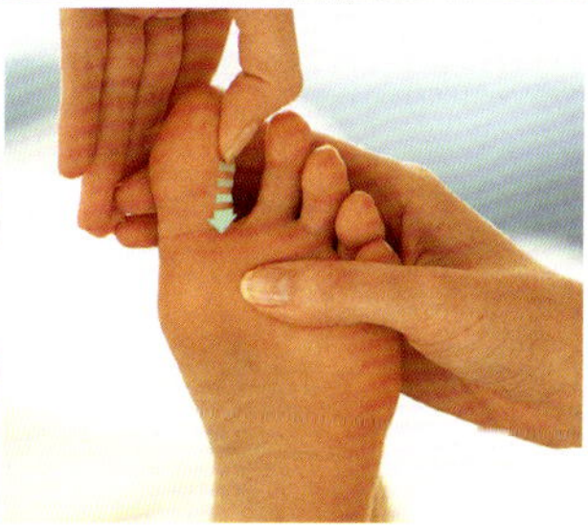

KOPF, GEHIRN, HALS/NACKEN

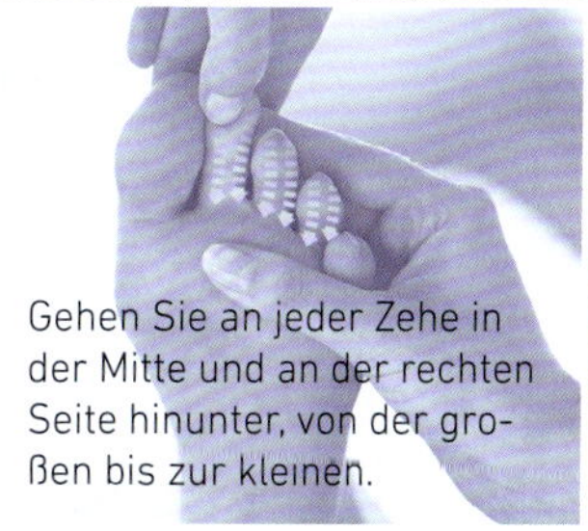

Gehen Sie an jeder Zehe in der Mitte und an der rechten Seite hinunter, von der großen bis zur kleinen.

KOPF, GEHIRN, HALS/NACKEN

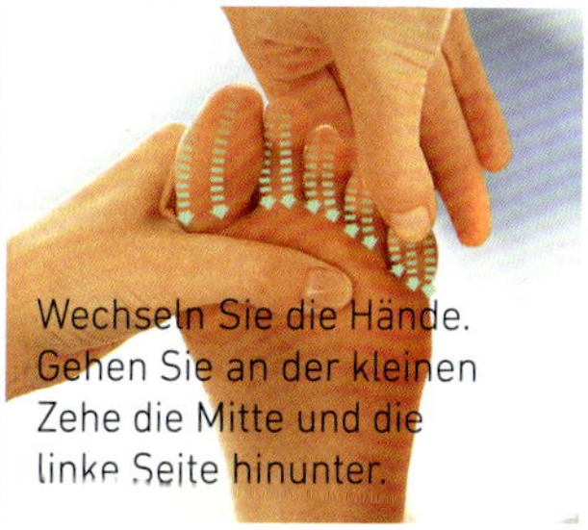

Wechseln Sie die Hände. Gehen Sie an der kleinen Zehe die Mitte und die linke Seite hinunter.

2. SCHRITT

Zehenansatz behandeln

AUGE, OHR, INNENOHR

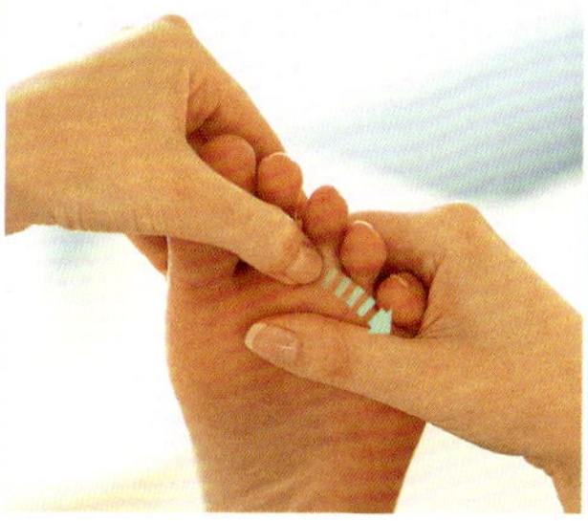

AUGE, OHR, INNENOHR

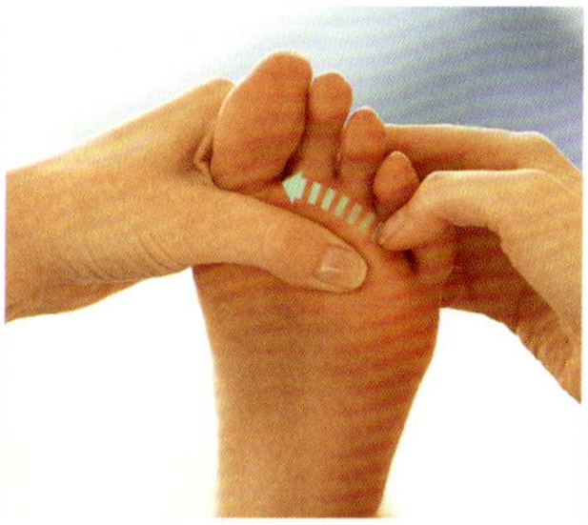

AUGE

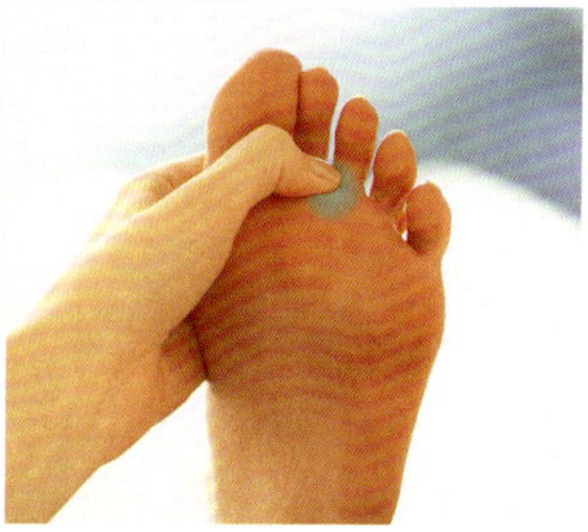

USSSOHLENSCHAUKEL

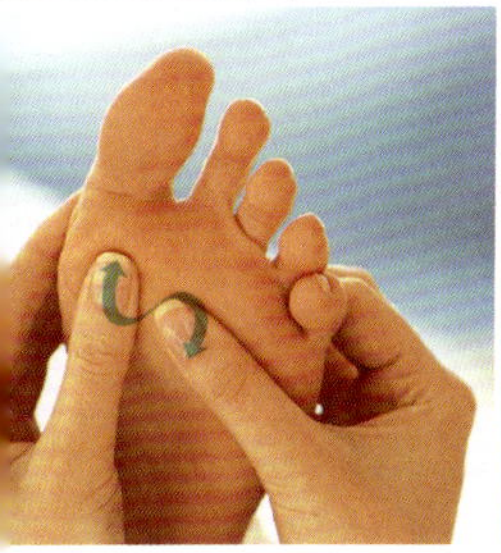

3. SCHRITT

Den Fußballen behandeln

HERZ, BRUSTKORB

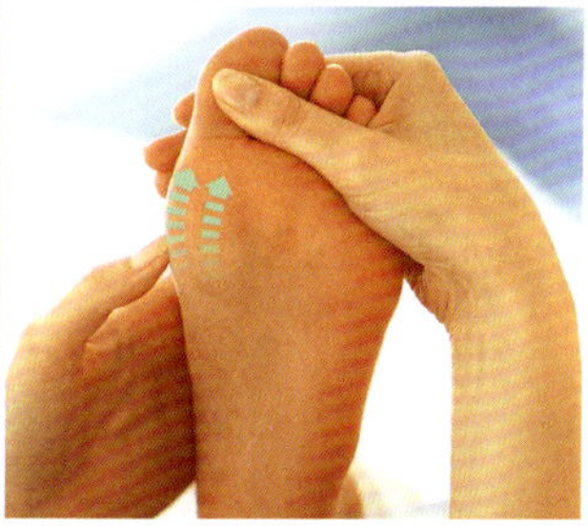

SOLARPLEXUS

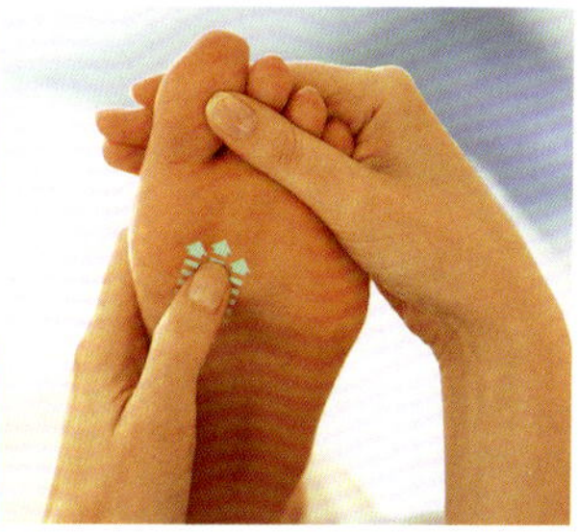

LUNGE, BRUSTKORB, OBERER RÜCKEN

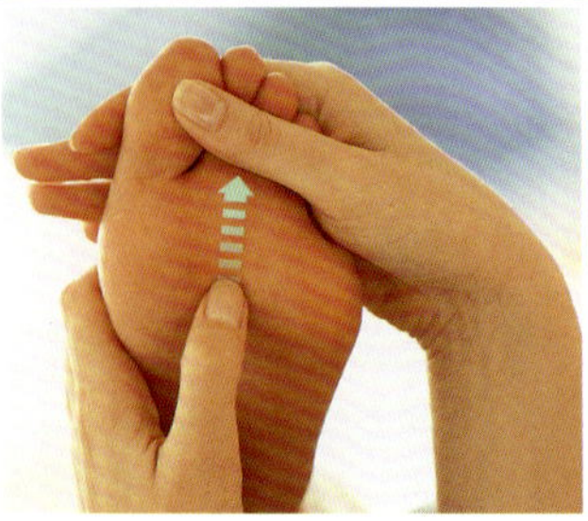

LUNGE, BRUSTKORB, OBERER RÜCKEN

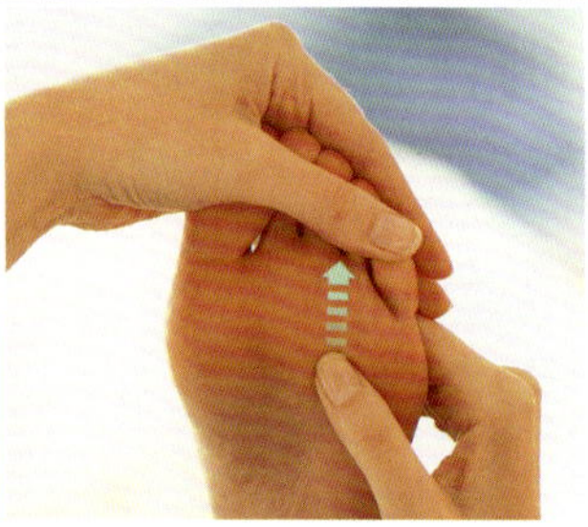

SCHULTER

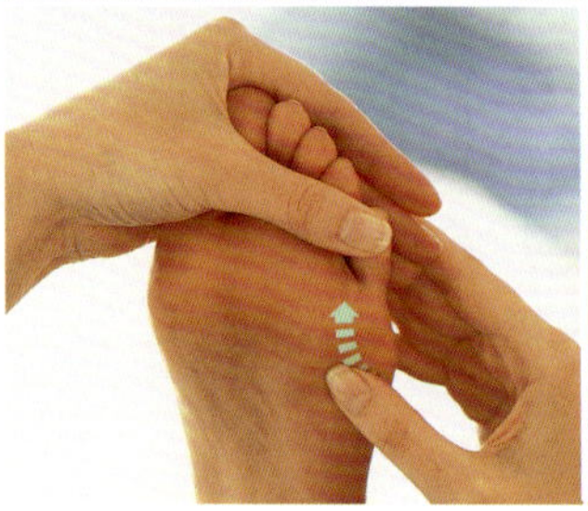

EXTRAS

HIN UND

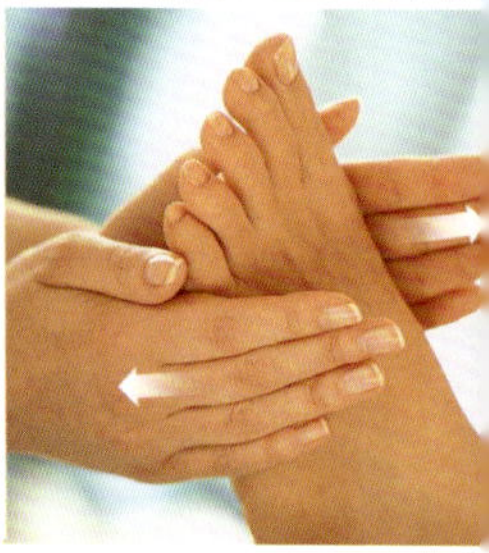

NEBENNIERE, MAGEN

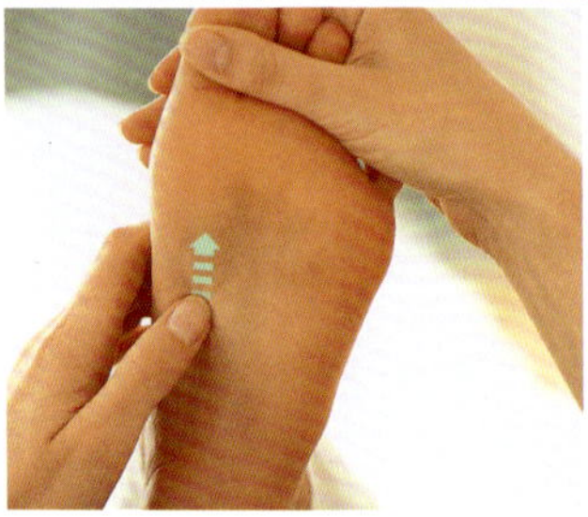

NIERE

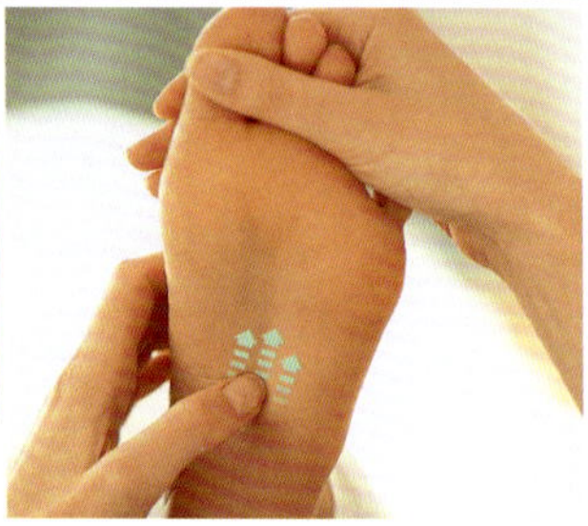

LEBER, MILZ

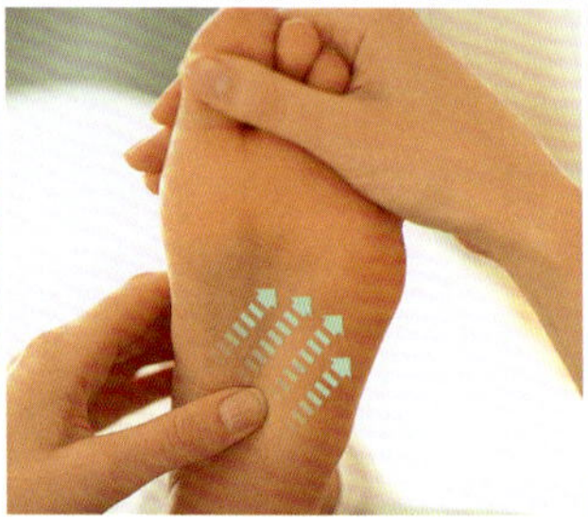

LEBER, MILZ

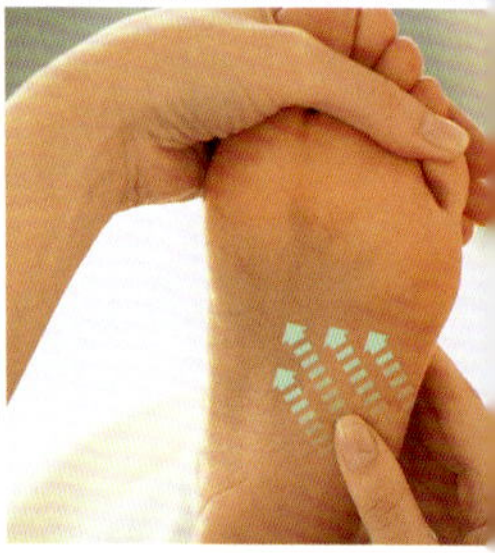

QUER VERLAUFENDER DICKDARM

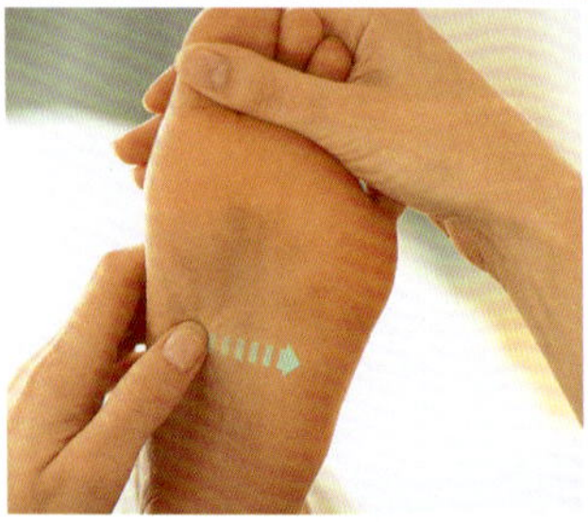

ABSTEIGENDER DICKDARM

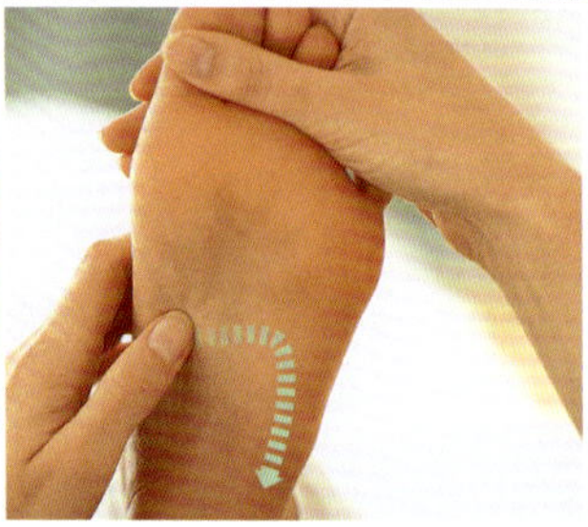

SIGMOID

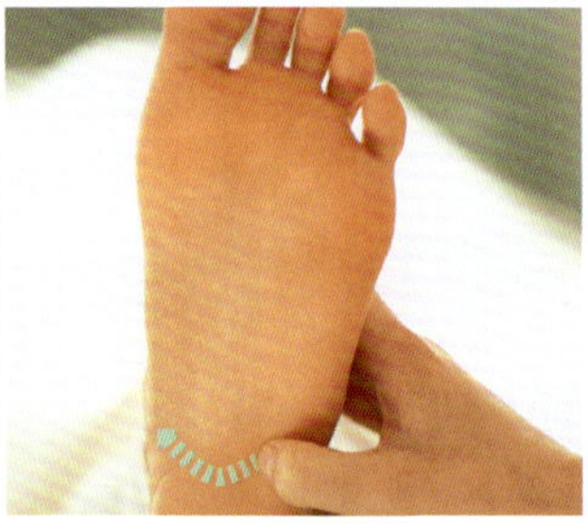

DÜNNDARM

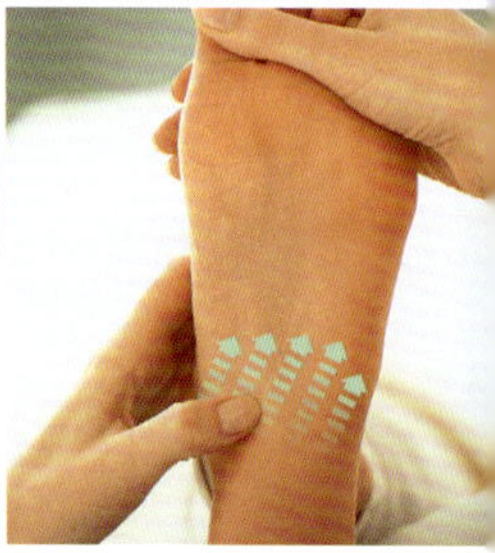

6. SCHRITT

Die Fußinnenseite behandeln

GEBÄRMUTTER/PROSTATA

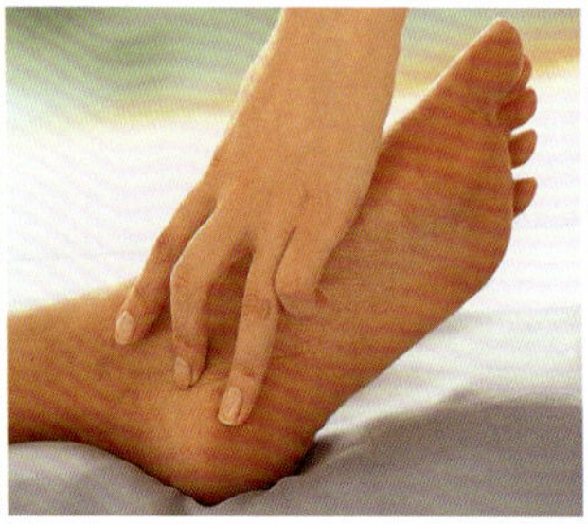

GEBÄRMUTTER/PROSTATA

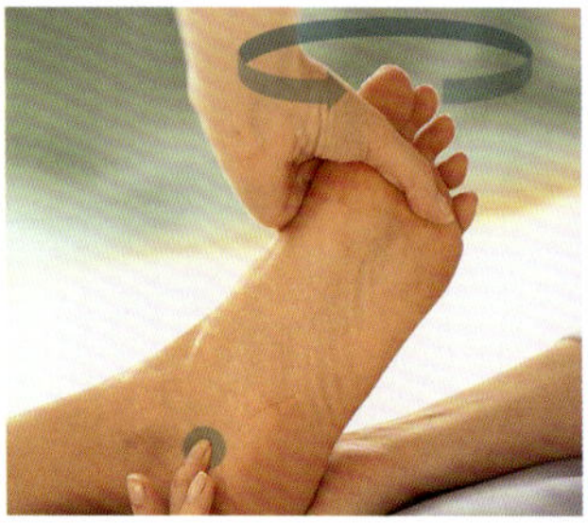

GEBÄRMUTTER/PROSTA

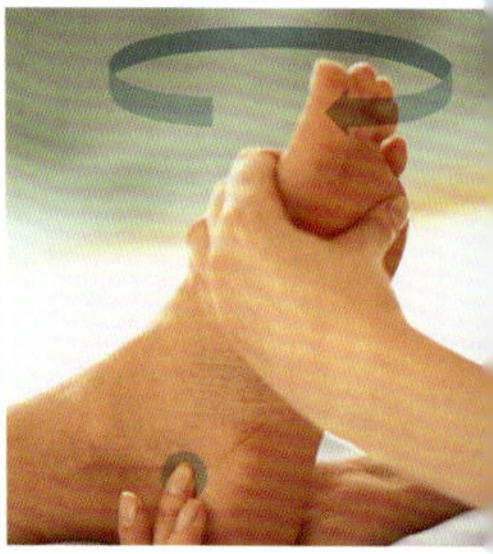

LUNGENPRESSE

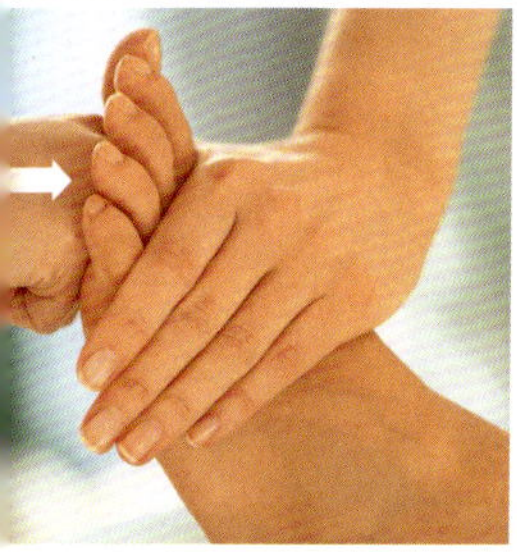

FUSSSOHLENSCHAUKEL

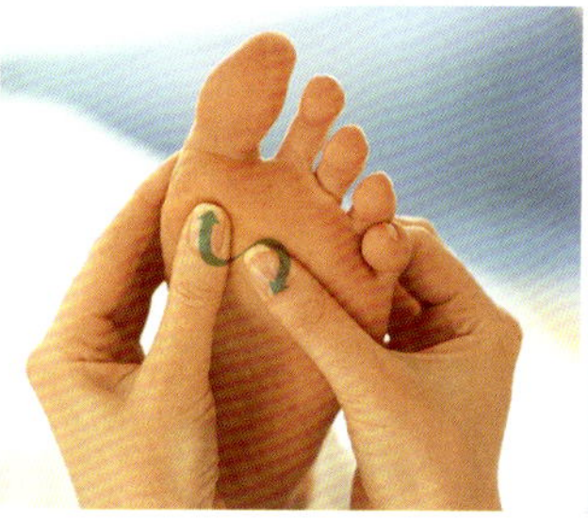

4. SCHRITT

Das vordere Längsgewölbe behandeln

BAUCHSPEICHELDRÜSE

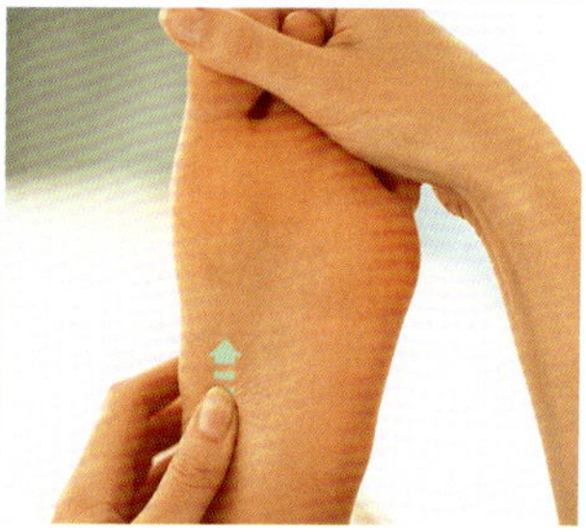

RAS

HIN UND HER

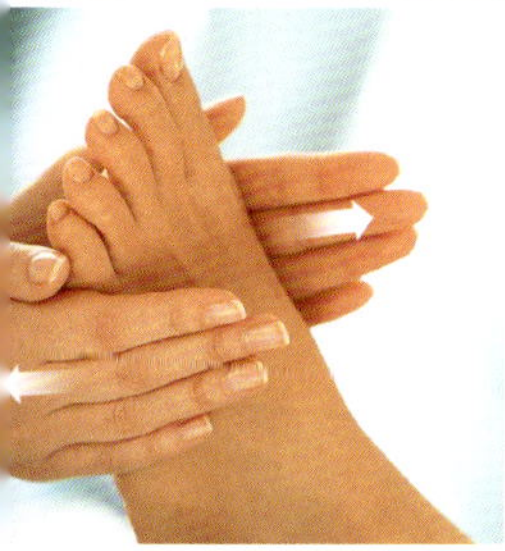

FUSSSOHLENSCHAUKEL

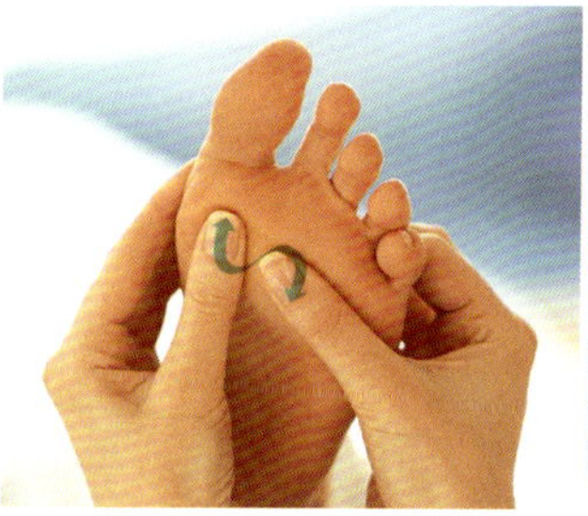

LUNGENPRESSE

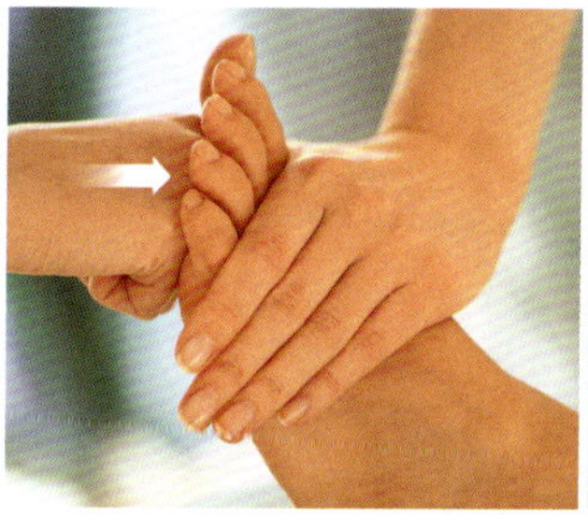

5. SCHRITT

Das hintere Längsgewölbe behandeln

DÜNNDARM

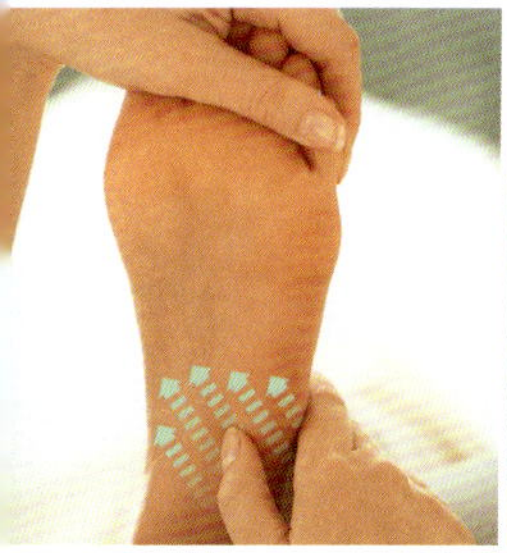

EXTRAS

ZEHENROTATION

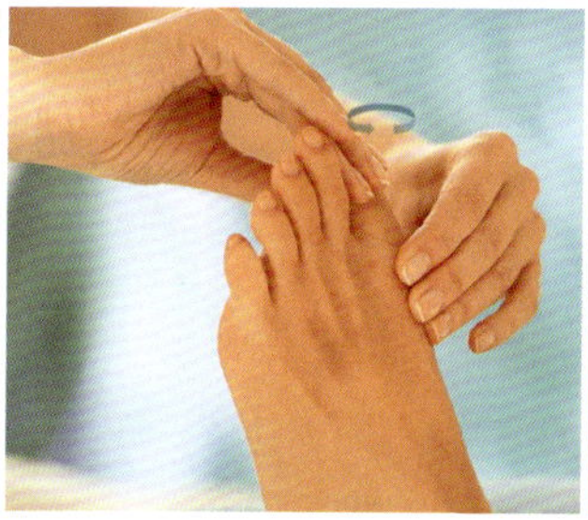

DEN FUSS STRECKEN

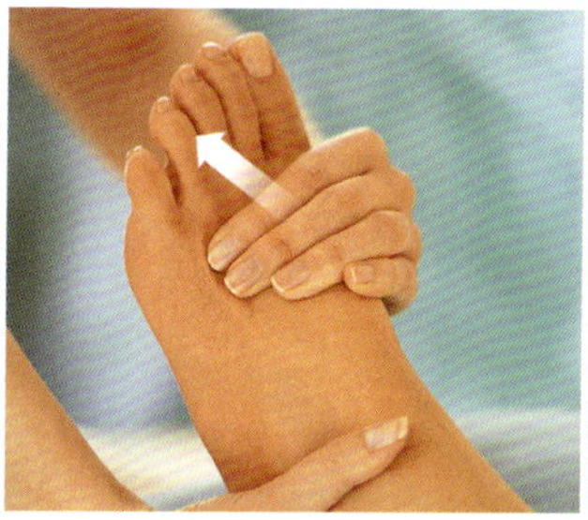

DEN MITTELFUSS LOCKERN

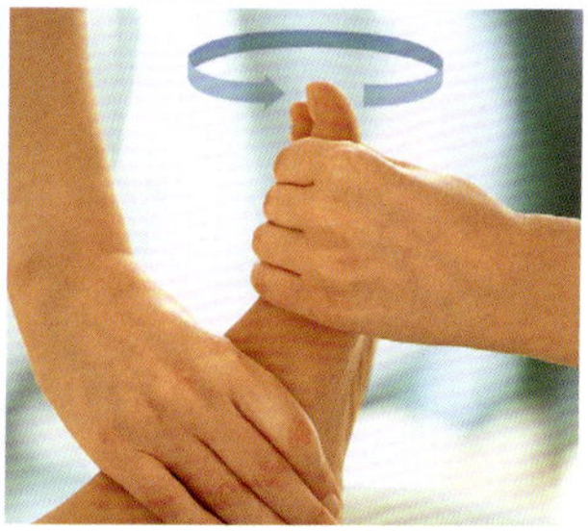

STEISSBEIN

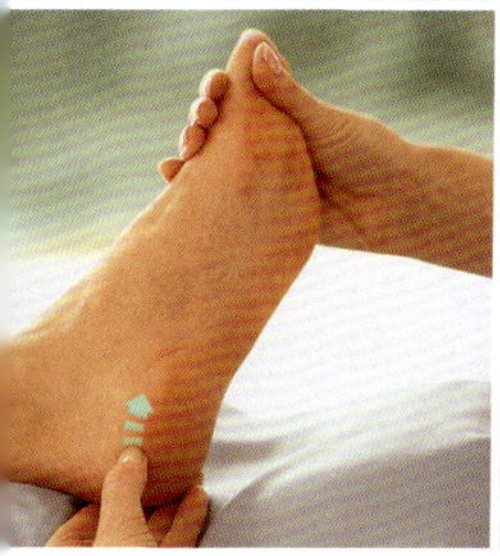

STEISSBEIN

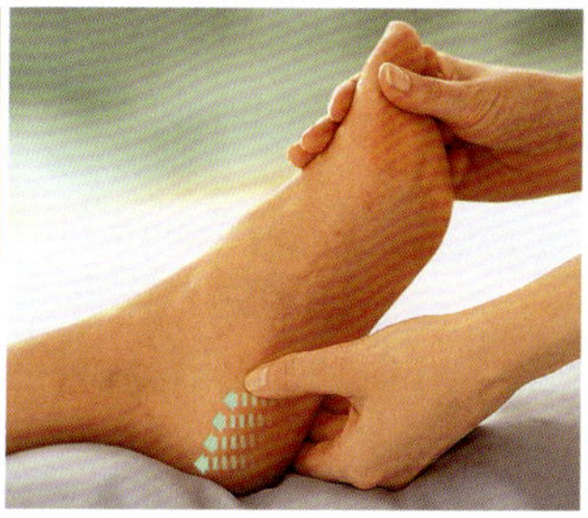

UNTERER RÜCKEN, BLASE

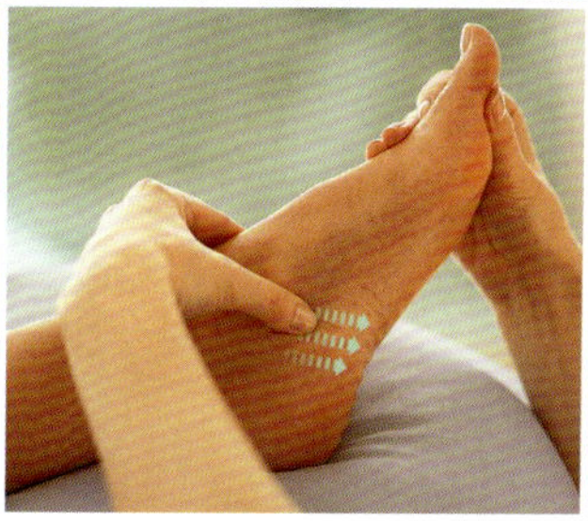

MITTLERER RÜCKEN

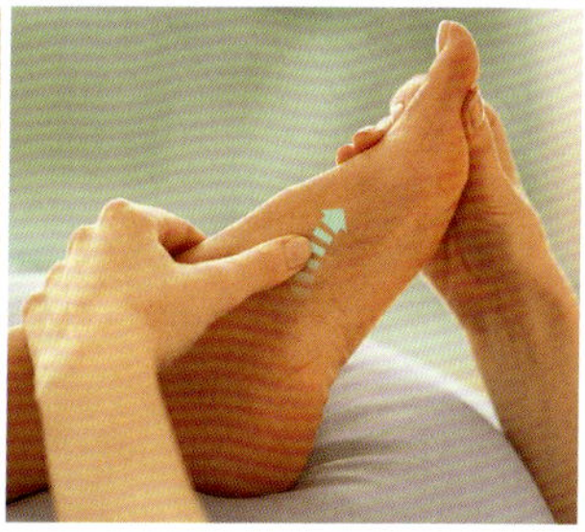

ZWISCHEN DEN SCHULTERBLÄTTERN

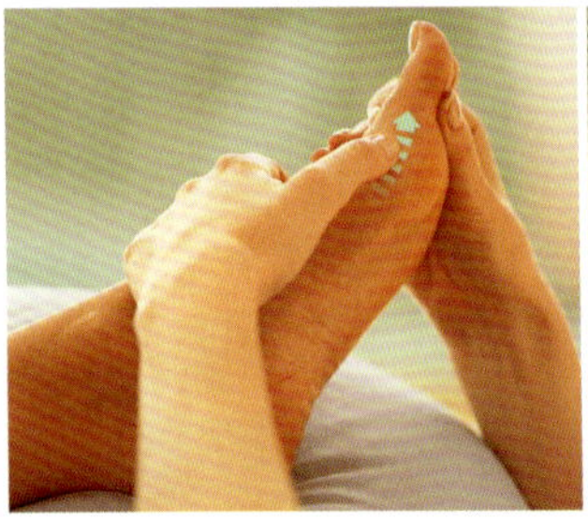

HALS/NACKEN

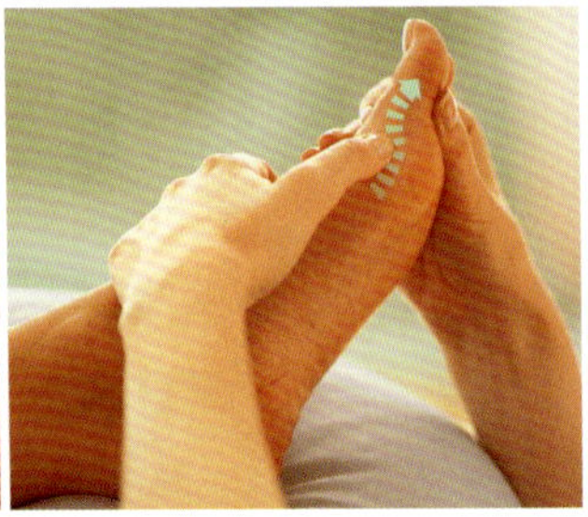

EXTRAS – HIN UND HER

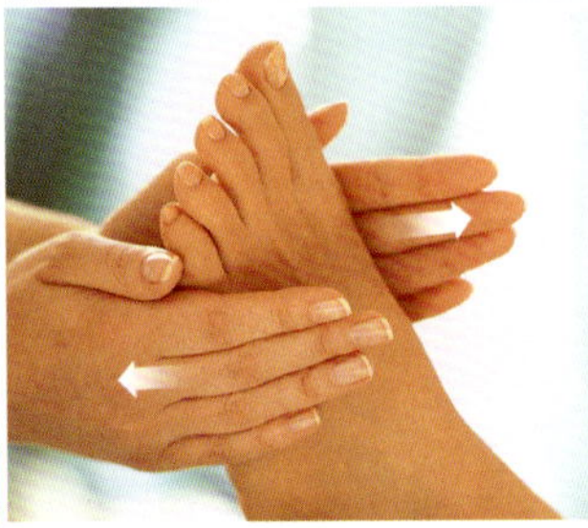

WIRBELDREHUNG

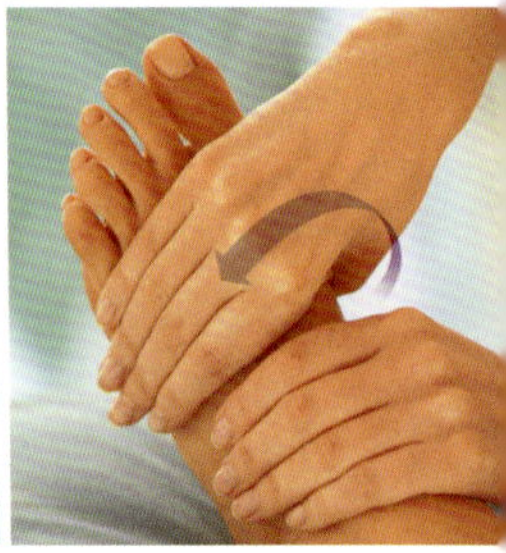

GESICHT, NEBENHÖHLEN, HALS, ZÄHNE, KIEFER

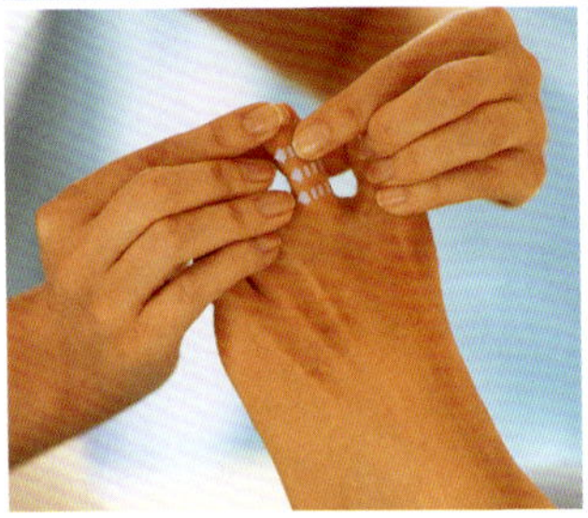

GESICHT, NEBENHÖHLEN, HALS, ZÄHNE, KIEFER

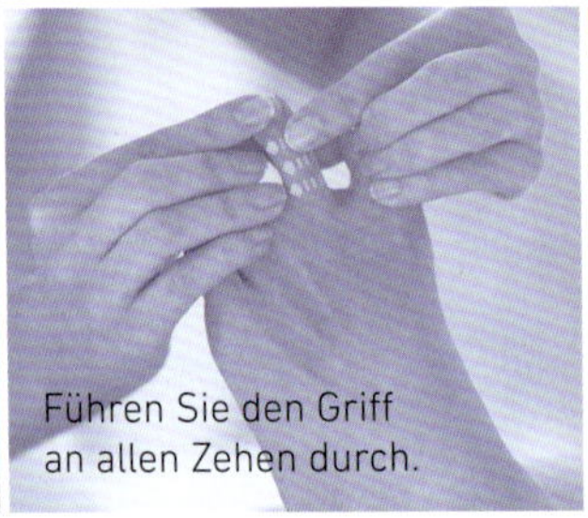

Führen Sie den Griff an allen Zehen durch.

EXTRAS – DEN FUSS STRECKEN

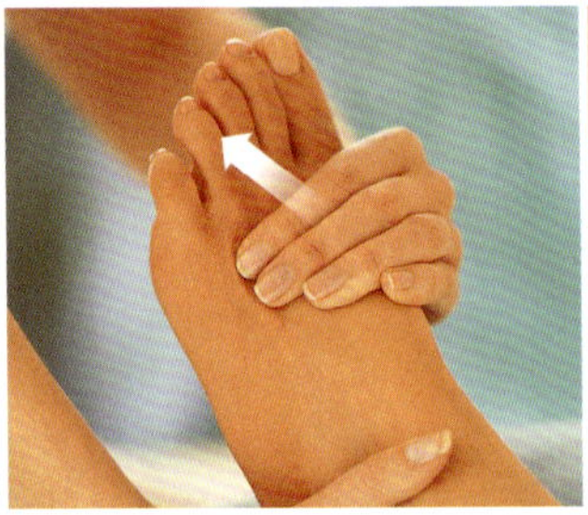

ZEHENROTATION

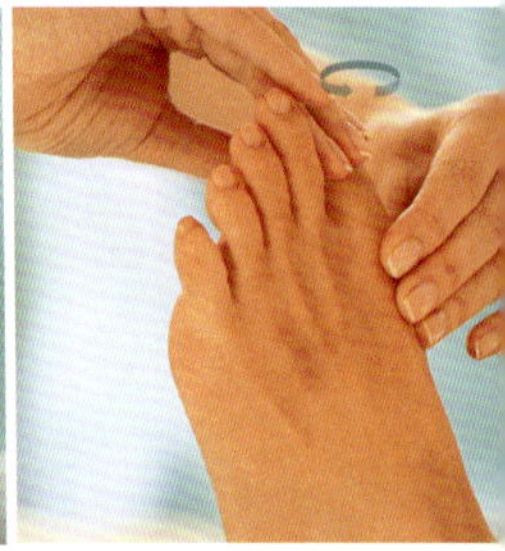

UNTERER RÜCKEN

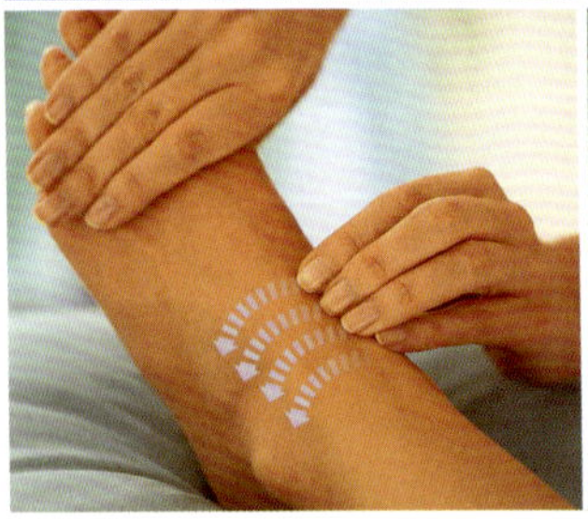

LYMPHKNOTEN, LEISTE, EILEITER

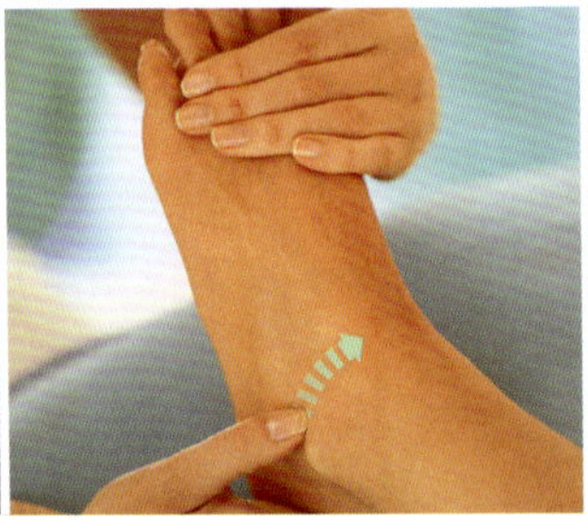

EXTRAS – LUNGENPRESSE

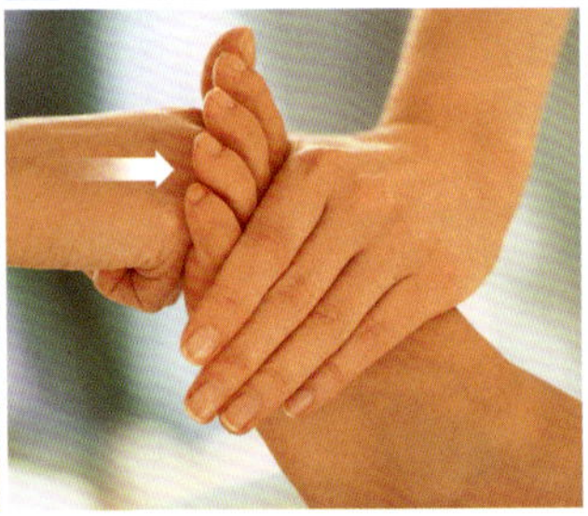

FUSSSOHLENSCHAUKE

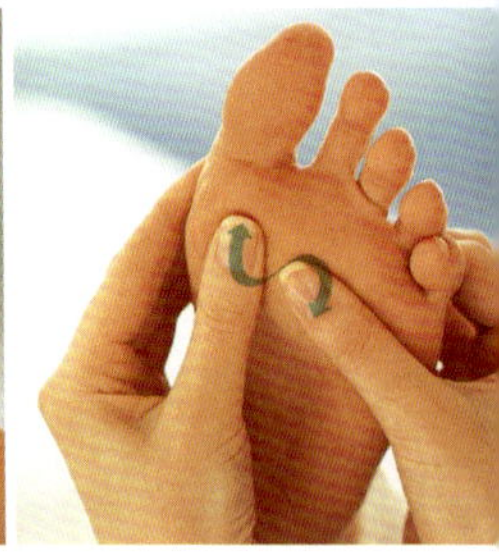

KNIE, BEIN

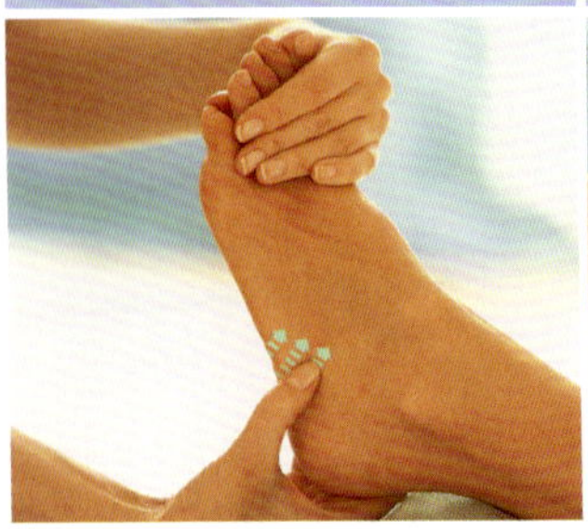

ELLBOGEN, ARM

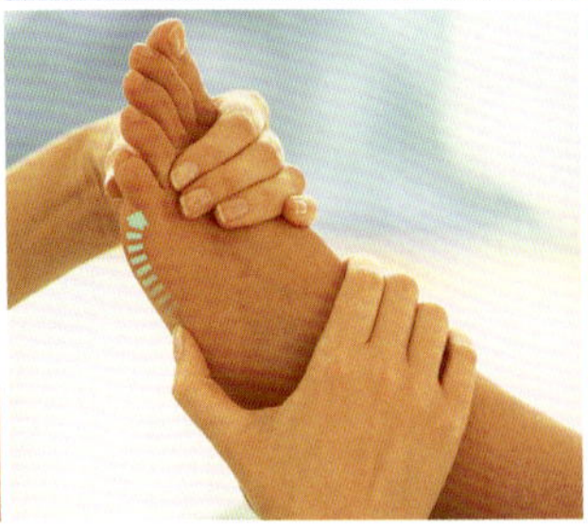

EXTRAS – HIN UND HER

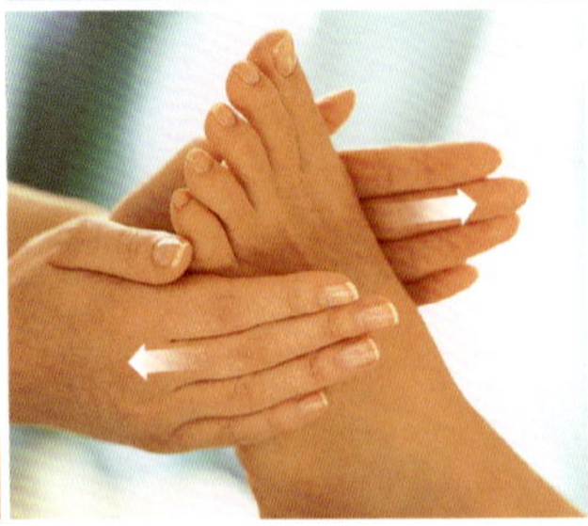

WIRBELDREHUNG

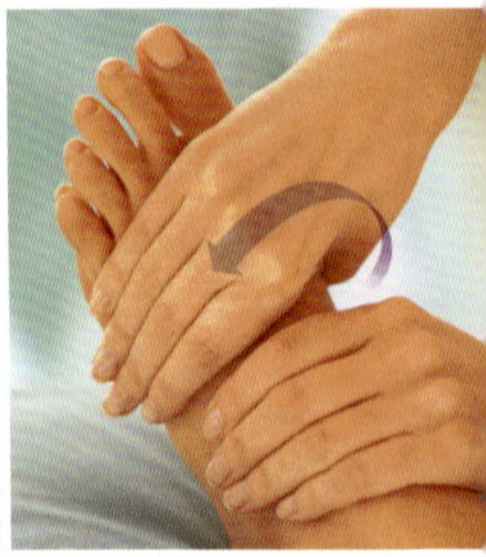

N MITTELFUSS LOCKERN

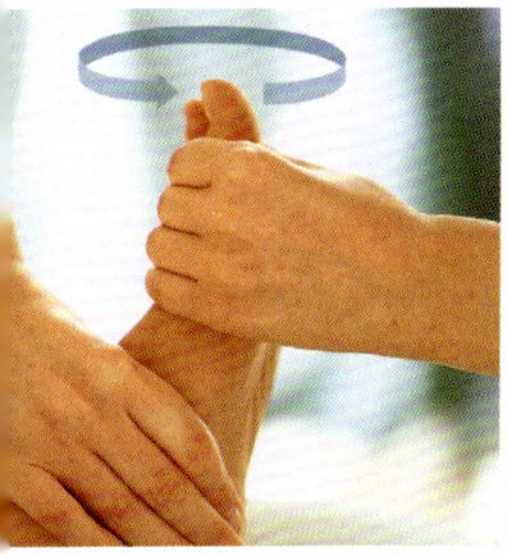

7. SCHRITT

Die Zehenoberseiten behandeln

KOPF, GEHIRN

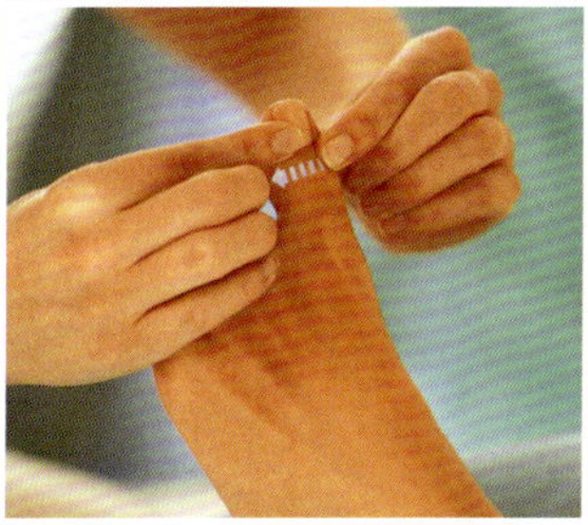

HALS/NACKEN

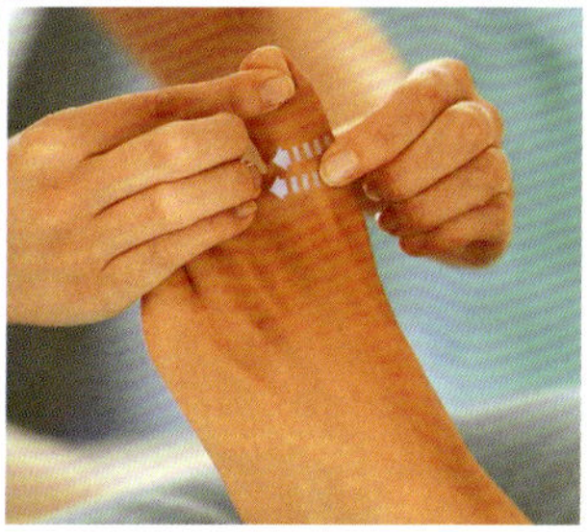

N MITTELFUSS LOCKERN

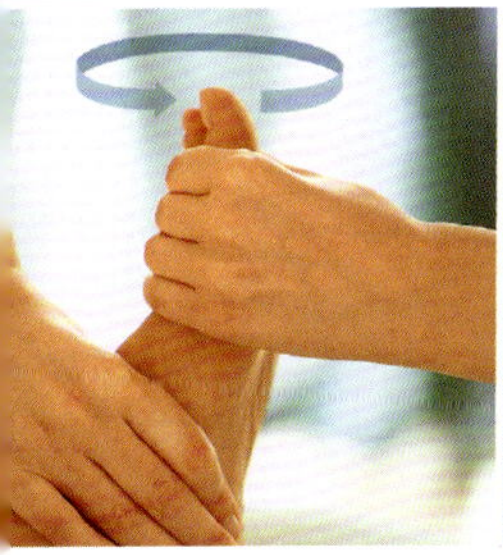

8. SCHRITT

Die Fußoberseite behandeln

LUNGE, BRUSTKORB, BRUST

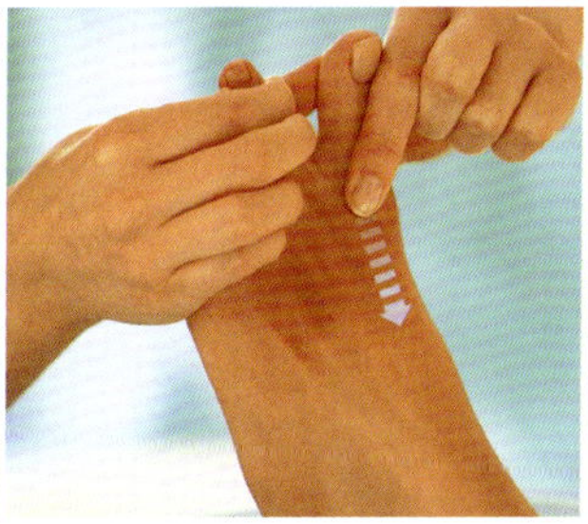

LUNGE, BRUSTKORB, BRUST

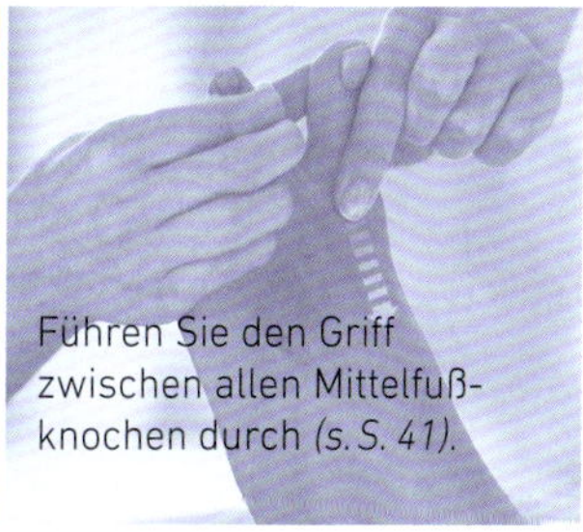

Führen Sie den Griff zwischen allen Mittelfußknochen durch *(s. S. 41)*.

ATION DES FUSSGELENKS

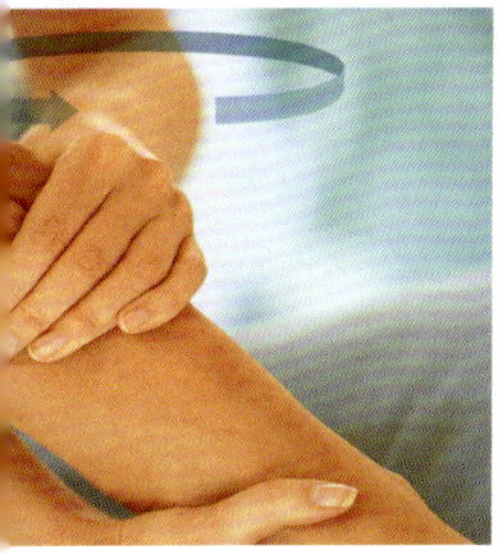

9. SCHRITT

Die Fußaußenseite behandeln

HÜFTGELENK, ISCHIASNERV

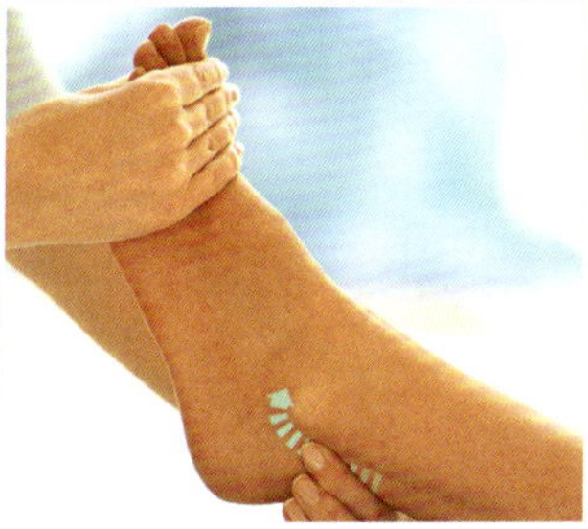

EIERSTOCK/HODEN

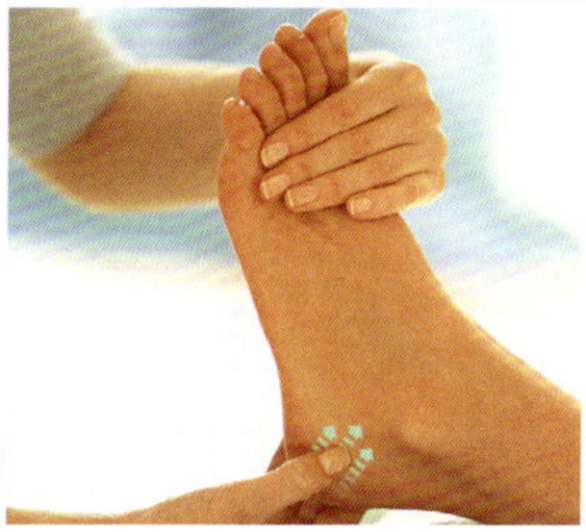

LUNGENPRESSE

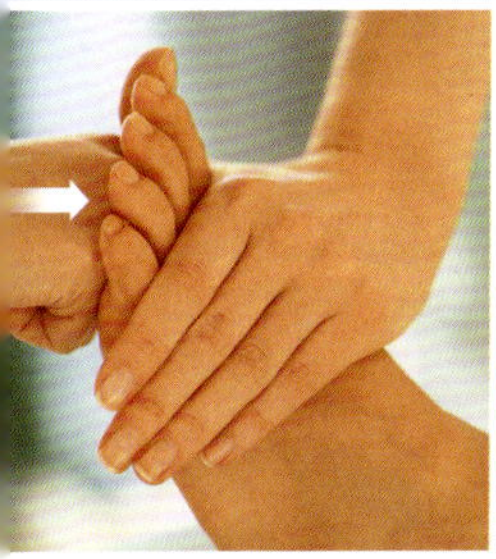

ROTATION DES FUSSGELENKS

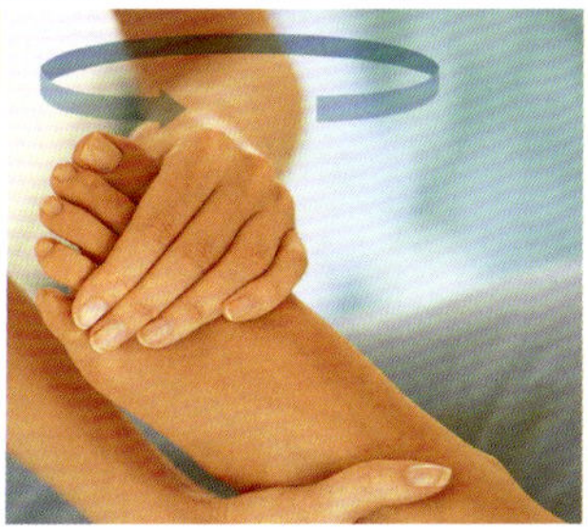

ATMEN

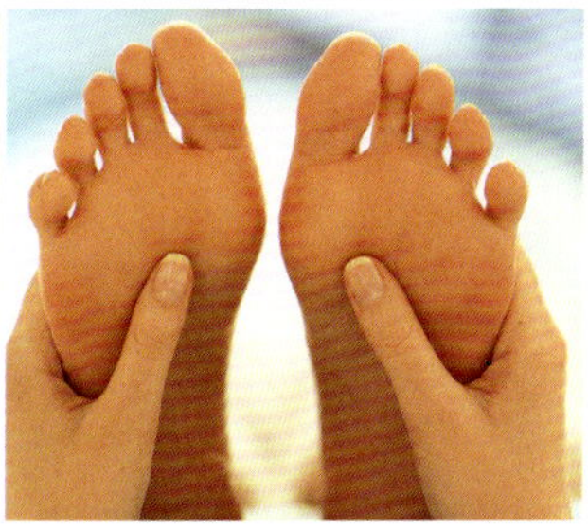

HÄNDE: EXTRAS

Es gibt einige Extras, mit denen Sie die Hand entspannen und ihre Beweglichkeit untersuchen und verbessern können. Griffe wie der Fingerzug, das Dehnen und Ziehen, die Handflächenschaukel und der Schmetterling sind geeignet als Einstieg und als Abschluss einer Behandlung sowie als Übergang zwischen zwei verschiedenen Techniken. Bei manchen Extras wenden Sie den Daumengang an, den Sie bereits kennen *(s. S. 62).*

TIPPS

Die Aufgaben der Haltehand und der Arbeitshand sind die gleichen wie bei der Fußbehandlung. Die Haltehand stützt die Hand und hält sie ruhig oder sie biegt die Finger etwas nach hinten, um die Fläche zum Arbeiten zu glätten.

Gehen Sie bei den Hand-Extras sanft vor. Strapazieren und überdehnen Sie die Gelenke nicht.

Fingerzug

Beim Fingerzug strecken und dehnen Sie sanft die Finger, was nicht nur diese, sondern die ganze Hand entspannt. Häufig werden die Finger im Laufe des Tages gestaucht. Dieser sanfte Zug lockert die Gelenke wieder und löst den Druck.

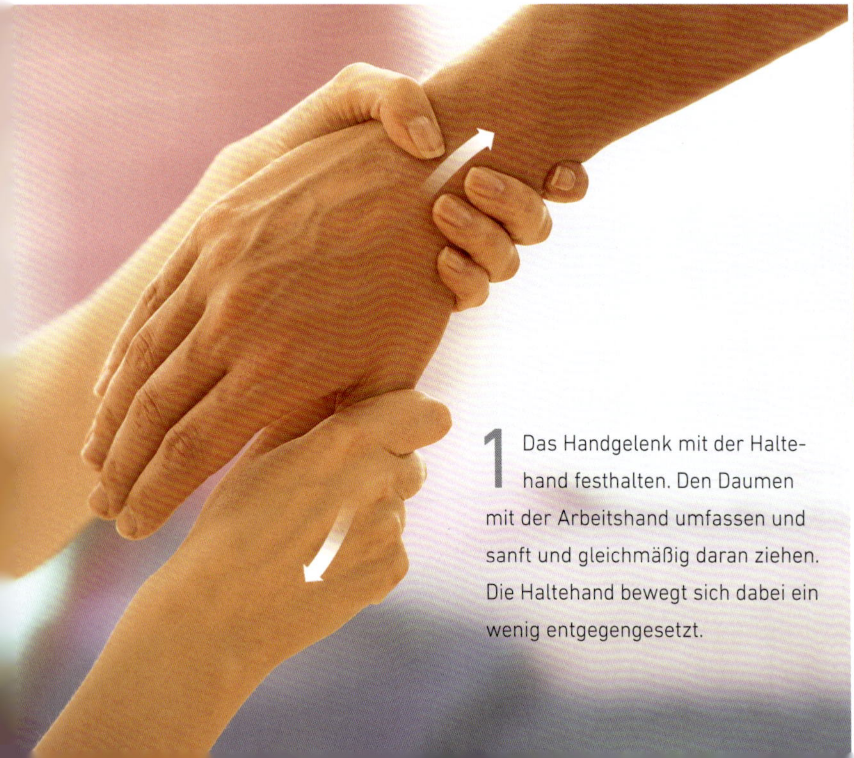

1 Das Handgelenk mit der Haltehand festhalten. Den Daumen mit der Arbeitshand umfassen und sanft und gleichmäßig daran ziehen. Die Haltehand bewegt sich dabei ein wenig entgegengesetzt.

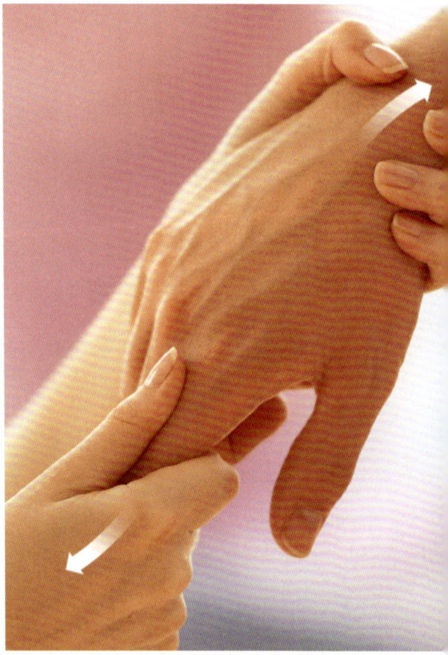

2 Greifen Sie mit der Haltehand wie abgebildet etwas um und ziehen Sie dann nacheinander am Zeigefinger und den einzelnen anderen Fingern.

Seitenbeuge

Ziel dieser Technik ist es, die Fingergelenke außerhalb ihrer normalen Bewegungsmuster zu mobilisieren.

1 Greifen Sie wie abgebildet das Daumengrundgelenk mit der Haltehand und halten Sie es fest, damit hier keine Bewegung stattfindet. Bewegen Sie nun mit der Arbeitshand das äußere Gelenk mehrmals abwechselnd ein wenig nach rechts und links.

2 Behandeln Sie den Zeigefinger und die anderen Finger ebenso.

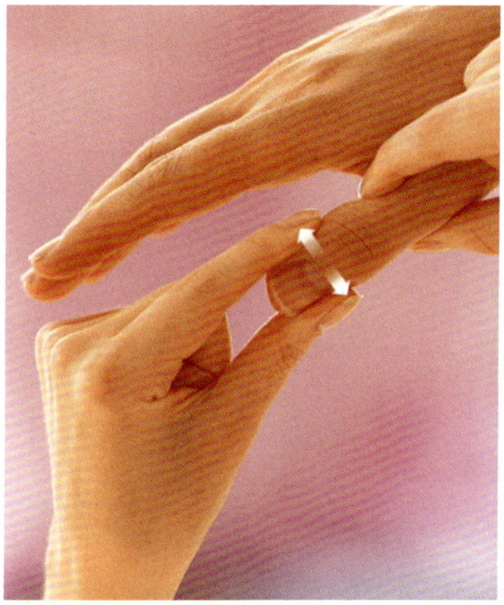

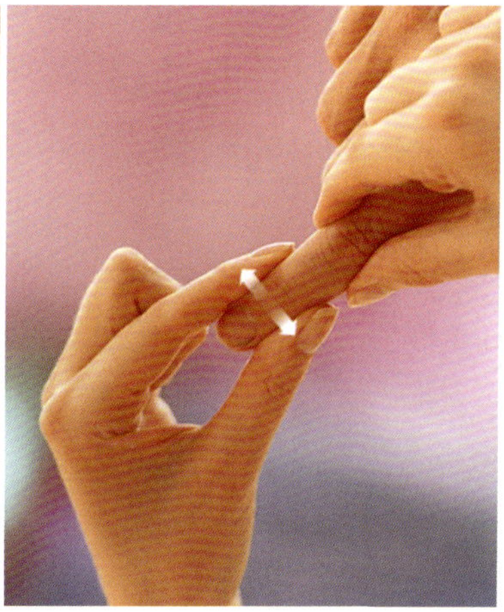

Dehnen und ziehen

Sie halten die Hand fest und wandern mit dem Daumengang den Finger entlang, sodass er gedehnt und gestreckt wird. Halten Sie Ihr Handgelenk nach unten, um durch die Hebelwirkung mehr Druck mit Ihren Fingern auszuüben und die Innenseite des behandelten Fingers ebenfalls zu dehnen.

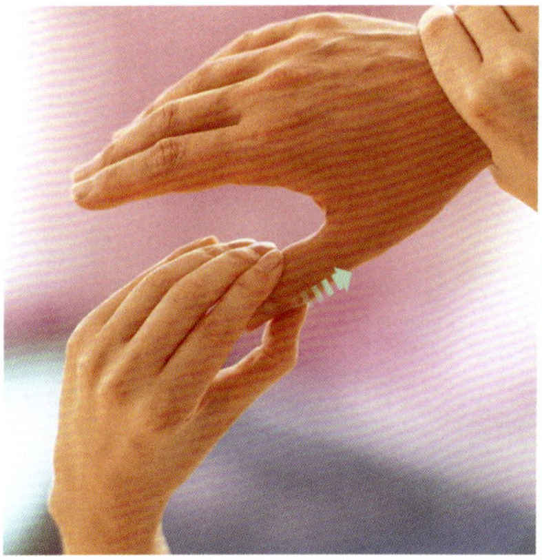

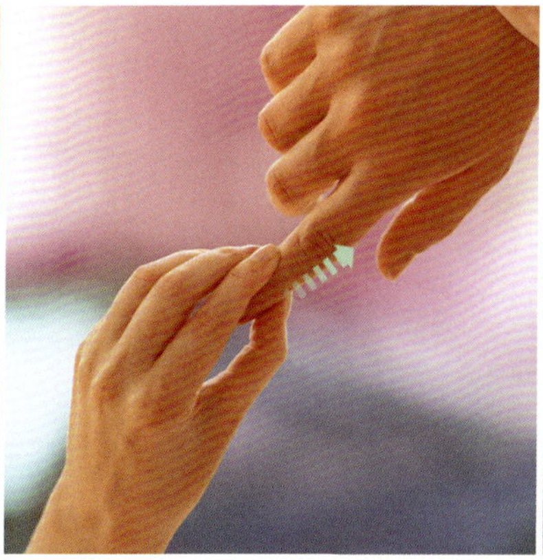

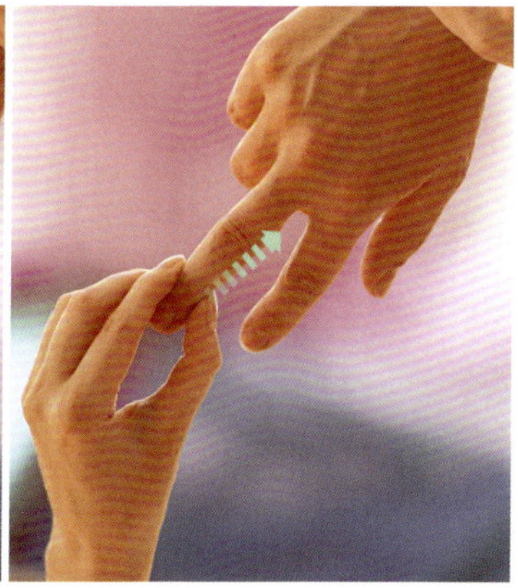

1 Den Daumen mit Ihrem Daumen und Ihren Fingern greifen. Mehrmals im Daumengang die Außenseite des Daumens nach oben gehen, zugleich die Innenseite dehnen. Besonders am Gelenk arbeiten.

2 Gehen Sie zum Zeigefinger über, an dessen Daumenseite Sie wieder mit dem Daumengang entlangwandern, während Sie mit den Fingern die andere Seite dehnen. Wiederholen Sie den Griff mehrmals.

3 Gehen Sie bei den anderen Fingern auf die gleiche Weise vor, um sie zu dehnen.

Handflächenschaukel

Bei diesem Entspannungsgriff bewegen Sie die langen Mittelhandknochen rhythmisch vor und zurück, um die Hand zu lockern und für die Reflexzonenarbeit vorzubereiten.

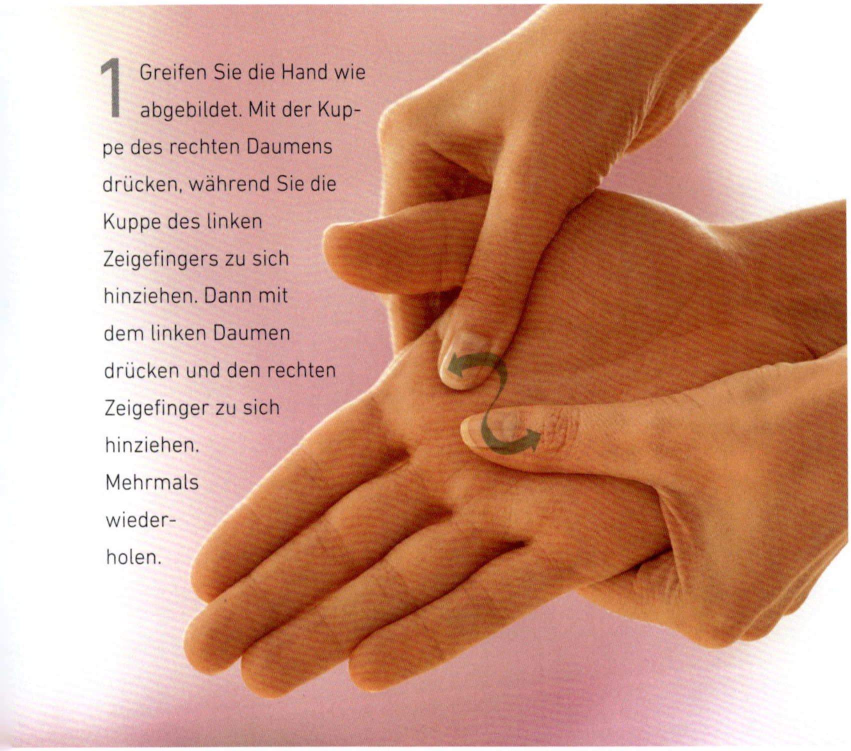

1 Greifen Sie die Hand wie abgebildet. Mit der Kuppe des rechten Daumens drücken, während Sie die Kuppe des linken Zeigefingers zu sich hinziehen. Dann mit dem linken Daumen drücken und den rechten Zeigefinger zu sich hinziehen. Mehrmals wiederholen.

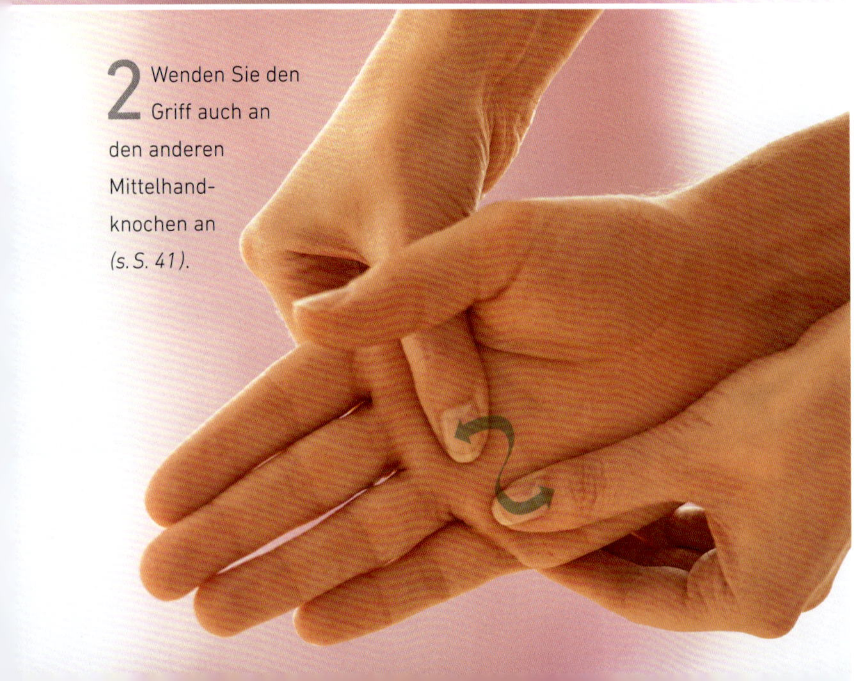

2 Wenden Sie den Griff auch an den anderen Mittelhandknochen an *(s. S. 41)*.

Schmetterling

Dieser Griff entspannt in erster Linie Handfläche und Handrücken.

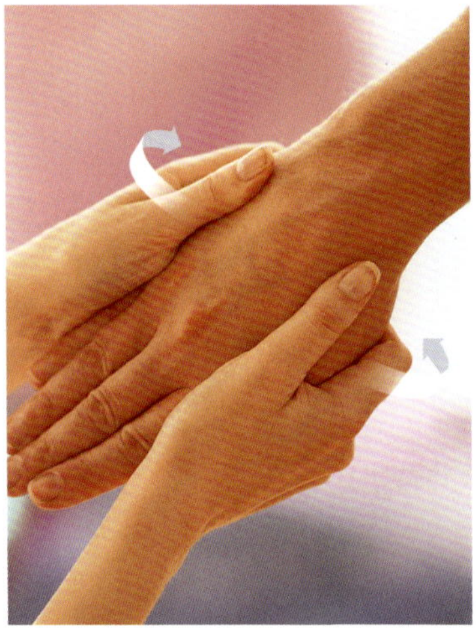

1 Drehen Sie Ihre Hand bei dem Griff nach außen und drücken Sie die Handfläche mit den Fingern hoch.

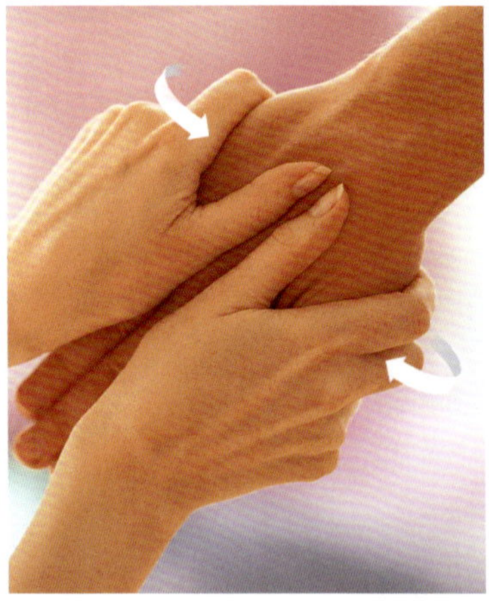

2 Drehen Sie dann Ihre Hand nach innen und drücken Sie mit Ihren Handflächen den Handrücken nach unten. Wiederholen Sie die beiden Schritte mehrmals abwechselnd.

Die Handfläche wringen

Bei dieser Technik imitieren Sie das Händewringen. Wie schon beim Schmetterling geht es darum, die langen Mittelhandknochen zu bewegen, um sie zu entspannen.

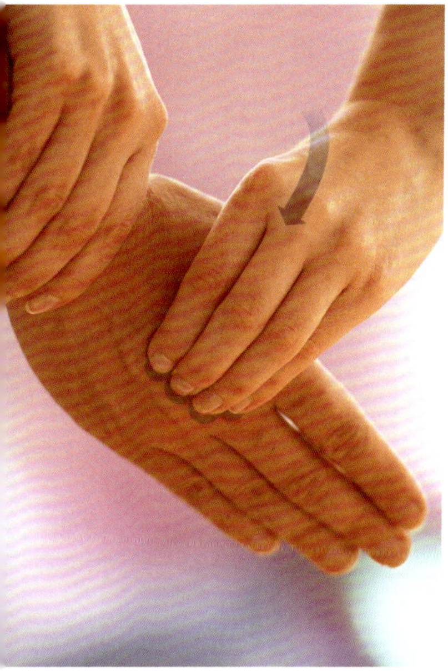

1 Halten Sie die Hand am Handgelenk fest wie abgebildet. Drücken Sie mit den Fingern Ihrer Arbeitshand von oben sanft auf den Mittelhandknochen des Zeigefingers. Gleichzeitig drücken Sie ihn von unten mit dem Daumen in einer leichten Drehbewegung nach oben. Lassen Sie kurz locker und wiederholen Sie den Griff noch einige Male.

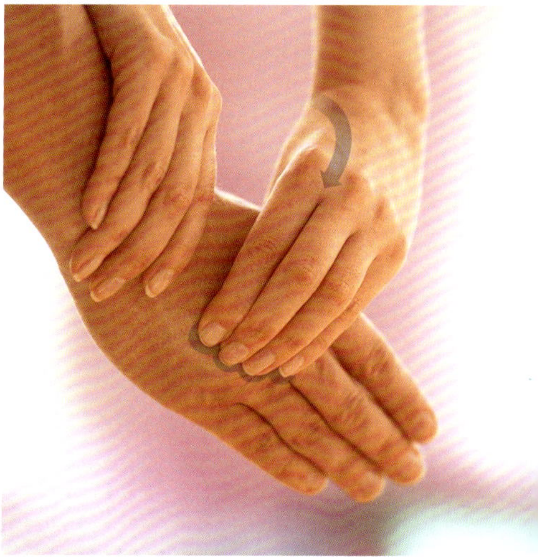

2 Zum Mittelhandknochen des Mittelfingers übergehen und diesen wieder mit den Fingern nach unten drücken, während Sie ihn mit dem Daumen nach oben ziehen. Locker lassen, das Ganze mehrmals wiederholen und die anderen Finger ebenso behandeln.

Die Handfläche entwringen

Diese Technik verbessert ebenfalls die Beweglichkeit in den langen Mittelhandknochen. Sie funktioniert in entgegengesetzter Richtung zum Wringen der Handfläche.

1 Halten Sie die Hand wie abgebildet am Handgelenk fest. Legen Sie den Daumen Ihrer Arbeitshand auf dem Handrücken auf den Knöchel des Zeigefingers. Drücken Sie den Daumen hinunter und ziehen Sie gleichzeitig die Arbeitshand nach oben, um die Außenseite der Hand nach oben zu drehen. Lassen Sie locker und wiederholen Sie den Griff mehrmals.

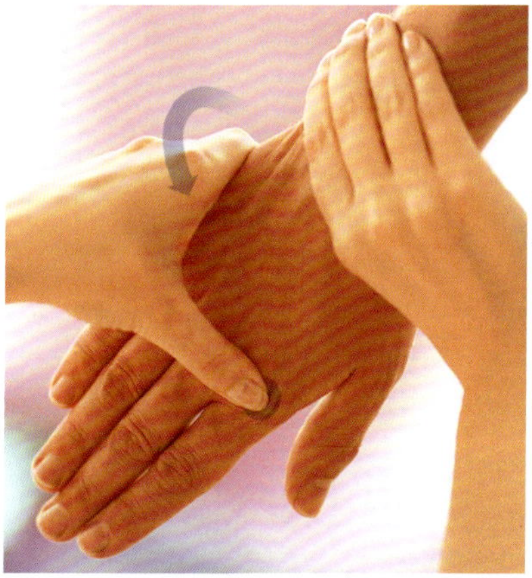

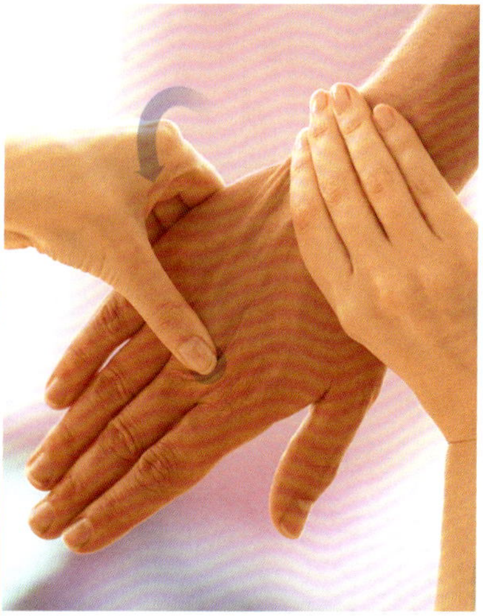

2 Führen Sie den Griff auch an den anderen Fingerknöcheln mehrmals aus.

1. SCHRITT

Die Finger behandeln

Die Organe und Drüsen, um deren Reflexzonen es in diesem Abschnitt geht, steuern fast alle Abläufe im Körper, so etwa Gehirn, Schilddrüse und Hypophyse. Durch die Behandlung ihrer Zonen an der Hand können Sie ihre Funktionen stärken. Bevor Sie beginnen, prüfen Sie, ob es Verletzungen oder andere Stellen an der Hand gibt, die Sie nicht behandeln dürfen, und fangen Sie dann mit einigen Extras an.

EXTRAS Fingerzug *(S. 98)* • Seitenbeuge *(S. 99)* • Dehnen und ziehen *(S. 99)* • Schmetterling *(S. 100)*

BEHANDELTE ZONEN

HYPOPHYSE: Die Behandlung kann den Hormonhaushalt regulieren.

HALS/NACKEN: Verspannungen können gelöst werden.

SCHILDDRÜSE UND NEBENSCHILDDRÜSEN: Sie sind wichtig für Energieniveau, Stoffwechsel, Wachstum und Blutkalziumspiegel.

KOPF UND GEHIRN: Sie regeln und koordinieren jegliche Körperaktivität, daher spielen die Zonen eine Schlüsselrolle bei der Behandlung.

NEBENHÖHLEN: Die Behandlung dient dazu, die Höhlen gesund zu erhalten.

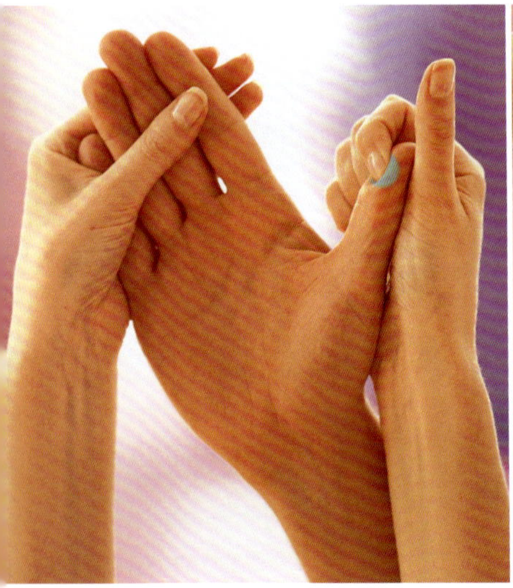

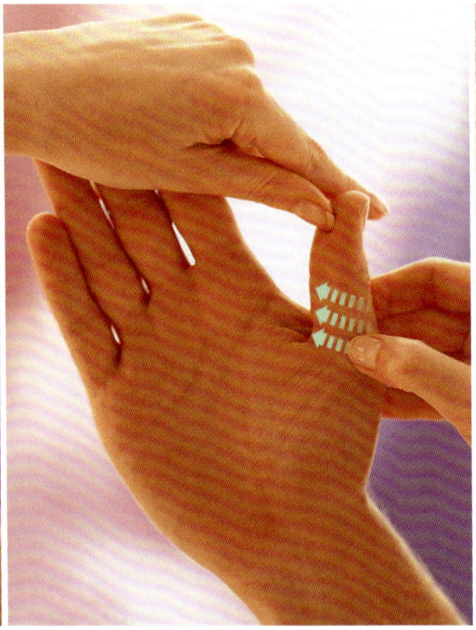

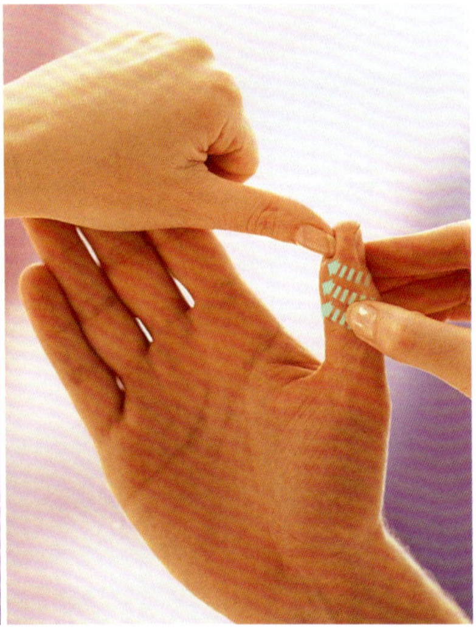

1 Um die Zone der **Hypophyse** zu behandeln, biegen Sie die Finger mit der linken Hand etwas zurück. Drücken Sie dann mit dem rechten Zeigefinger mehrmals auf die Mitte der Daumenkuppe.

2 Halten und stützen Sie mit der linken Hand den Daumen. Gehen Sie mehrmals im Daumengang quer über die Reflexzonen der **Schilddrüse**, der **Nebenschilddrüsen** und des **Halses**, wobei Sie am Ansatz beginnen und immer weiter nach oben wandern.

3 Gehen Sie dann mit weiteren Gängen quer über den Daumen nach oben bis zur Spitze, um die Zonen von **Kopf**, **Nebenhöhlen** und **Gehirn** zu bearbeiten.

4 Halten Sie die Finger mit der rechten Hand gerade. Wandern Sie mit der linken Hand im Daumengang am Zeigefinger quer durch die Zonen von **Hals/Nacken, Kopf, Nebenhöhlen** und **Gehirn.**

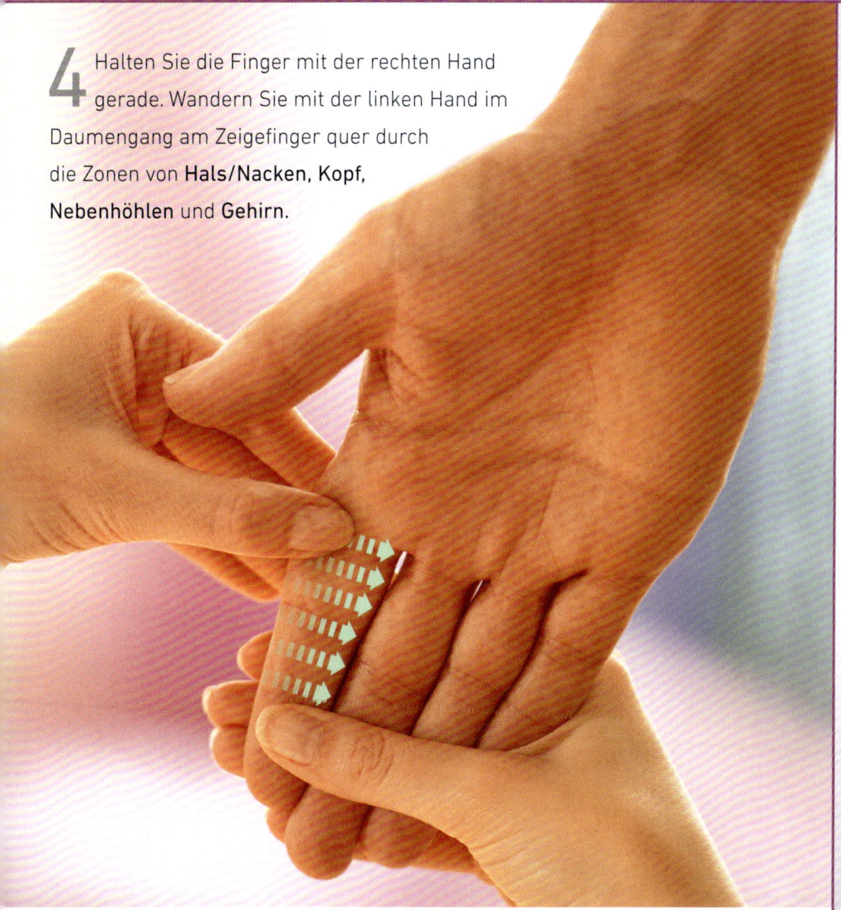

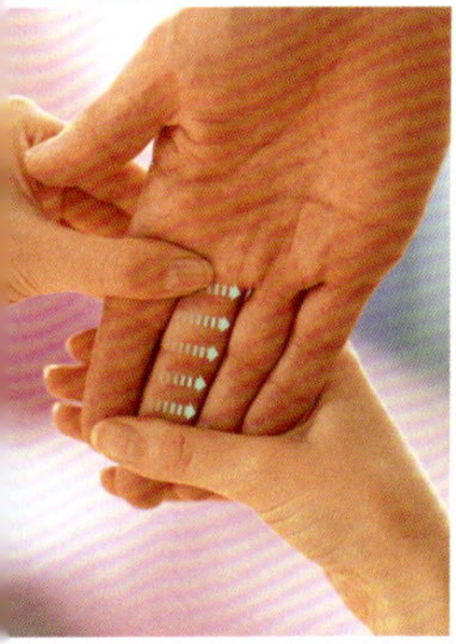

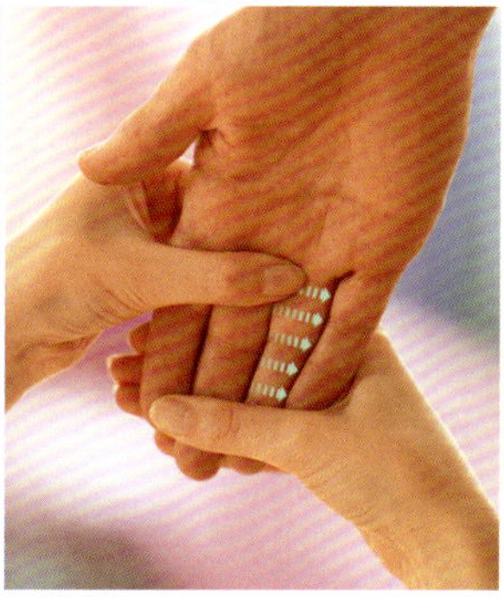

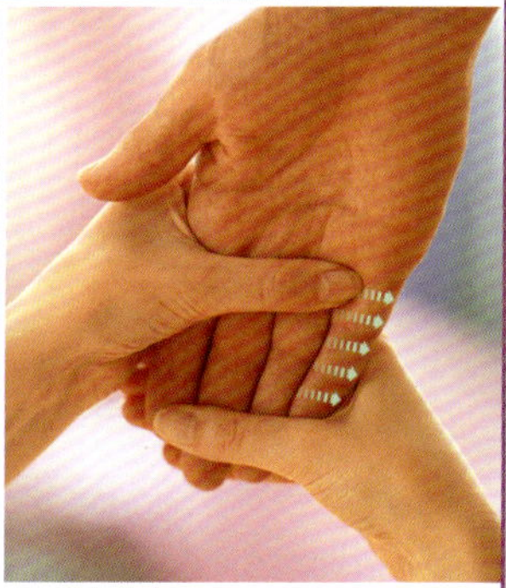

5 Bearbeiten Sie diese Zonen am Mittelfinger genauso.

6 Am Ringfinger arbeiten Sie auf die gleiche Weise.

7 Gehen Sie beim kleinen Finger genauso vor.

EXTRAS Fingerzug *(S. 98)* • Seitenbeuge *(S. 99)* • Dehnen und ziehen *(S. 99)* • Schmetterling *(S. 100)*

ZUR ORIENTIERUNG

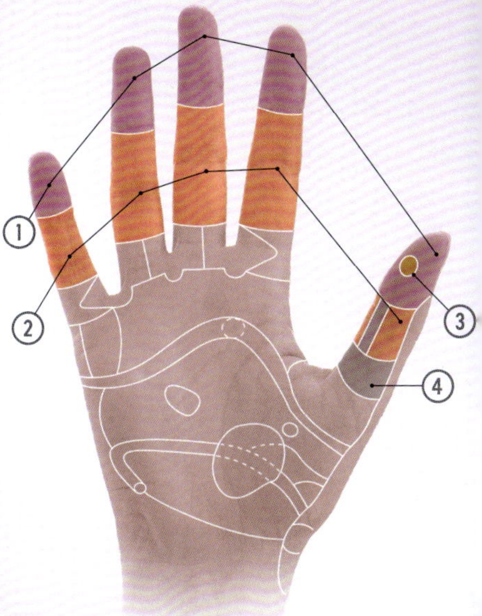

RECHTE HAND

Die Reflexzonen an den Fingern stehen in Verbindung mit dem Kopf und dem Hals.

An den Fingerspitzen liegen die Zonen für **Kopf, Gehirn** und **Nebenhöhlen** (1). Darunter, an den fleischigen Bereichen über den Fingeransätzen, finden Sie jeweils die Zone für den **Hals** und den **Nacken** (2). Am Daumen liegen nicht nur die gleichen Zonen wie an den anderen Fingern, sondern zusätzlich die Zone der **Hypophyse** (3) in der Mitte der Fingerkuppe und die Zone der **Schilddrüse** und **Nebenschilddrüsen** (4) am Daumenansatz.

Die Reflexzonen an der rechten Hand entsprechen spiegelbildlich denen an der linken Hand, wobei die Zonen der rechten Hand sich auf die rechte Körperseite beziehen und die der linken Hand auf die linke Seite.

2. SCHRITT

Daumen und Daumenballen behandeln

Mit dieser Behandlungsfolge stimulieren Sie Organe und Körperteile, die für die Verdauungssäfte, das Energieniveau und den Wasserhaushalt im Körper verantwortlich sind und auch die Blutreinigung und den Blutzuckerspiegel beeinflussen. Über die Reflexzonen können Sie deren Funktion verbessern. Arbeiten Sie immer unterhalb der Schmerzgrenze des Behandelten.

BEHANDELTE ZONEN

NEBENNIEREN: Die Behandlung reguliert den Hormonhaushalt.

BAUCHSPEICHELDRÜSE: Sie reguliert u. a. den Blutzuckerspiegel.

MAGEN: Die Behandlung kann die Verdauung stärken.

OBERER RÜCKEN: Die Behandlung der Zone kann Verspannungen im Oberkörper lösen.

NIEREN: Sie filtern das Blut und scheiden Schadstoffe aus.

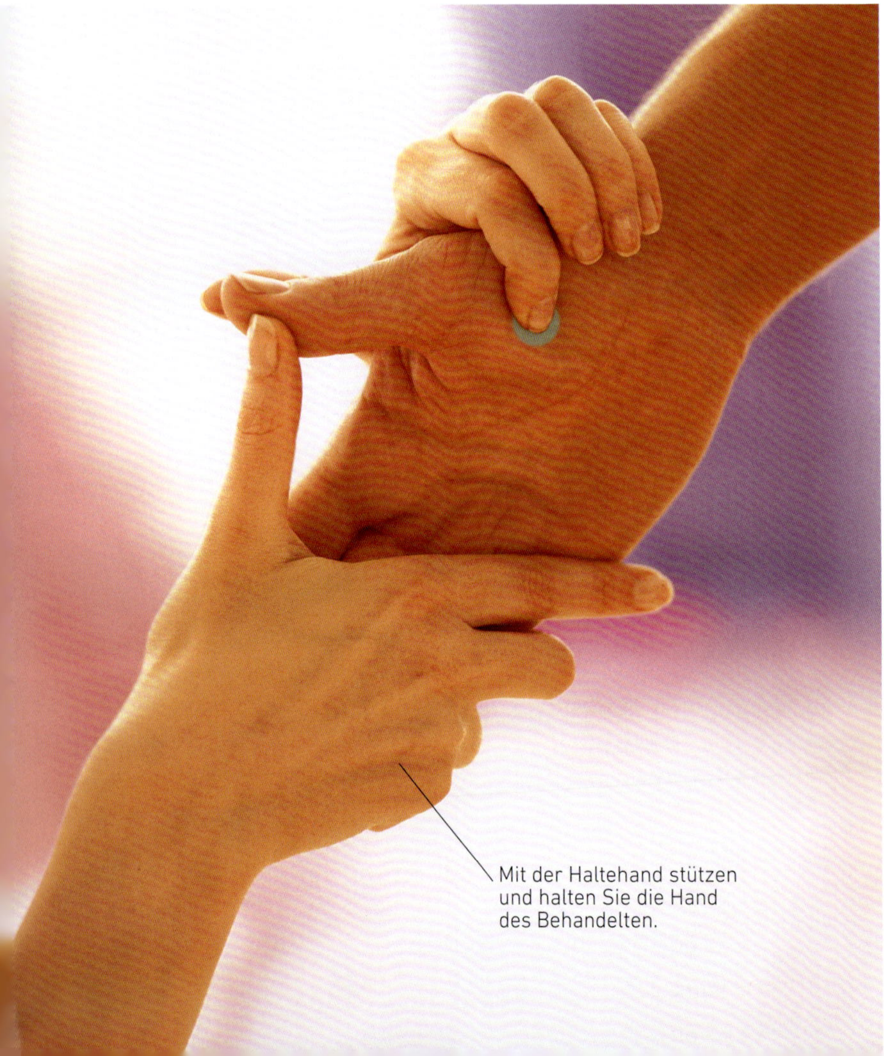
Mit der Haltehand stützen und halten Sie die Hand des Behandelten.

1 Halten Sie die Finger und den Daumen mit Ihrer rechten Hand nach hinten. Suchen Sie die **Nebennieren**-Zone, indem Sie die Spitze des linken Zeigefingers in der Mitte des Daumenballens ansetzen, etwa in der Hälfte des Mittelhandknochens. Die Stelle ist schmerzempfindlicher als das Gewebe drum herum. Drücken Sie mehrmals darauf.

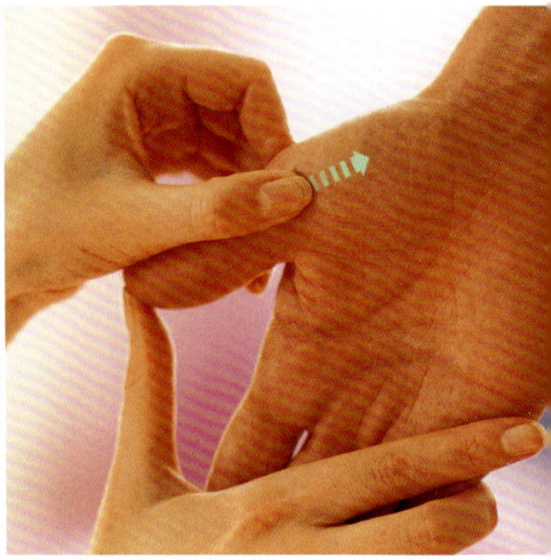

2 Mit dem linken Daumen im Daumengang durch die Zone der **Bauchspeicheldrüse** gehen.

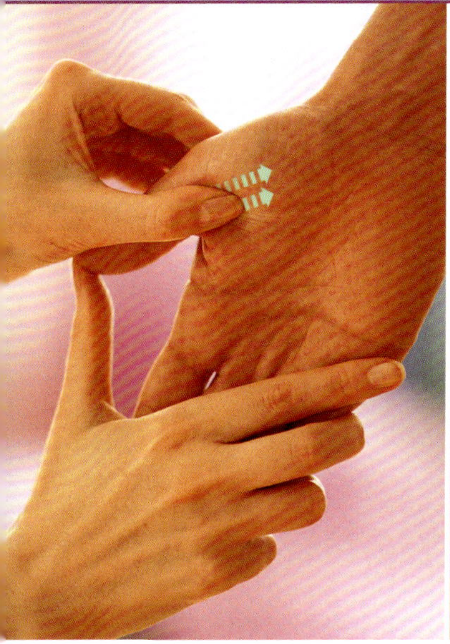

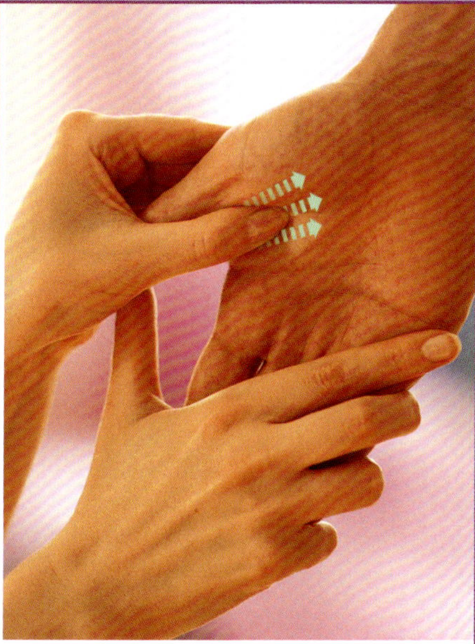

3 Führen Sie als Nächstes mehrere Daumengänge nebeneinander durch die **Magen**-Zone durch.

4 Um die Zonen des **oberen Rückens** und der **Nieren** zu bearbeiten, setzen Sie Ihren linken Daumen an der Innenseite des Daumenballens an und gehen mehrmals zwischen den Mittelhandknochen durch dieses Gebiet in Richtung Handfläche.

5 Um die **Nieren**-Zone stärker zu stimulieren, legen Sie Ihren linken Daumen und Zeigefinger von oben und unten auf die Zone und pressen sie zusammen. Halten Sie den Griff einige Sekunden, lassen Sie locker, setzen Sie neu an und pressen Sie nochmals. Der Druck darf nicht wehtun.

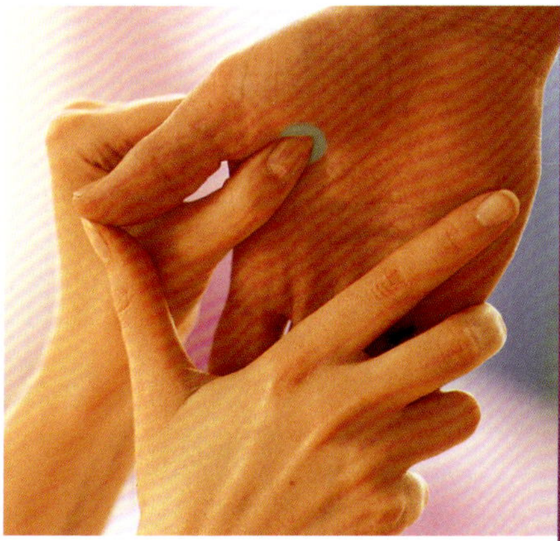

EXTRAS Fingerzug *(S. 98)* • Schmetterling *(S. 100)* • Die Handfläche wringen *(S. 101)*

ZUR ORIENTIERUNG

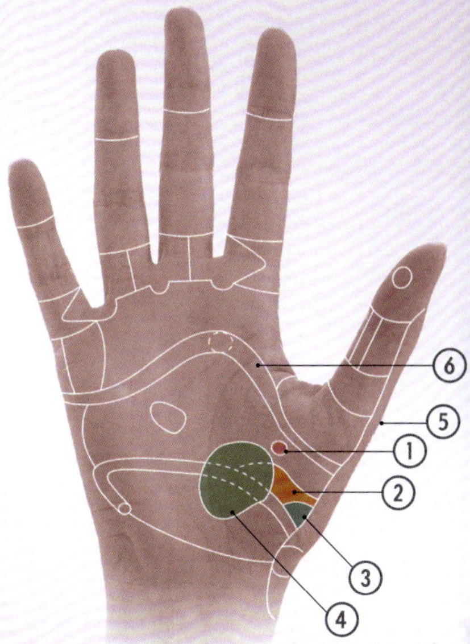

RECHTE HAND

Die Reflexzonen am Daumenballen beziehen sich auf mehrere innere Organe und den oberen Rücken.

So wie die Organe im Körper in unmittelbarer Nachbarschaft angeordnet sind, liegen auch die Zonen von **Nebenniere** (1), **Magen** (2), **Bauchspeicheldrüse** (3) und **Niere** (4) eng beieinander. Die Zone des **oberen Rückens** (5) verläuft am Rand des Daumens und der Hand, oberhalb der **Zwerchfell**-Zone (6).

Die Reflexzonen an der rechten Hand entsprechen spiegelbildlich denen an der linken Hand, wobei die Zonen der rechten Hand sich auf die rechte Körperseite beziehen und die der linken Hand auf die linke Seite. Eine Ausnahme sind die Zonen von Magen und Bauchspeicheldrüse, die beide an der rechten Hand viel kleiner als an der linken sind.

3. SCHRITT

Die obere Handfläche behandeln

Hier liegen Reflexzonen, die mit dem Oberkörper in Verbindung stehen. Sie erreichen dadurch Organe, die für den Blut- und Sauerstofftransport verantwortlich sind, sowie Muskeln und Gelenke des Brustkorbs und des oberen Rückens. Da die Zonen der Augen, Ohren und des Innenohrs direkt oberhalb der Schulterzonen liegen, werden sie mitbehandelt.

BEHANDELTE ZONEN

HERZ: Durch die Behandlung kann die Herzfunktion gestärkt werden.

LUNGE UND BRUSTKORB: Die Behandlung kann die Lunge und den Brustkorb gesund und beweglich halten.

OBERER RÜCKEN UND SCHULTERN: Die Behandlung kann Verspannungen im Oberkörper lockern oder lösen.

AUGEN: Die Behandlung kann übermüdete Augen beruhigen.

OHREN: Durch regelmäßige Behandlung können Sie Ohrenschmerzen und Tinnitus lindern.

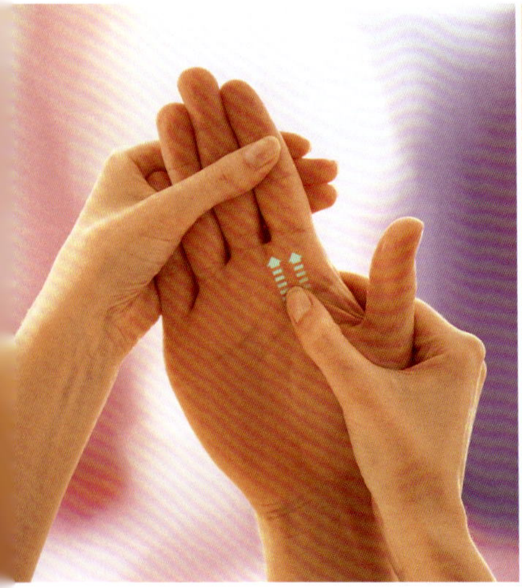

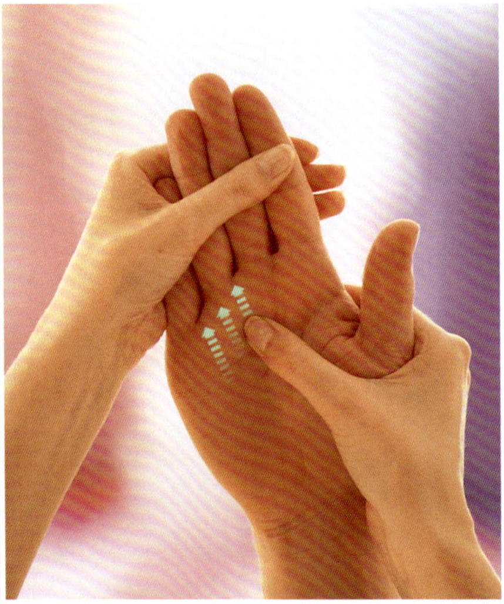

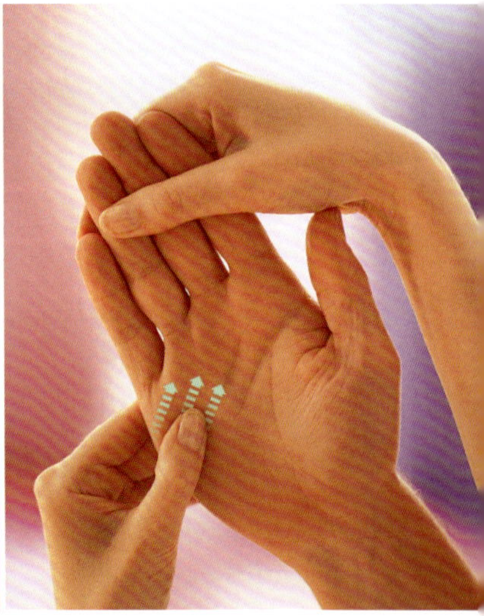

1 Gehen Sie mit dem rechten Daumen mehrmals durch die **Herz**-Zone am Daumenansatz. Danach gehen Sie von der **Zwerchfell**-Zone aus einige Male durch die Reflexzonen von **Brustkorb, Lunge** und **oberem Rücken.**

2 Gehen Sie zum nächsten Abschnitt der Zonen von **Brustkorb, Lunge** und **oberem Rücken** über und gehen Sie wieder mehrmals mit dem Daumengang hindurch.

3 Wechseln Sie die Hände, biegen Sie nun die Finger mit der rechten Hand etwas zurück und wandern Sie mit links im Daumengang von der **Zwerchfell**-Zone aufwärts durch die **Schulter**-Zone.

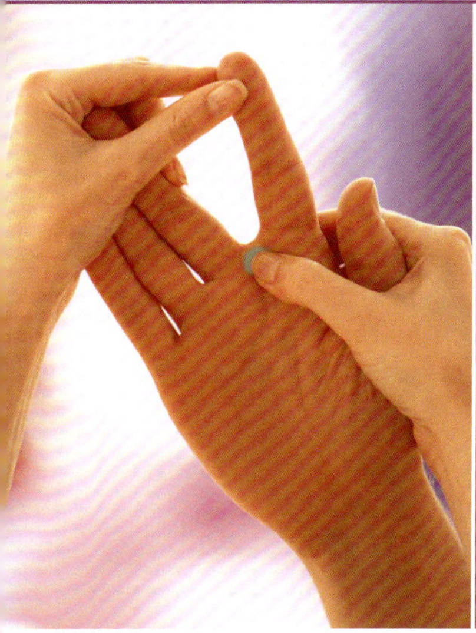

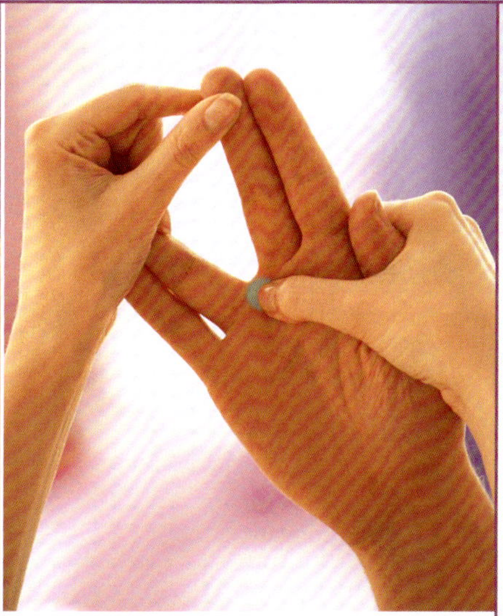

4 Spreizen Sie Zeige- und Mittelfinger mit der linken Hand, um die **Augen-**Zone zu behandeln. Legen Sie Daumen und Zeigefinger Ihrer Arbeitshand von oben und unten auf die »Schwimmhaut« zwischen den Fingern und kneifen Sie sie mehrmals sanft.

5 Gehen Sie zur Behandlung der **Innenohr-**Zone zwischen Mittel- und Ringfinger genauso vor und kneifen Sie wieder mehrmals leicht das Gewebe dazwischen.

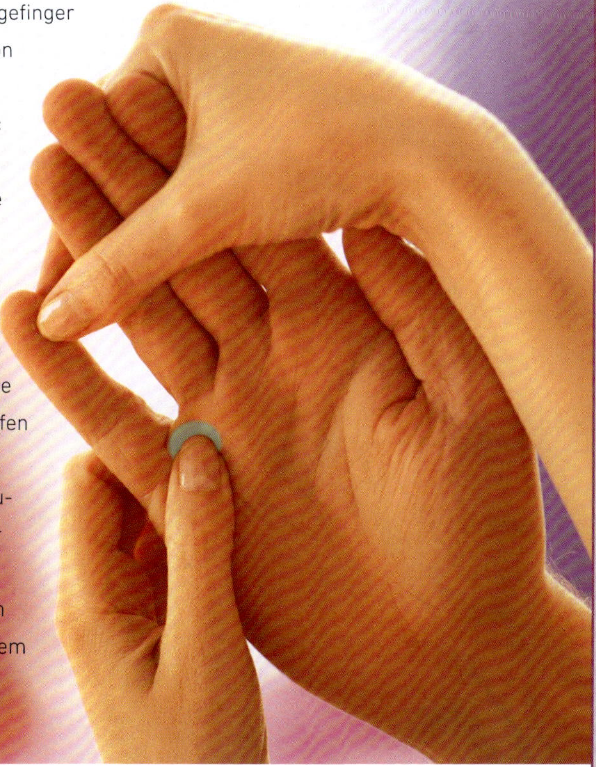

6 Wechseln Sie die Hände und kneifen Sie nun einige Male mit Ihrem linken Daumen und Zeigefinger sanft die **Ohr-**Zone im Gewebe zwischen Ringfinger und kleinem Finger.

XTRAS Handflächenschaukel *(S. 100)* • Schmetterling *(S. 100)* • Die Handfläche wringen *(S. 101)*

ZUR ORIENTIERUNG

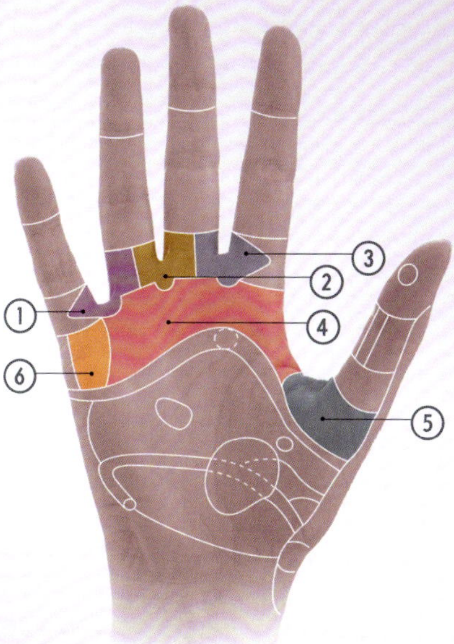

RECHTE HAND

Im oberen Teil der Handfläche liegen drei Reflexzonengruppen: die der Augen und Ohren, die von Brustkorb, Lunge und Herz sowie die Zonen der Schultern und des oberen Rückens.

Die Zonen von **Ohr** (1), **Innenohr** (2) und **Auge** (3) liegen in den »Schwimmhäuten« zwischen kleinem und Ringfinger, Ring- und Mittelfinger bzw. Mittel- und Zeigefinger. Die Zone von **Brustkorb, Lunge** und **oberem Rücken** erstreckt sich quer über die obere Handfläche (4). Wie im Körper, wo der obere Rücken auch hinter Lunge und Brustkorb liegt, befindet sich seine Reflexzone ebenfalls hinter der Lungen- und Brustkorbzone. Die **Herz-**Zone (5) finden Sie am Ansatz des Daumens und die Zone der **Schulter** unterhalb des kleinen Fingers (6).

Die Reflexzonen an der rechten Hand entsprechen spiegelbildlich denen an der linken Hand, wobei die Zonen der rechten Hand sich auf die rechte Körperseite beziehen und die der linken Hand auf die linke Seite.

4. SCHRITT

Untere Handfläche und Handansatz behandeln

In diesem Abschnitt geht es um die Reflexzonen von Organen, die für die Verwertung der Nahrung und die Ausscheidung von nicht Verwertbarem verantwortlich sind. Sie behandeln die Leber, die Gallenblase, den Dünndarm und den Dickdarm. Unterhalb des kleinen Fingers liegt außerdem die Zone für den Arm.

BEHANDELTE ZONEN

LEBER UND GALLENBLASE: Die Behandlung stärkt die Funktion dieser Organe, z. B. Entgiftung und Fettverdauung.

ARME: Hier finden sich oft Verspannungen, die Sie mit der Behandlung lösen können.

DICKDARM: Die Behandlung fördert die Darmfunktion und die Ausscheidung.

DÜNNDARM: Hier können Sie die Nahrungsverwertung verbessern.

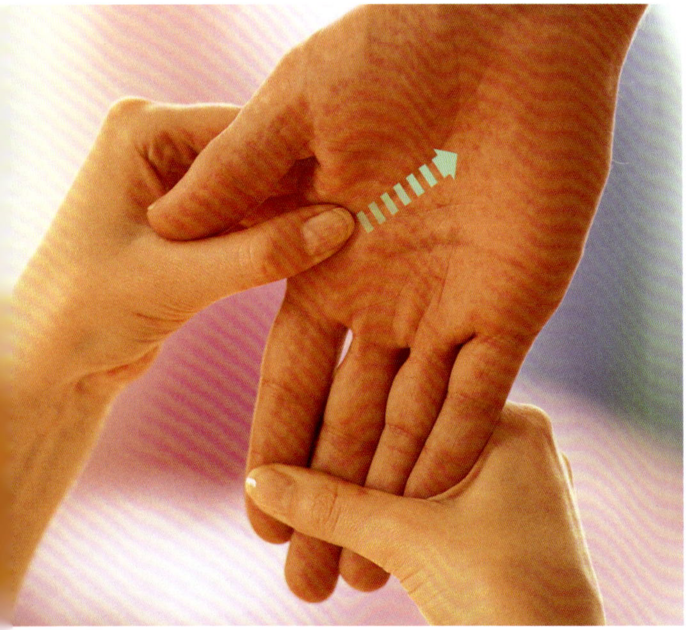

1 Halten Sie die Hand mit Ihrer rechten Hand. Mit dem Daumen im Daumengang von der **Zwerchfell**-Zone aus durch die **Leber**- und **Gallenblasen**-Zone gehen.

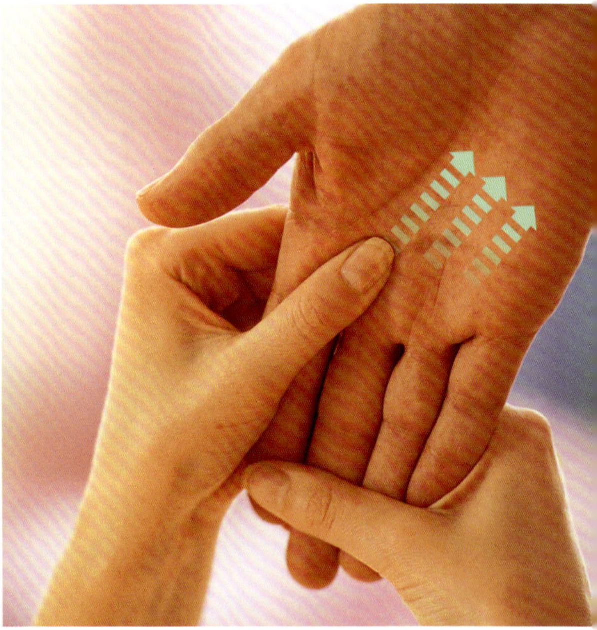

2 Setzen Sie dann den Daumen neu an und gehen Sie mit weiteren, nebeneinander liegenden Daumengängen durch die **Leber**- und **Gallenblasen**-Zone.

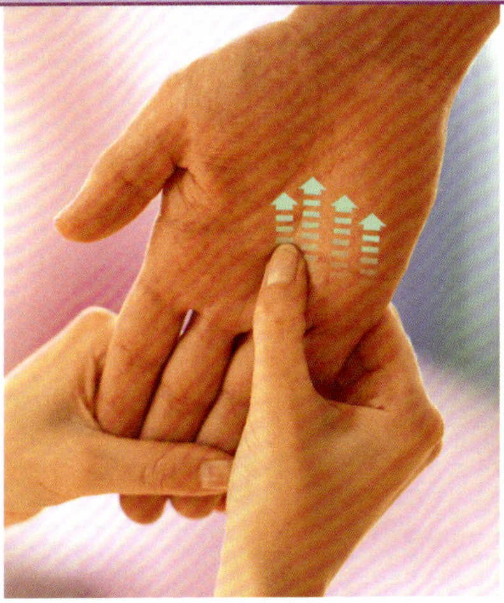

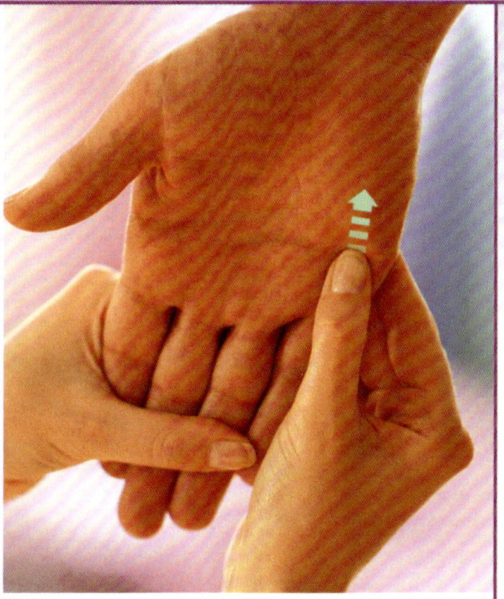

3 Wechseln Sie die Hände und arbeiten Sie weiter die **Leber-** und **Gallenblasen**-Zone durch, indem Sie nun mit dem rechten Daumen in mehreren Daumengängen durch die Zone wandern.

4 Setzen Sie dann Daumen und Zeigefinger wie abgebildet an, um die **Arm**-Zone im fleischigen Bereich an der Handkante zu drücken. Geben Sie entlang der Kante an verschiedenen Stellen Druck.

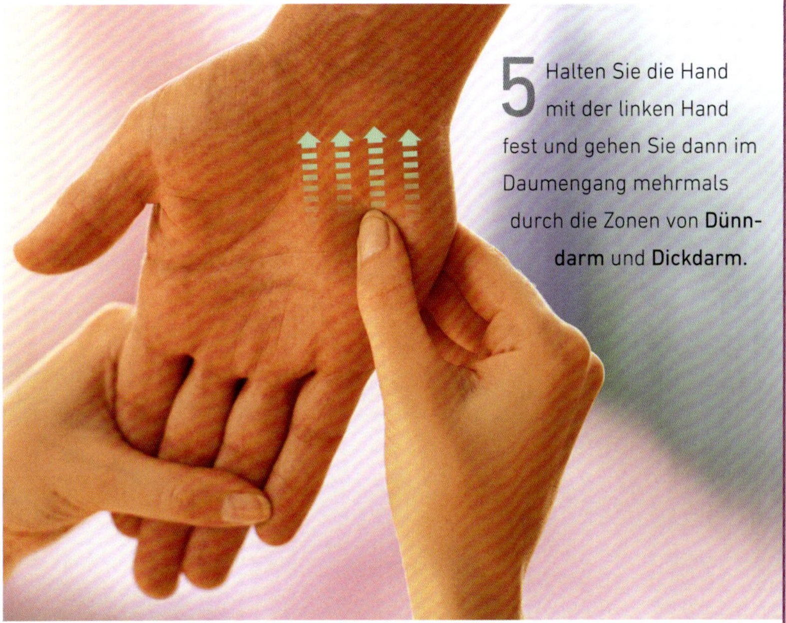

5 Halten Sie die Hand mit der linken Hand fest und gehen Sie dann im Daumengang mehrmals durch die Zonen von **Dünndarm** und **Dickdarm**.

EXTRAS Fingerzug *(S. 98)* • Schmetterling *(S. 100)* • Die Handfläche wringen *(S. 101)*

ZUR ORIENTIERUNG

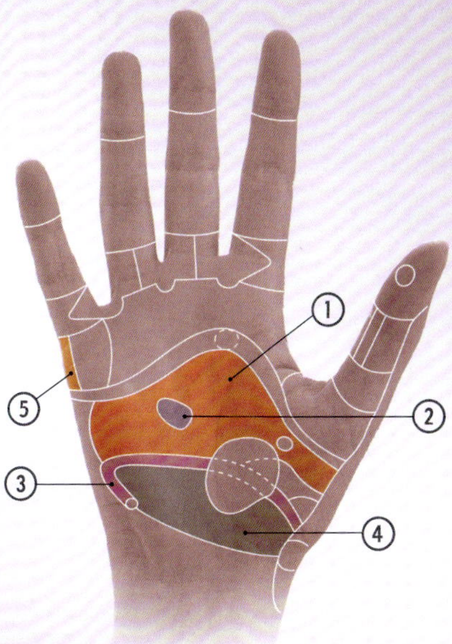

RECHTE HAND

In den weichen Bereichen in der Handfläche und am Handansatz liegen vor allem die Reflexzonen der Verdauungsorgane.

Die **Leber**-Zone (1) erstreckt sich quer über die Handfläche und schließt die Zone der **Gallenblase** (2) ein. Die Zone des **Dickdarms** (3) verläuft über den Ansatz der Hand und rahmt die **Dünndarm**-Zone (4) ein. Im fleischigen Bereich direkt unterhalb des kleinen Fingers liegt die **Arm**-Zone (5).

Die Reflexzonen an der rechten Hand entsprechen spiegelbildlich denen an der linken Hand, mit Ausnahme der Bauchorgane: Die Leber- und Gallenblasenzone gibt es nur an der rechten Hand, an der linken dafür die Milzzone, etwa an der Stelle, wo rechts die Gallenblasenzone liegt. Die Dickdarmzonen verlaufen an den Händen genau wie an den Füßen *(s. S. 83)*. Sie müssen rechts von außen nach innen und links von innen nach außen arbeiten.

5. SCHRITT

Fingeroberseiten und Daumenseite behandeln

Mit der Behandlung dieser Zonen entspannen Sie nicht nur die Wirbelsäule, sondern können auch Rückenschmerzen lindern. Arbeiten Sie die Wirbelsäulenzone an der Seite des Daumens durch und behandeln Sie an den Fingern die Zonen von Kopf, Nebenhöhlen, Hals/Nacken, Zähnen, Zahnfleisch und Kiefern.

BEHANDELTE ZONEN

WIRBELSÄULE: Ihre Reflexzone erstreckt sich entlang der Hand- und Daumenkante.

HALS/NACKEN: Die Behandlung kann Verspannungen lösen.

KOPF UND GEHIRN: Sie regeln jegliche Aktivität im Körper, daher spielen diese Zonen eine Schlüsselrolle bei der Behandlung.

NEBENHÖHLEN: Die Behandlung zielt darauf ab, die Höhlen gesund zu erhalten.

ZÄHNE, KIEFER UND ZAHNFLEISCH: Die Behandlung kann das Zusammenspiel von Gewebe, Knochen und Zähnen verbessern.

1 Halten Sie die Hand mit Ihrer linken Hand aufrecht. Fangen Sie an der Zone des **Steißbeins** an und gehen Sie mehrmals mit dem rechten Daumen am knochigen Rand der Hand entlang nach oben bis durch die Zone der **mittleren Wirbelsäule.**

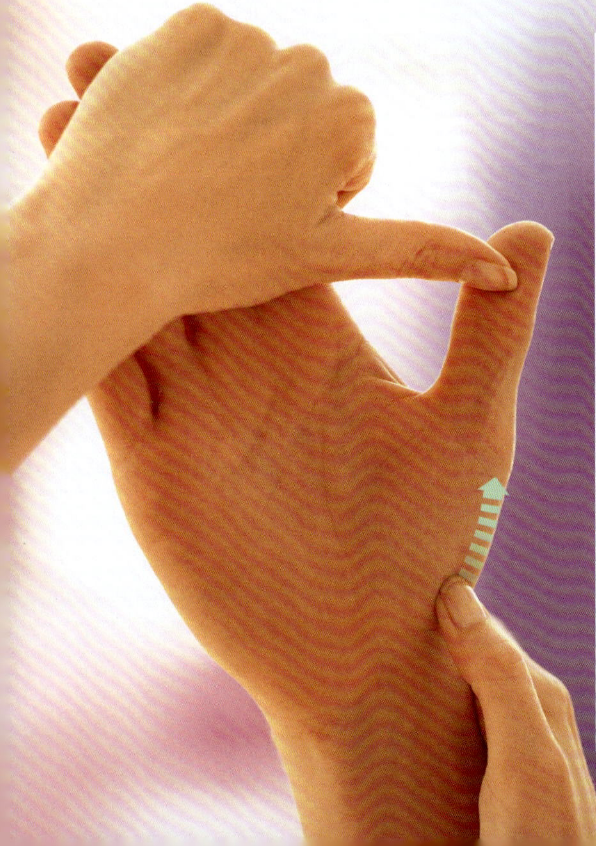

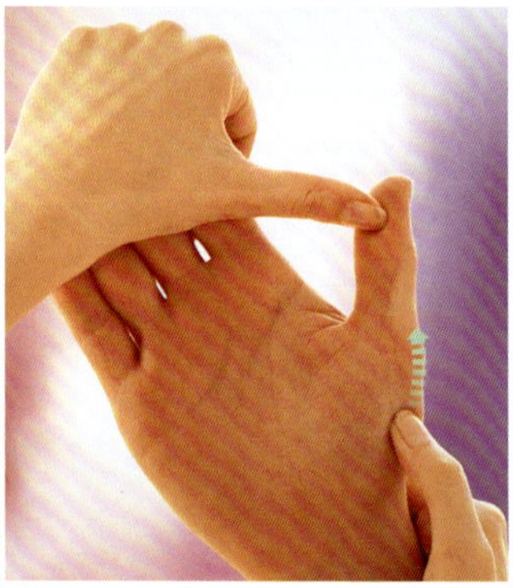

2 Halten Sie den Daumen mit der linken Hand gerade und gehen Sie mit dem rechten Daumen mehrmals durch den oberen Teil der **Wirbelsäulen**-Zone, der dem **oberen Rücken** entspricht.

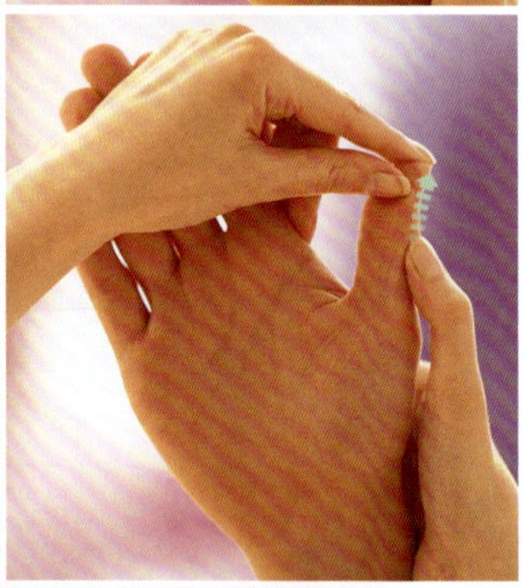

3 Gehen Sie im Daumengang nun noch einige Male weiter hoch durch die **Hals-** und **Nacken**-Zone.

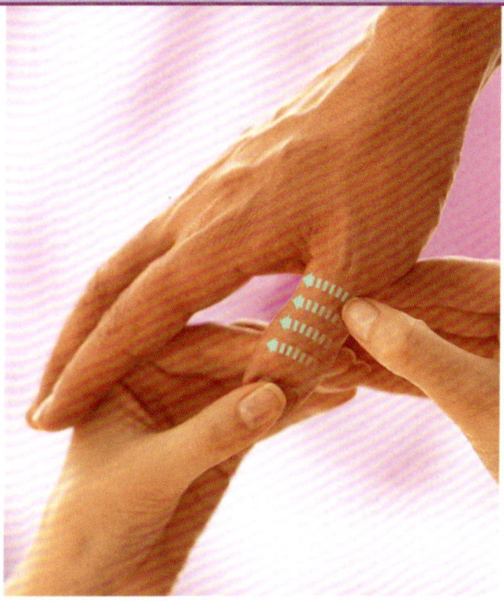

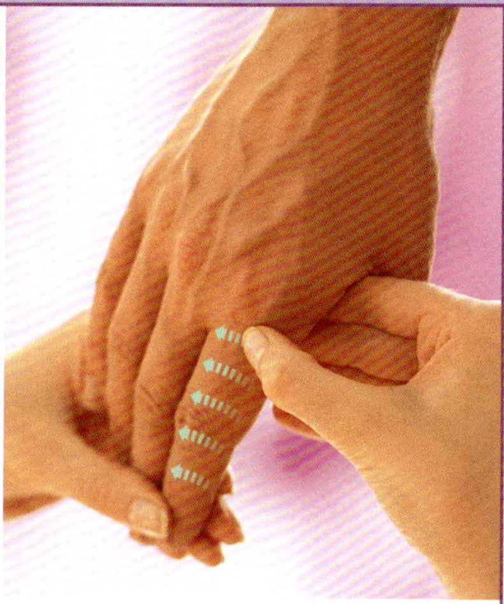

4 Um die Zonen von **Kopf, Gehirn, Nebenhöhlen, Hals, Zähnen, Zahnfleisch** und **Kiefern** zu bearbeiten, halten Sie den Daumen mit Ihrer linken Hand fest und gehen mehrmals auf verschiedener Höhe mit dem Daumengang quer über die Oberseite.

5 Gehen Sie dann zum Zeigefinger über, an dem Sie einen weiteren Teil dieser Zonen behandeln. Halten Sie wieder den Finger mit links fest und gehen Sie mehrfach mit Ihrem Daumen quer über die Oberseite.

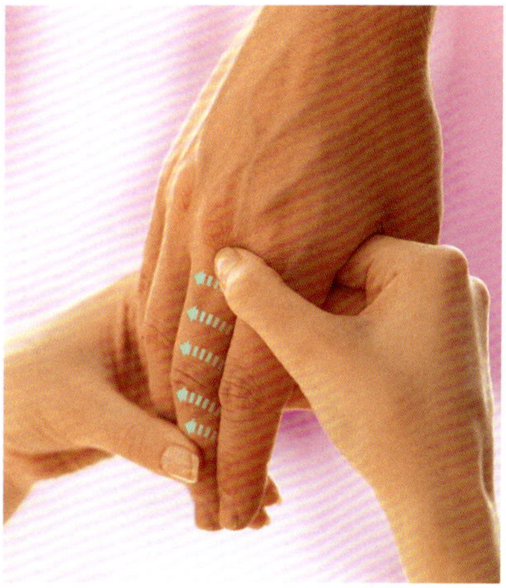

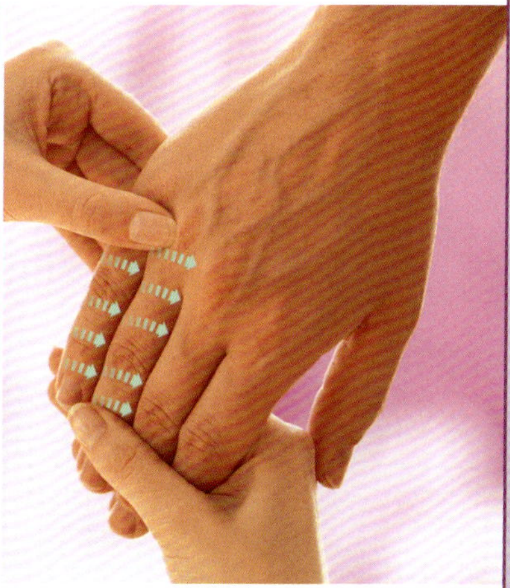

6 Auf die gleiche Weise bearbeiten Sie die Zonen auf der Oberseite des Mittelfingers.

7 Wechseln Sie die Hände und behandeln Sie die Zonen auf dem Ringfinger und dem kleinen Finger mit Ihrem linken Daumen, indem Sie quer darüber wandern.

EXTRAS Handflächenschaukel *(S. 100)* • Schmetterling *(S. 100)* • Die Handfläche wringen *(S. 101)*

ZUR ORIENTIERUNG

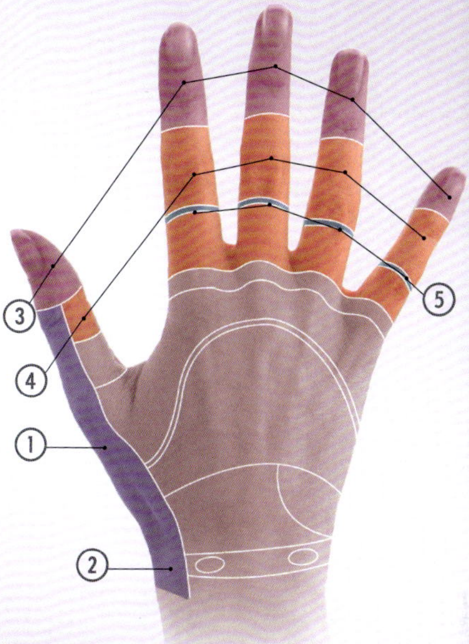

RECHTE HAND

Auf den Oberseiten der Finger und entlang der Seite des Daumens finden Sie die Reflexzonen für die Wirbelsäule, das Gesicht und den Kopf.

Die Reflexzone der **Wirbelsäule** läuft an der Seite des Daumens und der Hand entlang (1). Der Bereich für das **Steißbein** (2) liegt dabei ganz unten, nahe am Handgelenk. Die Zonen von **Kopf, Gehirn** und **Nebenhöhlen** (3) erstrecken sich vom Unterrand der Fingernägel bis über das Endgelenk aller fünf Finger. Daran schließt sich an jedem Finger die Zone für **Hals** und **Nacken** an (4). Die Zonen von **Zähnen, Zahnfleisch** und **Kiefern** schließlich (5) verlaufen als schmales Band unterhalb der mittleren Gelenke der vier Finger, nicht aber am Daumen.

Die Reflexzonen an der rechten Hand entsprechen spiegelbildlich denen an der linken Hand, wobei die Zonen der rechten Hand sich auf die rechte Körperseite beziehen und die der linken Hand auf die linke Seite.

6. SCHRITT

Den Handrücken behandeln

Hier geht es um Reflexzonen, die mit den Atmungsorganen, der Milchproduktion, der Herzfunktion und den Muskeln und Gelenken des Oberkörpers in Verbindung stehen. Dabei entsprechen die Zonen auf dem rechten Handrücken Lunge, Brustkorb, Brust, unterem Rücken, Lymphknoten, Leiste, Knie, Bein und Eierstock oder Hoden auf der rechten Körperseite. Durch die Behandlung der Zonen können Sie die Funktion all dieser Bereiche und Organe verbessern.

BEHANDELTE ZONEN

BRUSTKORB UND LUNGE: Bei Brustenge und Atembeschwerden kann die Behandlung dieser Zonen helfen.

BRUST: In der Stillzeit können Sie so die Milchproduktion regulieren.

OBERER UND UNTERER RÜCKEN: Die Behandlung dieser Zonen kann Rückenschmerzen lindern.

LYMPHKNOTEN, LEISTE UND EILEITER: Sie können mit der Behandlung Lymphstaus beseitigen und das Immunsystem stärken.

EIERSTÖCKE/HODEN: Regelmäßige Behandlung kann die Funktion dieser Organe verbessern.

GEBÄRMUTTER/PROSTATA: Bei Frauen stärkt die Behandlung die Funktion der Gebärmutter, bei Männern die der Prostata.

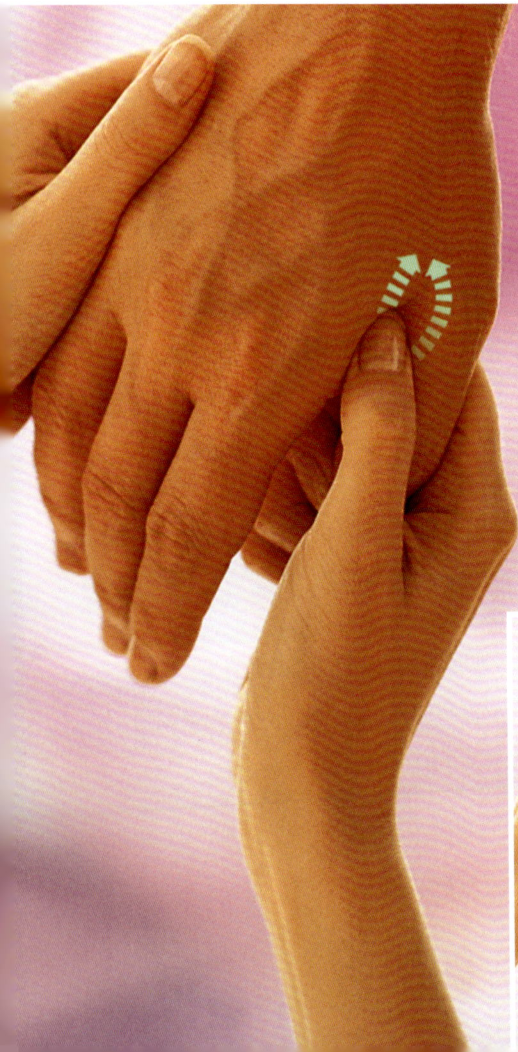

1 Halten Sie die Hand mit Ihrer linken Hand fest. Gehen Sie dann mehrmals mit dem Daumengang den langen Mittelhandknochen *(s. S. 41)* neben der »Schwimmhaut« zwischen Daumen und Zeigefinger entlang. Hier liegt ein Abschnitt der Zonen für **Lunge, Brustkorb, Brust** und **oberen Rücken.**

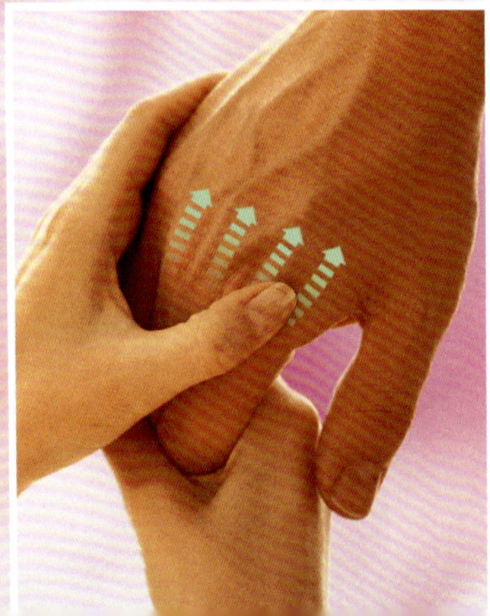

2 Um die restlichen Bereiche zu bearbeiten, wechseln Sie die Hände. Halten Sie die Hand mit Ihrer rechten Hand fest und gehen Sie mit dem linken Daumen im Daumengang jeweils mehrmals zwischen den einzelnen Mittelhandknochen entlang den Handrücken nach oben.

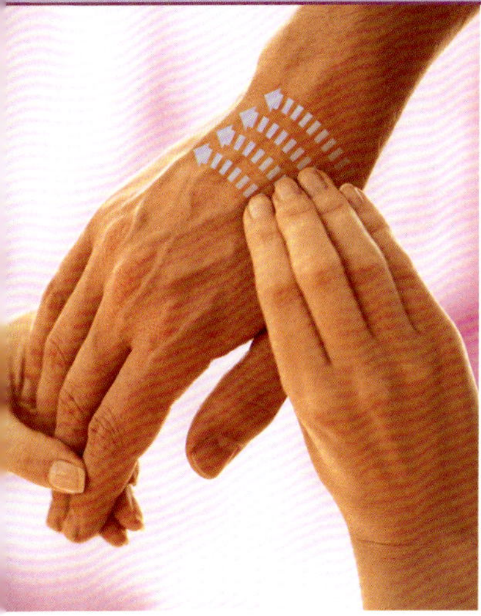

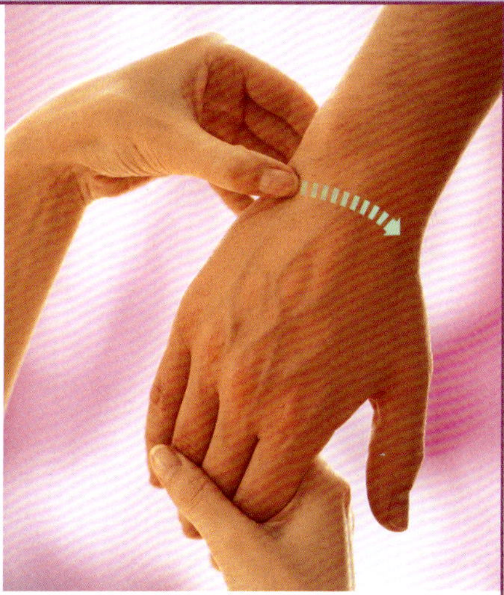

3 Gehen Sie mehrmals mit den vier Fingern Ihrer rechten Hand im Fingergang quer über die Zone des **unteren Rückens.**

4 Wechseln Sie die Hände und wandern Sie mit dem Daumengang einige Male die Zonen der **Lymphknoten, Leiste** und **Eileiter** entlang.

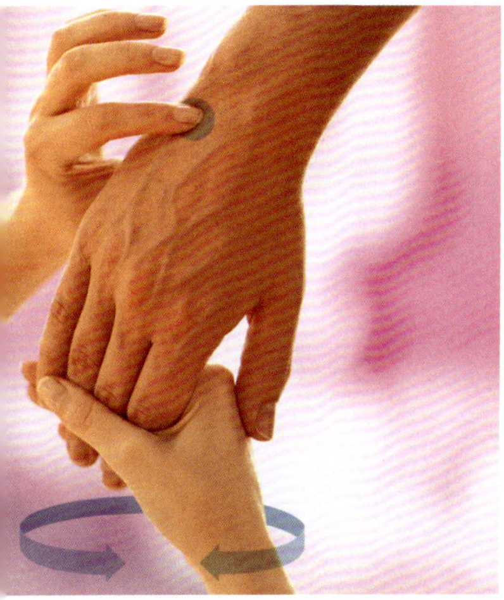

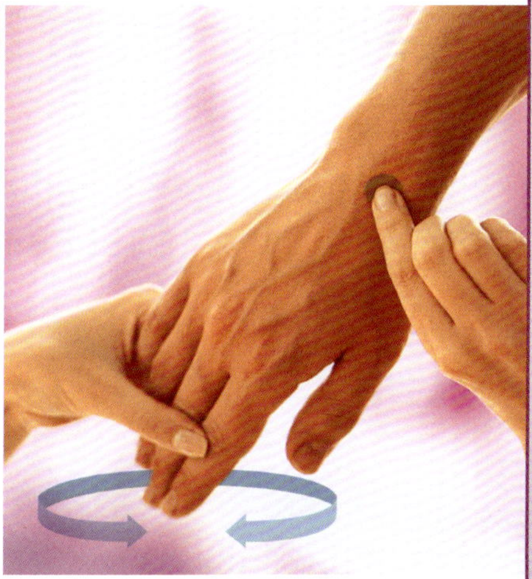

5 Lokalisieren Sie die kleine Zone des **Eierstocks** bzw. **Hodens** mit Ihrem linken Zeigefinger. Setzen Sie die Rotation-um-einen-Punkt-Technik ein, indem Sie die Hand in beiden Richtungen mehrmals kreisen lassen.

6 Wechseln Sie die Hände und legen Sie Ihren rechten Zeigefinger auf die kleine Zone von **Gebärmutter** bzw. **Prostata.** Bewegen Sie die Hand um diesen Punkt wieder mehrmals in beiden Richtungen.

EXTRAS Fingerzug *(S. 98)* • Schmetterling *(S. 100)* • Die Handfläche wringen *(S. 101)*

ZUR ORIENTIERUNG

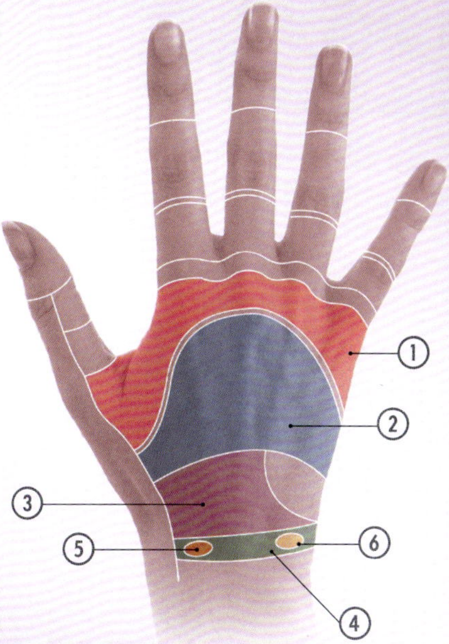

RECHTE HAND

Quer über den Handrücken verlaufen bandförmige Reflexzonen. Nahe am Fingeransatz liegt die Zone von **oberem Rücken, Lunge, Brustkorb** und **Brust** (1). Dabei liegt die Zone des oberen Rückens auf den anderen Zonen, so wie auch im Körper die Rückenmuskulatur z. B. über der Lunge liegt. Für den **oberen Rücken** gibt es noch eine zweite große Zone (2), für den **unteren Rücken** liegt die Reflexzone noch weiter in Richtung Handgelenk (3).

Die Zone für **Lymphknoten, Leiste** und **Eileiter** verläuft als schmales Band ganz nahe am Handgelenk (4). Darin eingebettet liegen bei Männern die Zone der **Hoden,** bei Frauen die des **Eierstocks** (5) sowie die Zone der **Prostata** bzw. der **Gebärmutter** (6).

Die Reflexzonen an der rechten Hand entsprechen spiegelbildlich denen an der linken Hand, wobei die Zonen der rechten Hand sich auf die rechte Körperseite beziehen und die der linken Hand auf die linke Seite.

7. SCHRITT

Die linke Hand behandeln

Nachdem Sie die Reflexzonen an der rechten Hand bearbeitet haben, gehen Sie nun zur linken Hand über. Auf den folgenden Seiten sehen Sie eine Zusammenfassung des Behandlungsprogramms für die linke Hand. Wenn Sie mit der Anwendung der Techniken erst einmal vertraut sind, zeigt Ihnen diese Übersicht auf einen Blick, welche Griffe Sie wo anwenden können.

EXTRAS

Prüfen Sie vor der Behandlung, ob es Stellen an der Hand gibt, die Sie nicht bearbeiten dürfen, z. B. Wunden oder Entzündungen.

1. SCHRITT

Die Finger behandeln

HYPOPHYSE

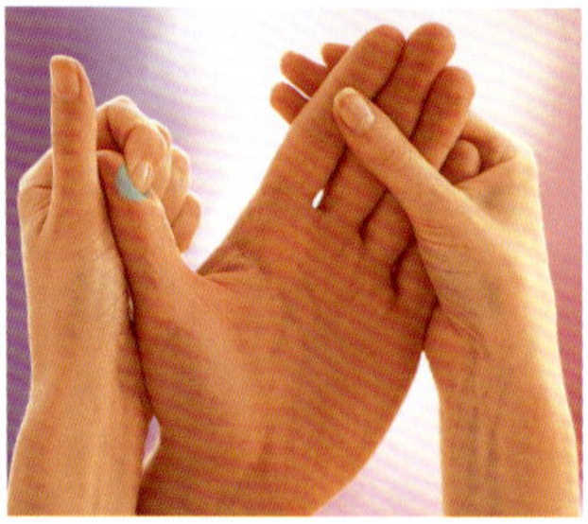

HALS, SCHILDDRÜSE, NEBENSCHILDDRÜSEN

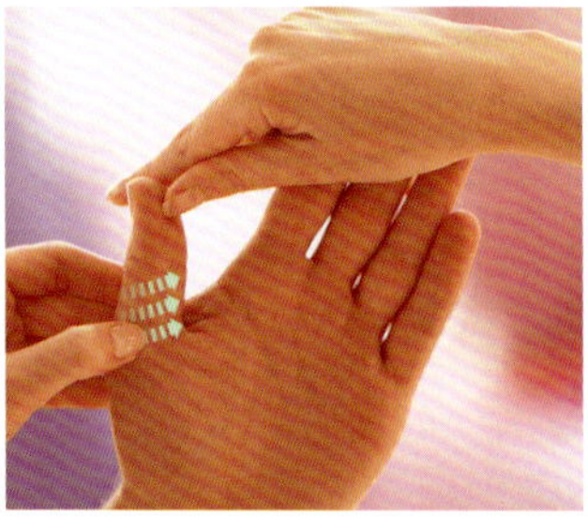

KOPF, NEBENHÖHLEN GEHIRN

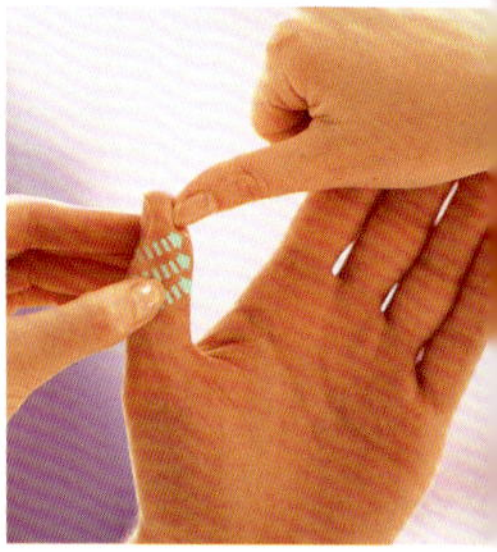

DEHNEN UND ZIEHEN

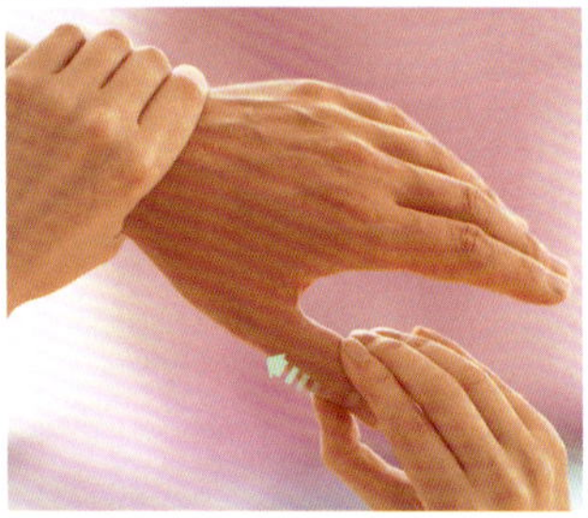

SCHMETTERLING

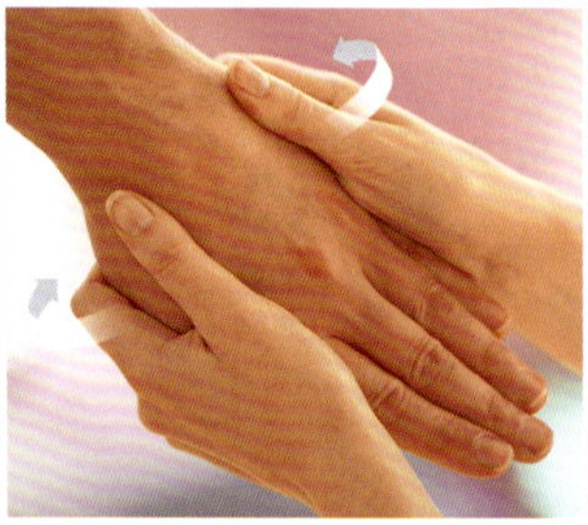

2. SCHRITT

Daumen und Daumenballen behandeln

NEBENNIERE

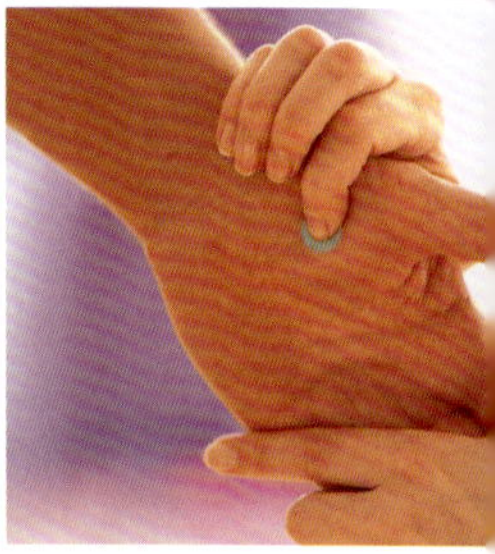

NIERE, OBERER RÜCKEN

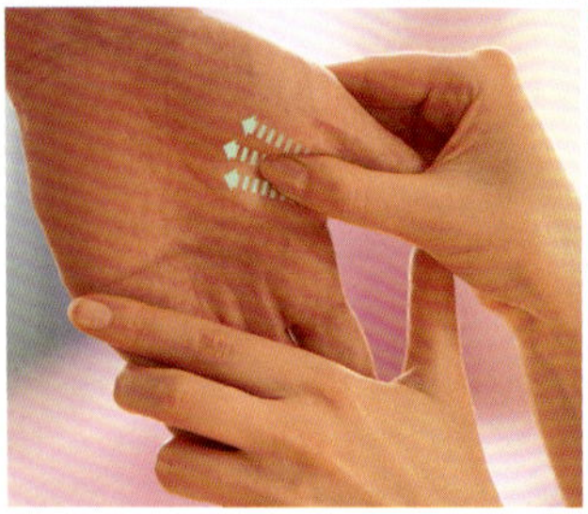

NIERE

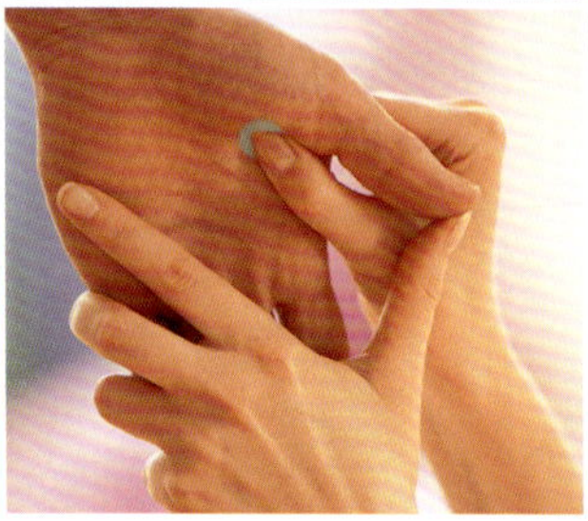

EXTRAS – FINGERZUG

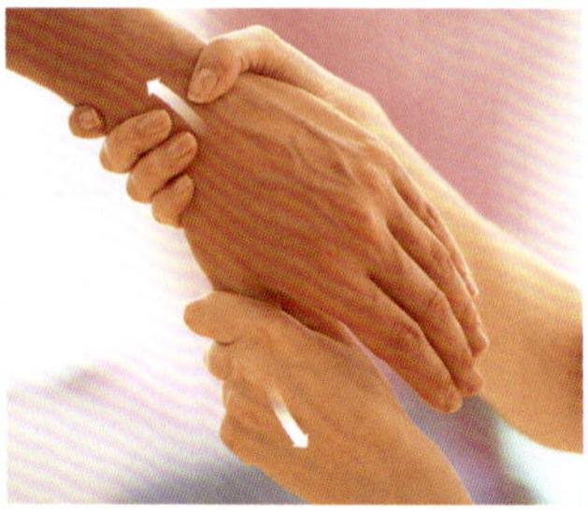

SCHMETTERLING

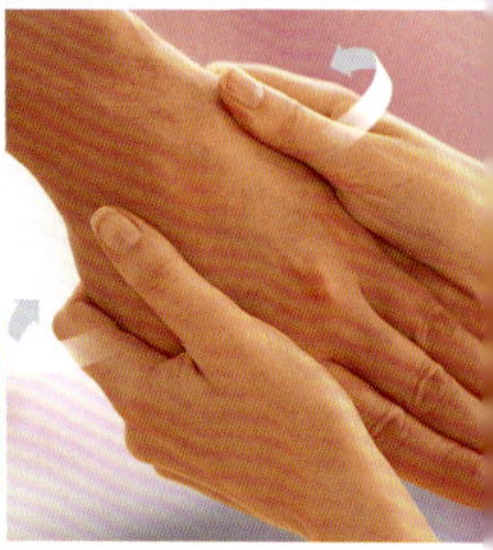

FINGERZUG

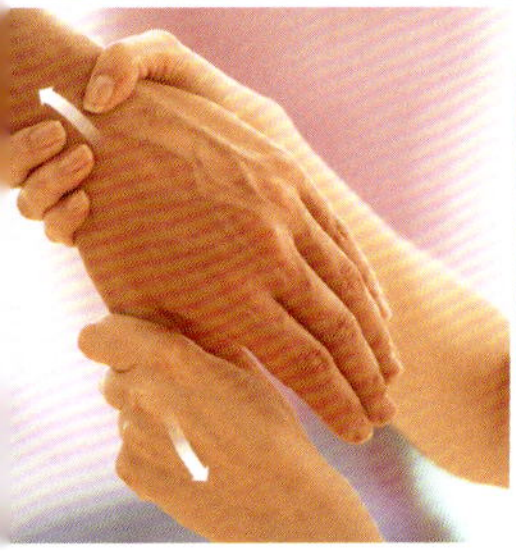

SEITENBEUGE

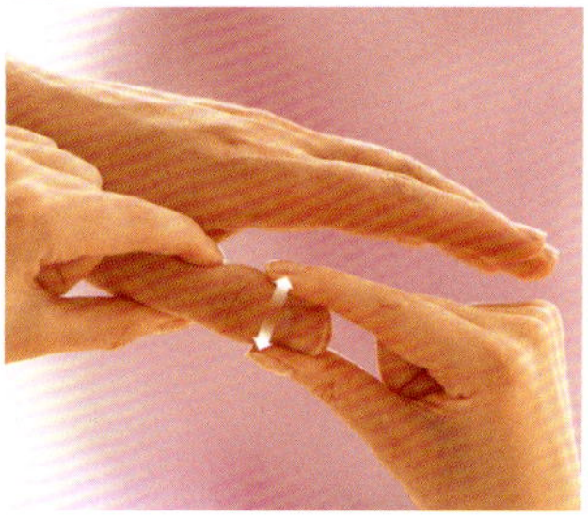

DEHNEN UND ZIEHEN

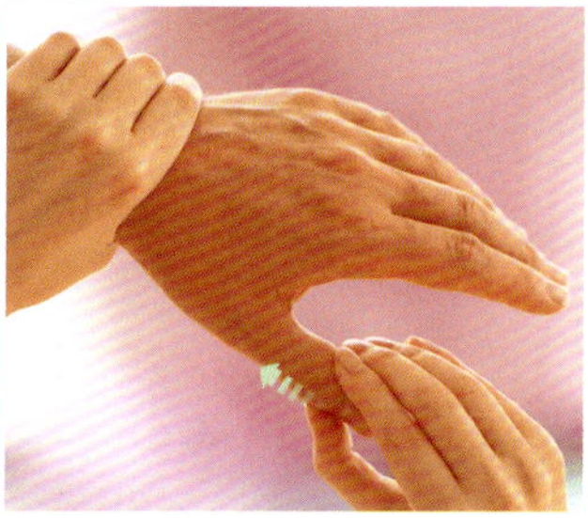

SCHMETTERLING

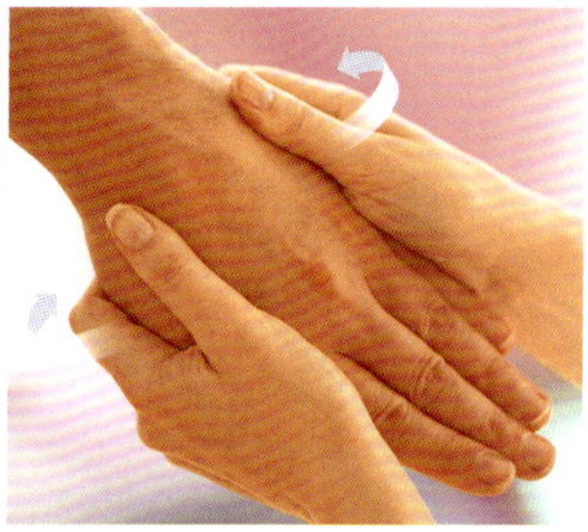

KOPF, NEBENHÖHLEN, GEHIRN

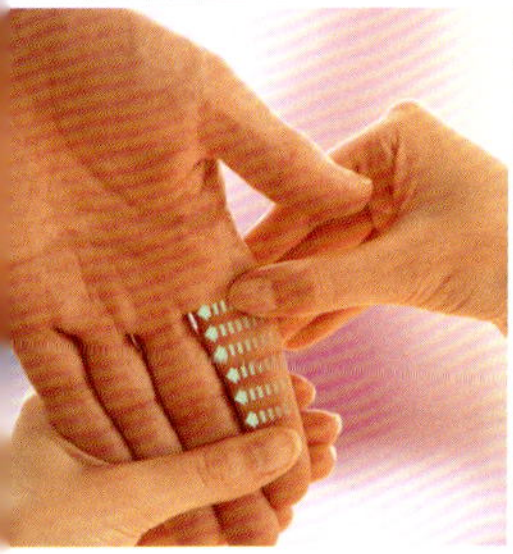

KOPF, NEBENHÖHLEN, GEHIRN

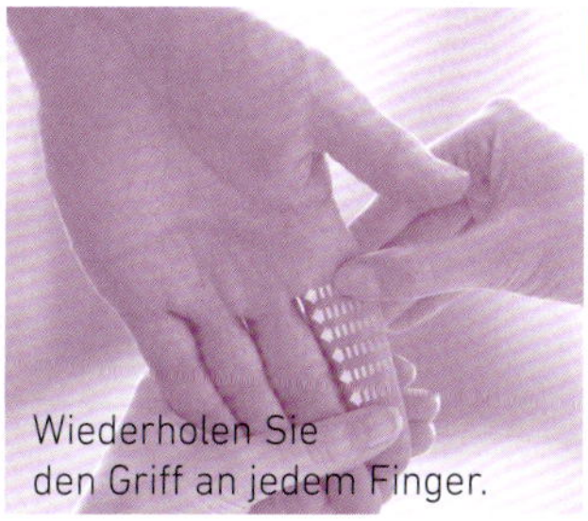

Wiederholen Sie den Griff an jedem Finger.

EXTRAS

FINGERZUG

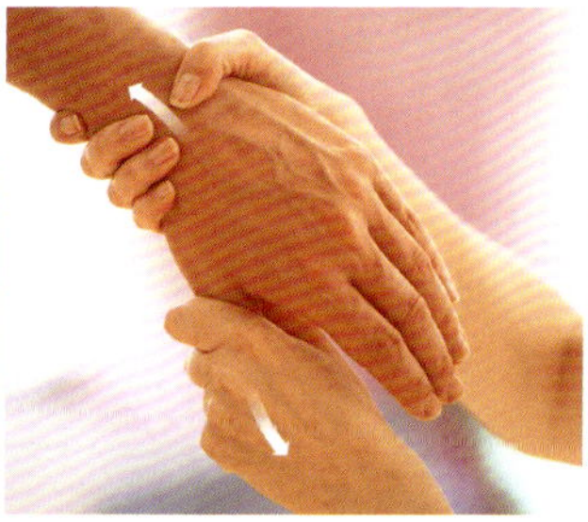

SEITENBEUGE

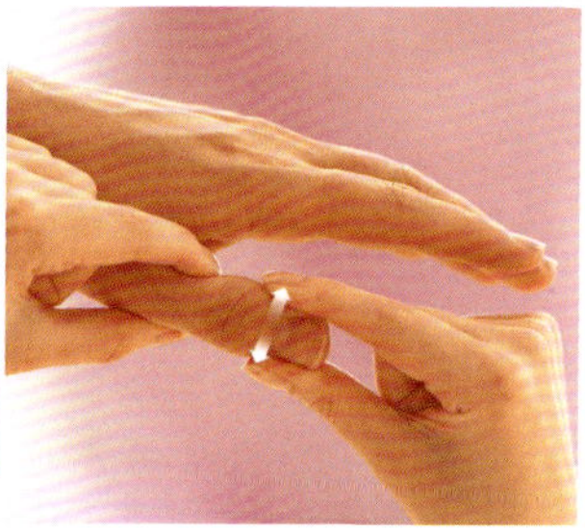

BAUCHSPEICHELDRÜSE

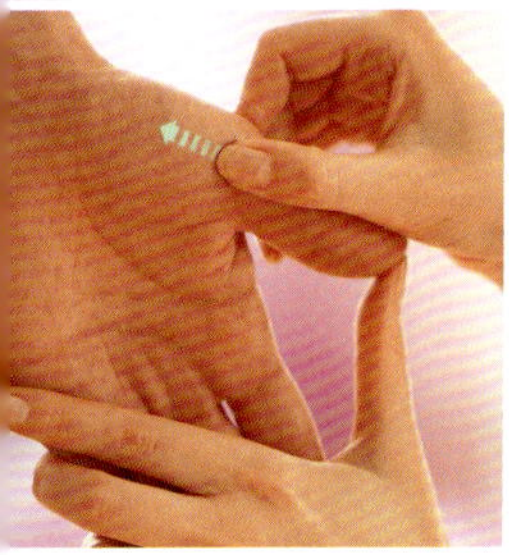

MAGEN

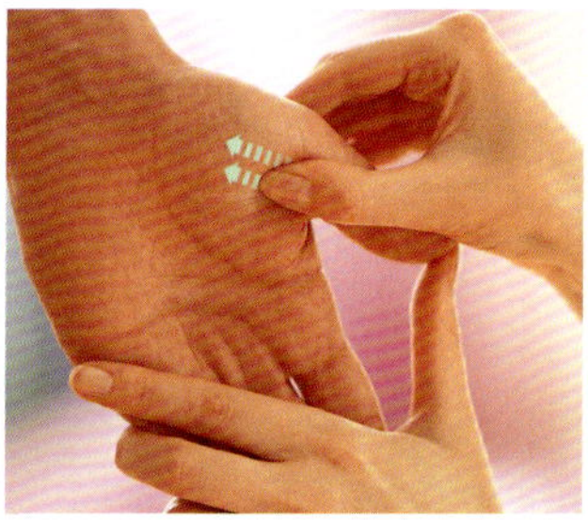

MAGEN

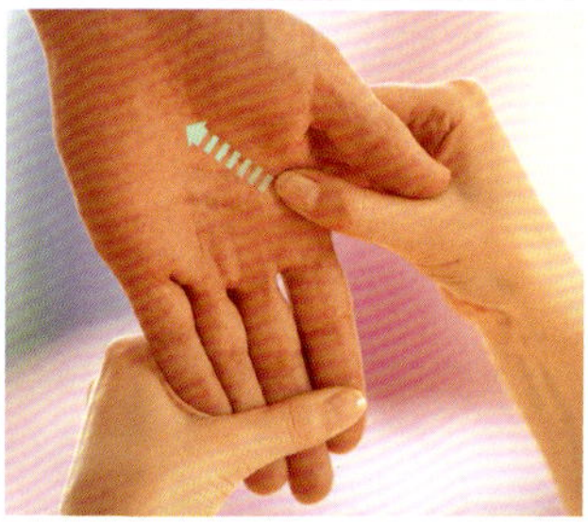

MAGEN

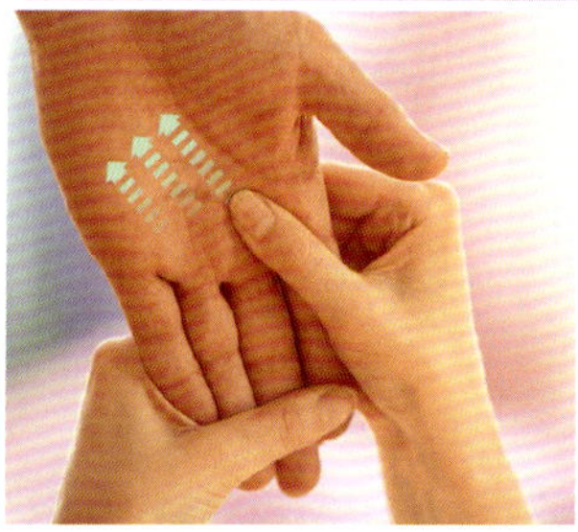

HANDFLÄCHE WRINGEN

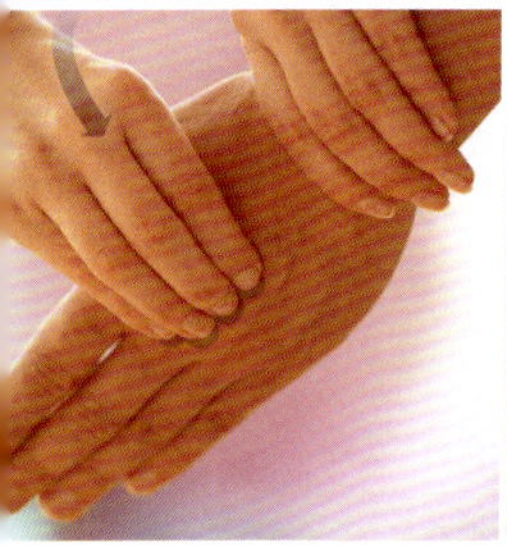

3. SCHRITT

Die obere Handfläche behandeln

BRUSTKORB, LUNGE, OBERER RÜCKEN

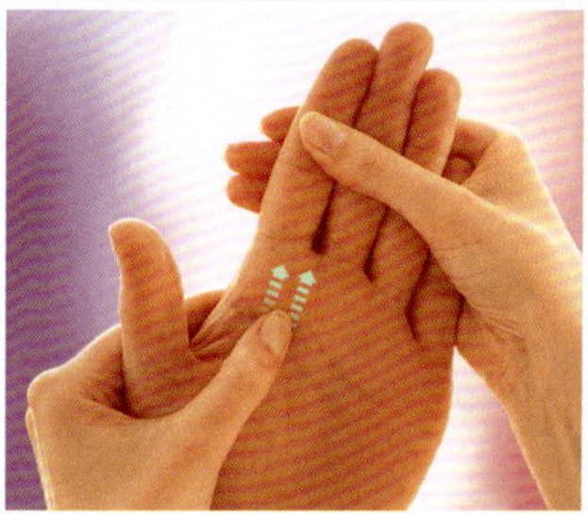

BRUSTKORB, LUNGE, OBERER RÜCKEN

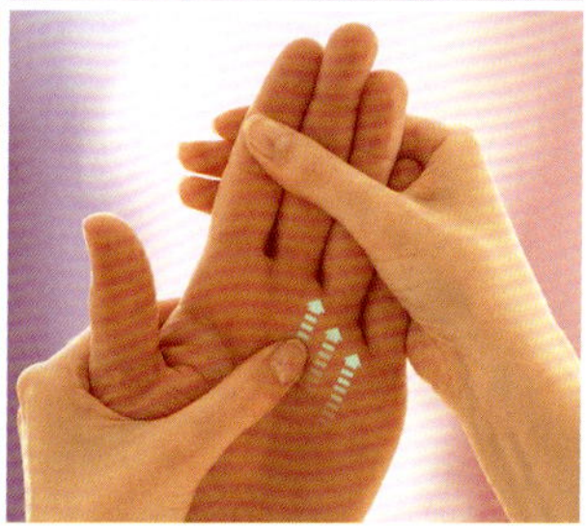

SCHULTER

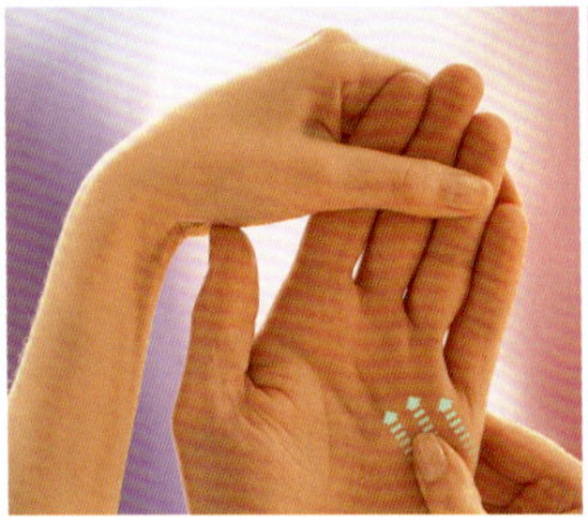

AUGE

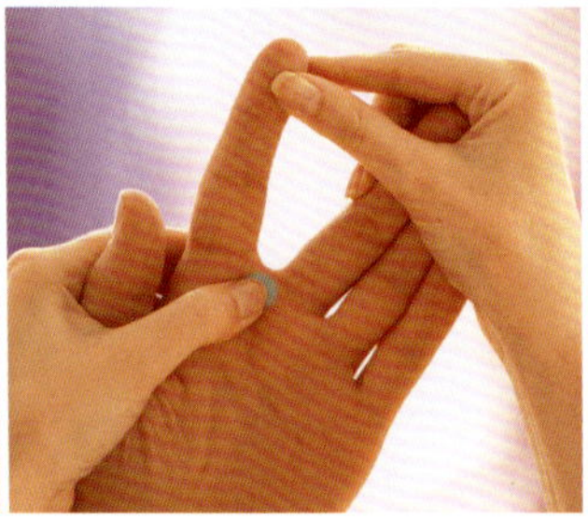

INNENOHR

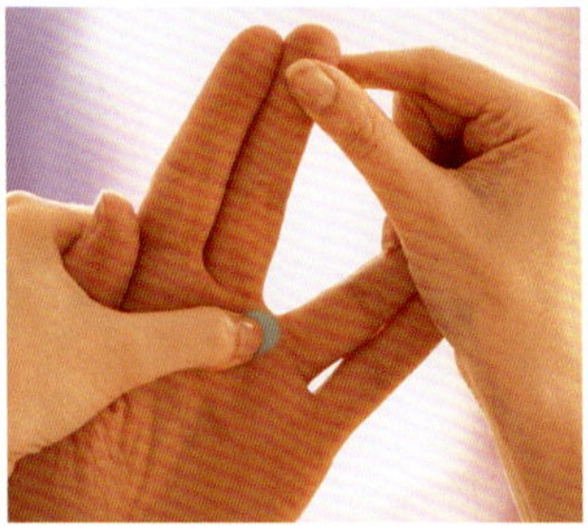

OHR

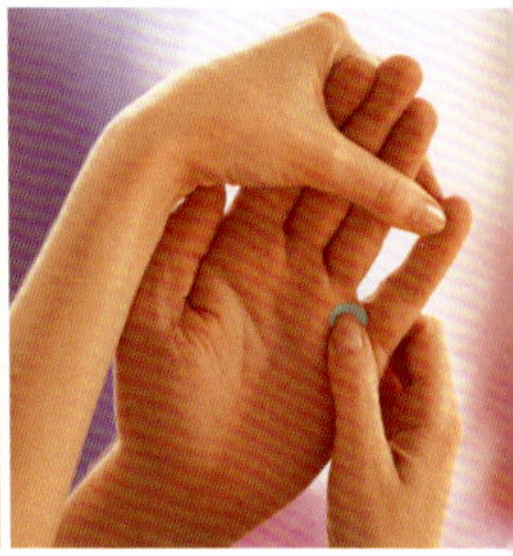

MILZ

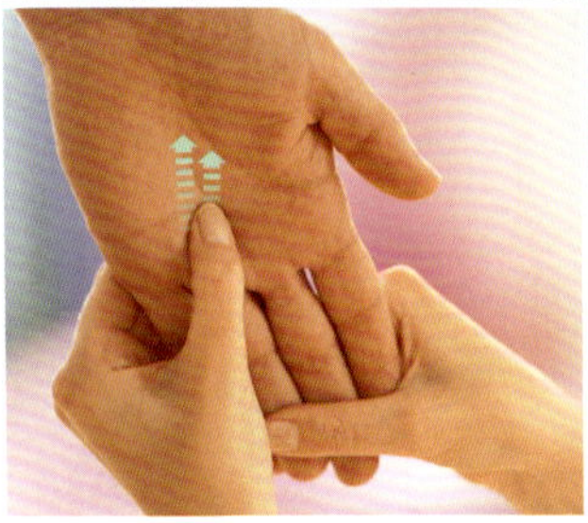

ARM

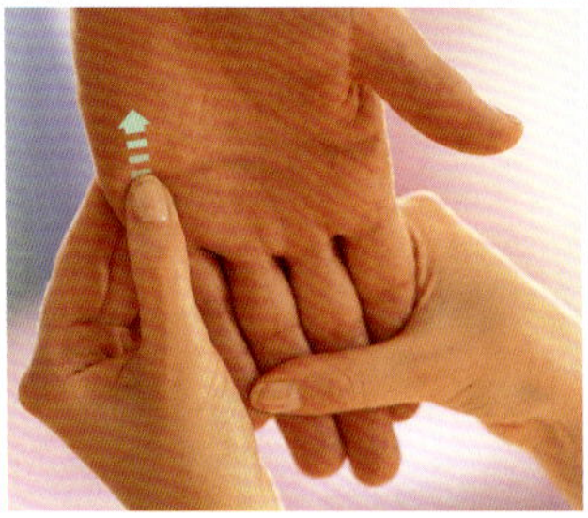

DICKDARM, DÜNNDARM

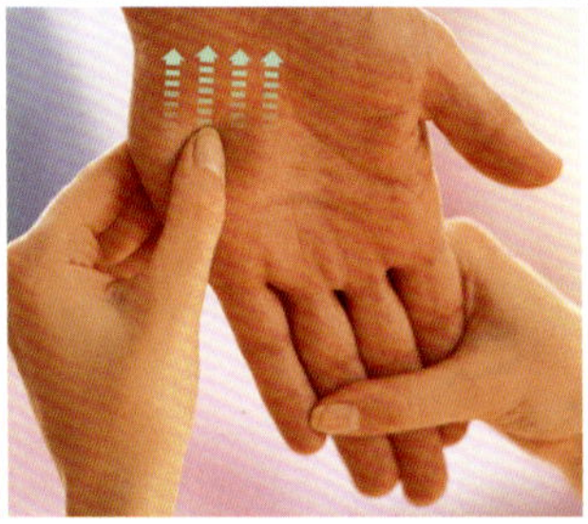

EXTRAS FINGERZ

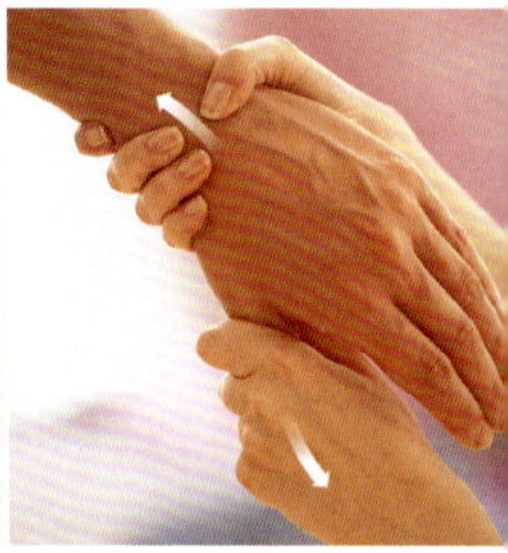

KOPF, NEBENHÖHLEN, ZÄHNE, ZAHNFLEISCH, KIEFER, HALS

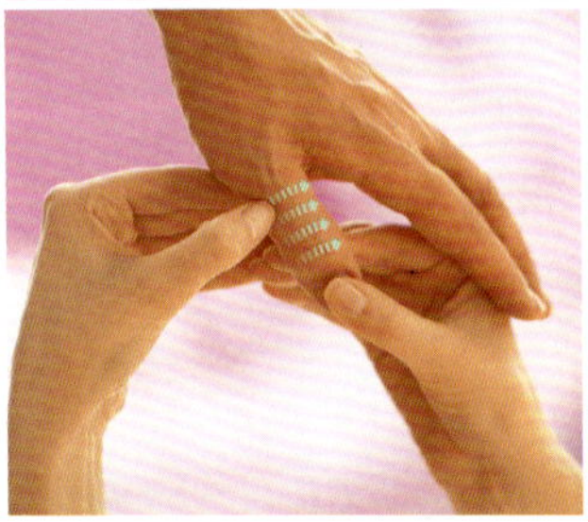

KOPF, NEBENHÖHLEN, ZÄHNE, ZAHNFLEISCH, KIEFER, HALS

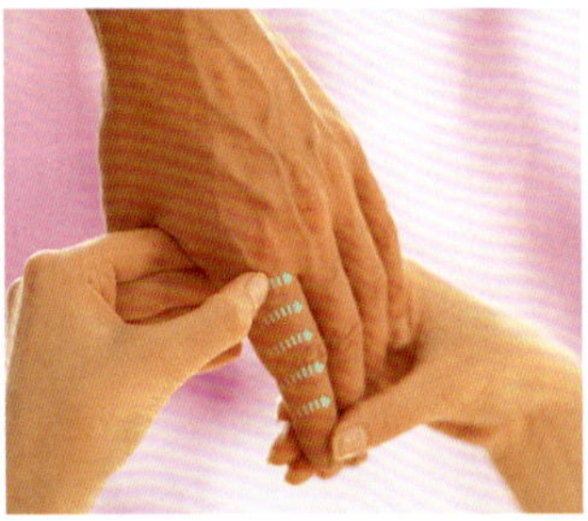

KOPF, NEBENHÖHLEN, ZÄHNE, ZAHNFLEISCH, KIEFER, HALS

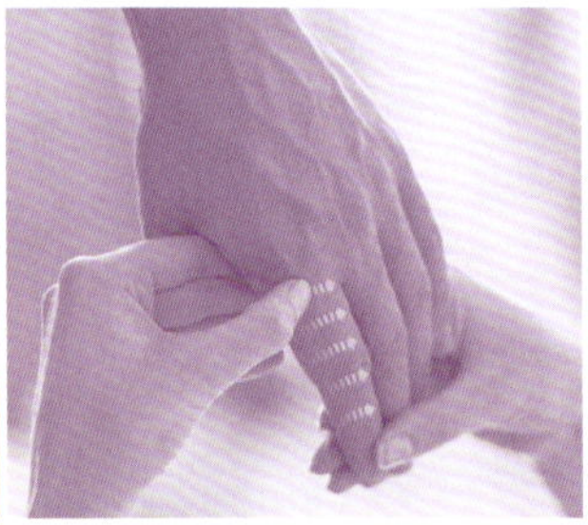

EXTRAS HANDFLÄC SCHAUK

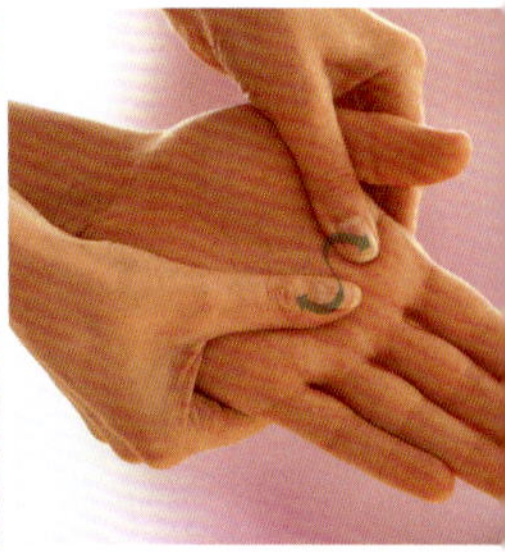

LUNGE, BRUSTKORB, BRUST, OBERER RÜCKEN

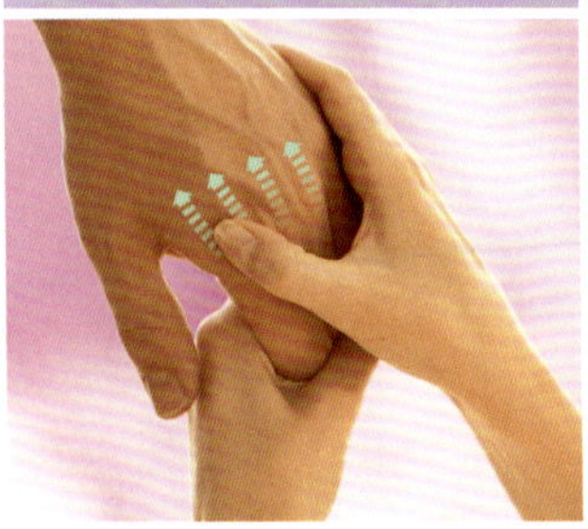

UNTERER RÜCKEN

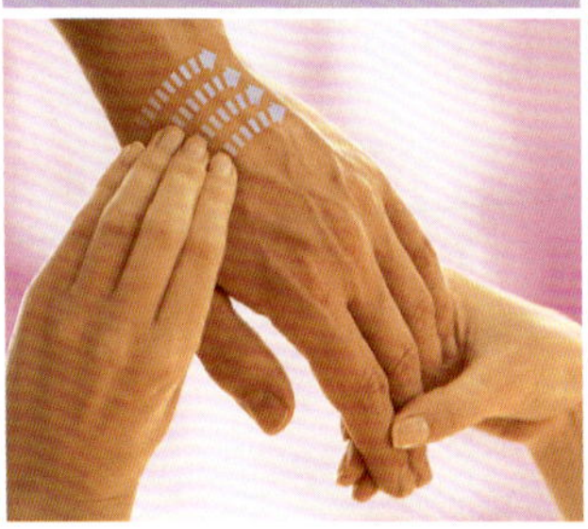

LYMPHKNOTEN, EILEITER UND LEISTE

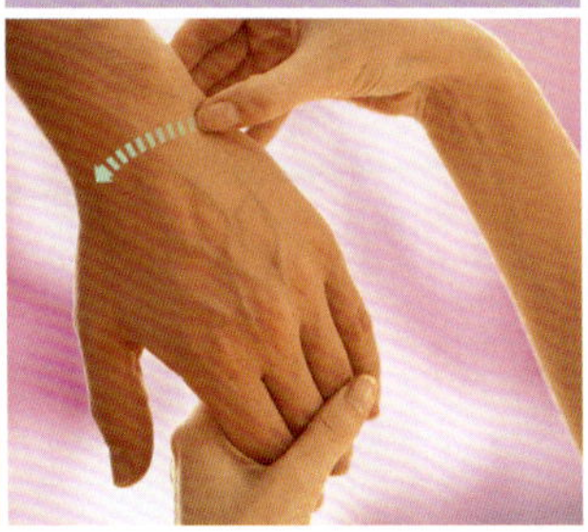

EIERSTOCK/HODEN

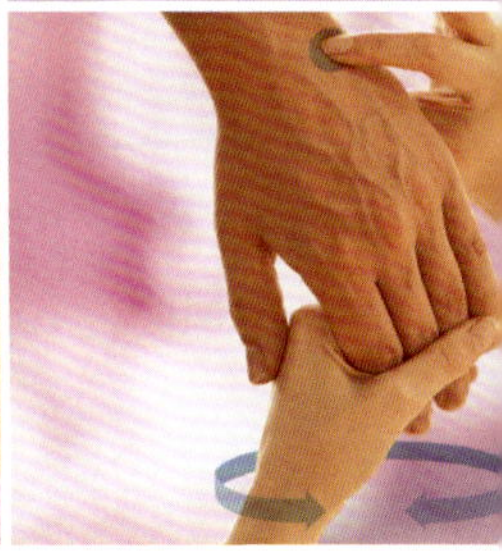

EXTRAS | HANDFLÄCHEN-SCHAUKEL

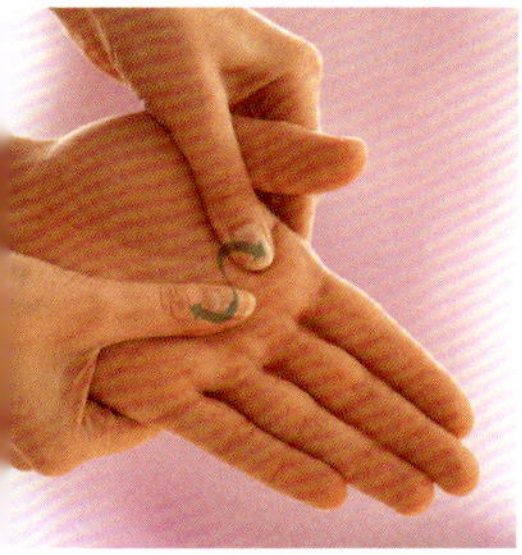

SCHMETTERLING

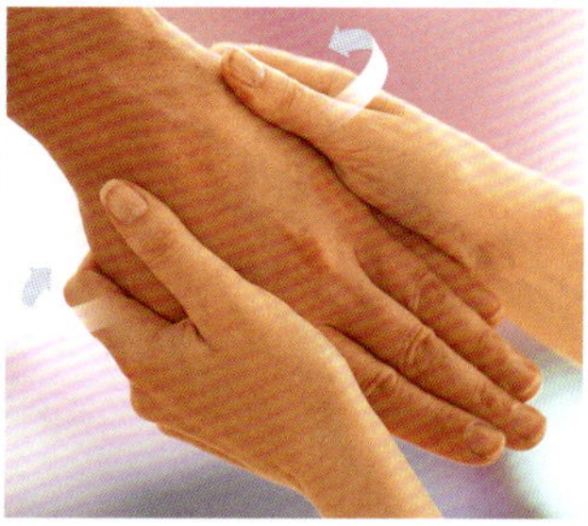

DIE HANDFLÄCHE WRINGEN

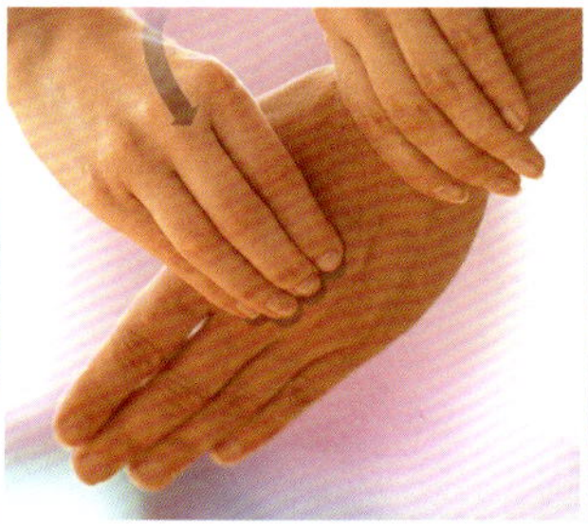

4. SCHRITT

Untere Handfläche und Handansatz behandeln

SCHMETTERLING

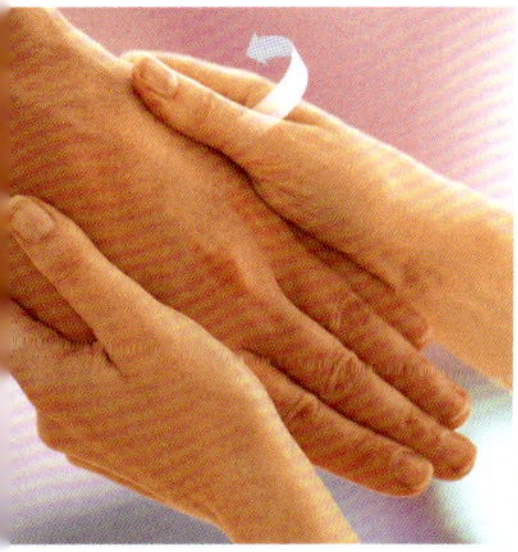

DIE HANDFLÄCHE WRINGEN

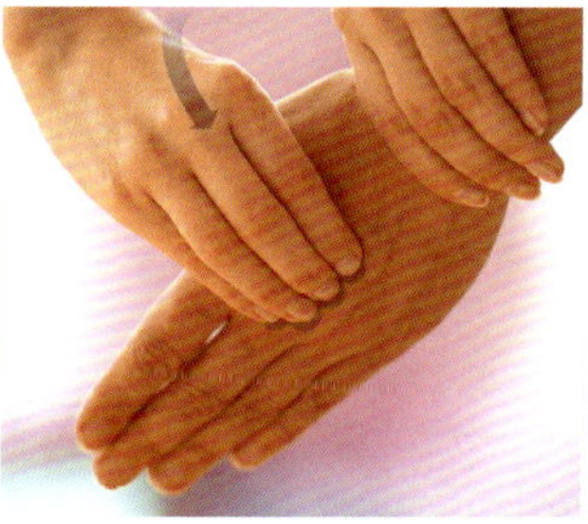

5. SCHRITT

Fingeroberseiten und Daumenseite behandeln

WIRBELSÄULE

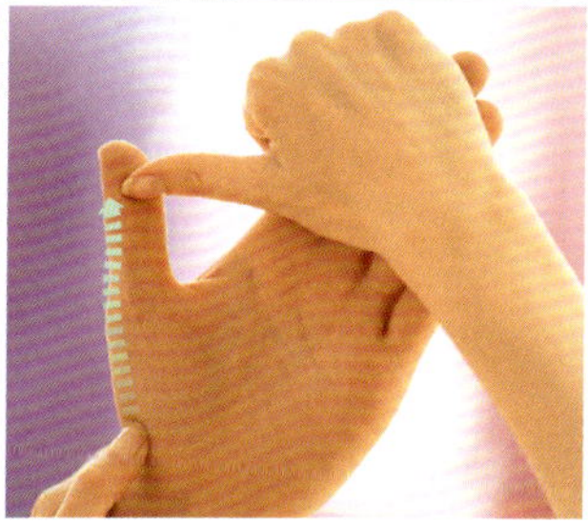

SCHMETTERLING

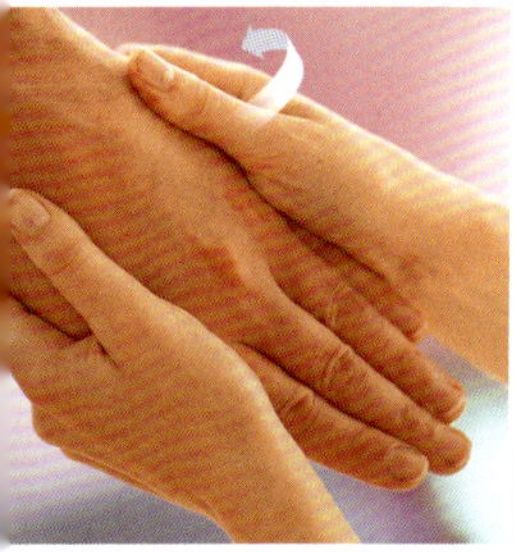

DIE HANDFLÄCHE WRINGEN

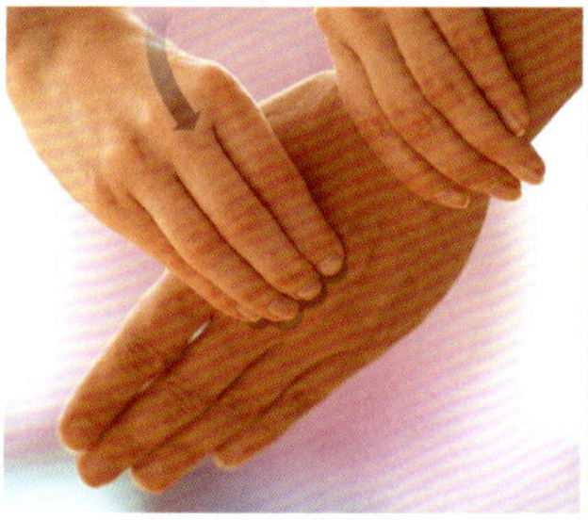

6. SCHRITT

Den Handrücken behandeln

LUNGE, BRUSTKORB, BRUST, OBERER RÜCKEN

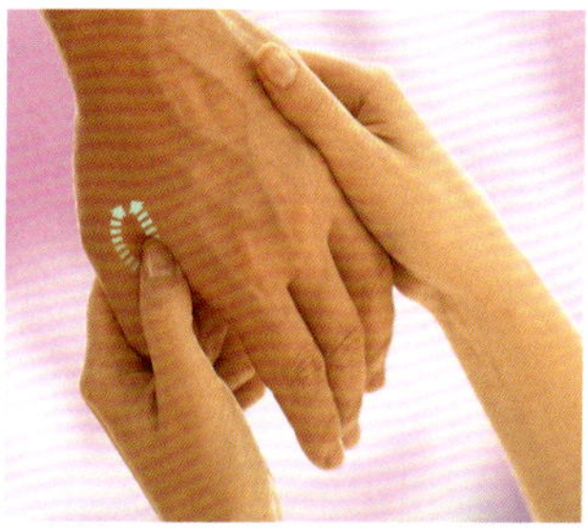

GEBÄRMUTTER/PROSTATA

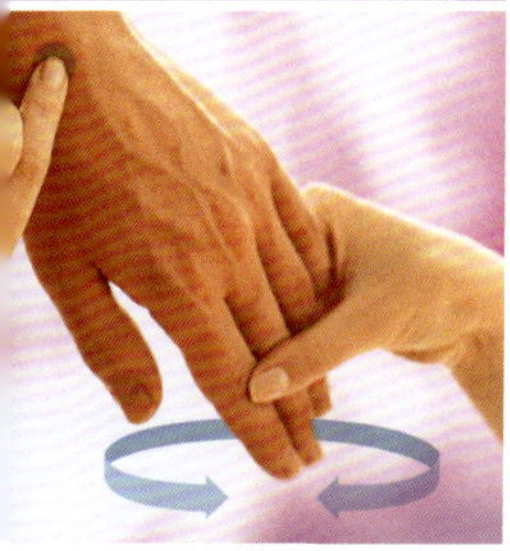

EXTRAS | FINGERZUG

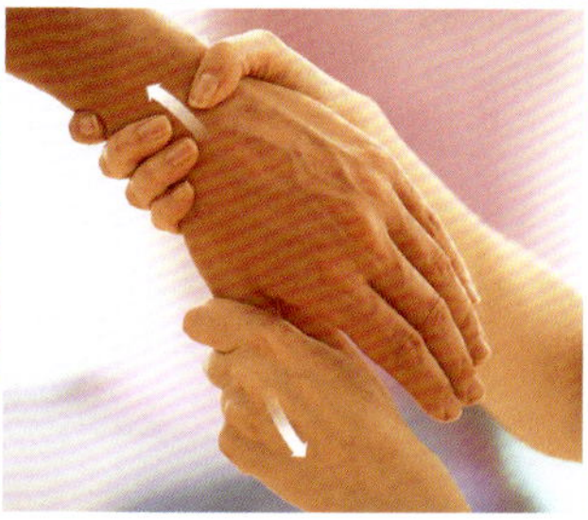

SCHMETTERLING

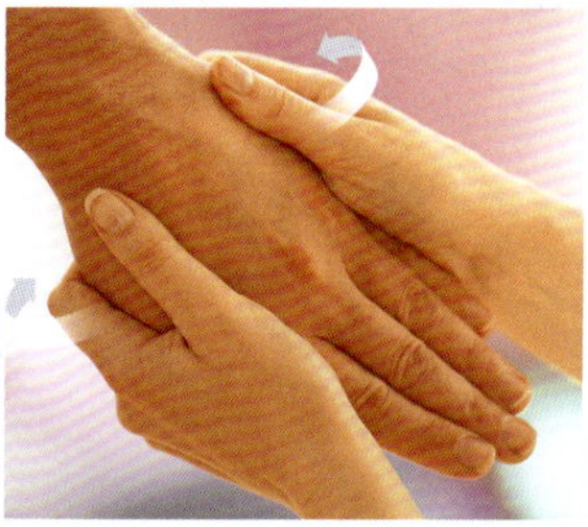

DIE HANDFLÄCHE WRINGEN

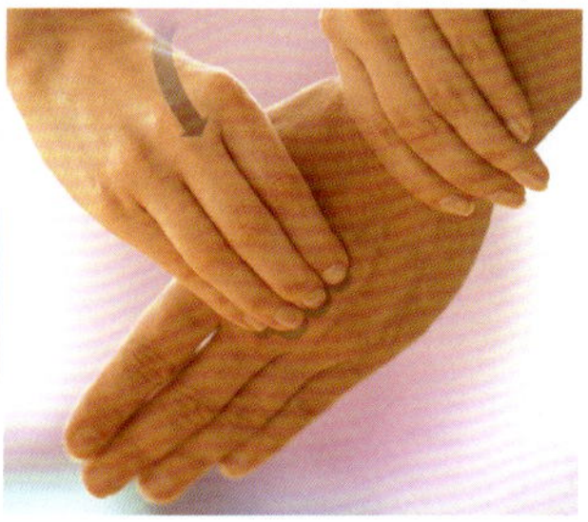

BESONDERE BEDÜRFNISSE

Manche Menschen benötigen bei der Reflexzonenmassage besondere Rücksichtnahme. Wenn Sie etwa Babys, Kinder, Schwangere oder ältere Menschen behandeln, müssen Sie Ihr Behandlungprogramm entsprechend abwandeln und anpassen. Grundsätzlich gilt: Gehen Sie es langsam und vorsichtig an und steigern Sie die Behandlungsdauer und den angewandten Druck über mehrere Sitzungen hinweg. Bearbeiten Sie am Ende noch die Nierenzonen, um die Entgiftung anzuregen.

Babys

Schon ein wenig Reflexzonenarbeit wirkt Wunder. Berühren Sie Hände oder Füße sehr sanft. Oft leiden Babys unter Koliken, Einschlafproblemen und Durchfall.

BEACHTEN SIE:

- Behandeln Sie sehr sanft.
- Arbeiten Sie nur kurz an ein bis zwei Reflexzonen.
- Wenn Sie weiter behandeln möchten, drücken Sie ganz vorsichtig Teile der Hände und Füße.

Kinder

Wenn Sie einem Kind die Reflexzonen massieren, entsteht oft eine besonders tiefe Verbindung. Weil Sie dem Kind Zeit widmen, kann es sich entspannen. Das folgende Behandlungsprogramm deckt Probleme ab, die bei Kindern häufiger vorkommen. Arbeiten Sie erst alle Zonen am rechten Fuß durch und gehen Sie dann zum linken über oder massieren Sie die entsprechenden Zonen an den Händen.

BEACHTEN SIE:

- Halten Sie das Programm eher kurz.
- Gehen Sie es spielerisch an, spielen Sie bei der Massage z.B. »Das ist der Daumen, der schüttelt die Pflaumen ...« an den Zehen.
- Wenn Sie sich selbst behandeln, macht Ihr Kind es garantiert nach.
- Arbeiten Sie mit ganz zartem Druck; wenn das Kind den Fuß wegzieht, tut ihm etwas nicht gut.

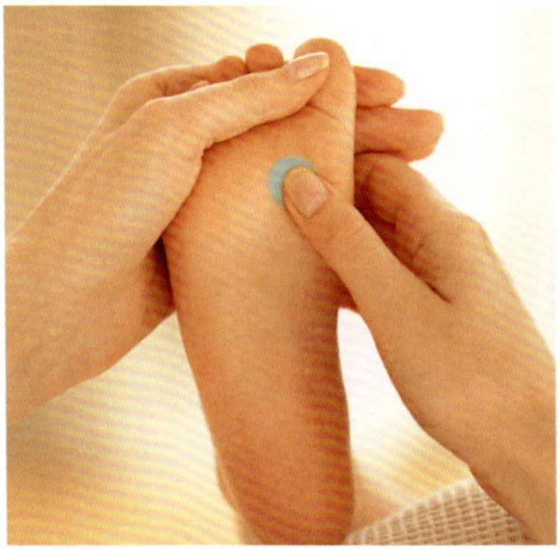

1 Halten Sie den Fuß mit einer Hand und drücken Sie mit dem Daumen Ihrer Arbeitshand sanft auf die **Solarplexus**-Zone. Das entspannt das Kind.

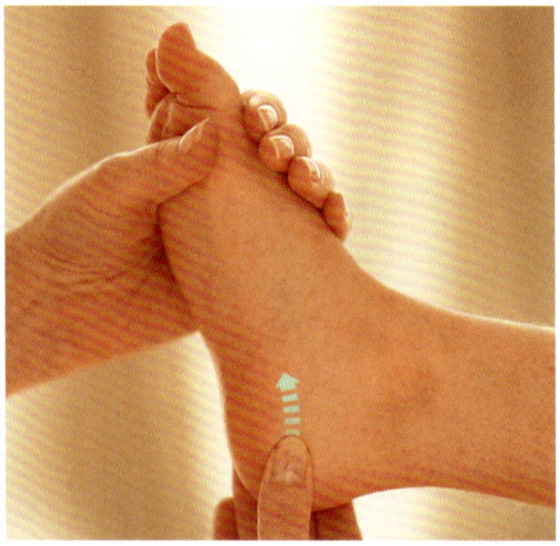

2 Gehen Sie dann mit dem Daumengang von unten nach oben durch die **Steißbein**-Zone, um hier Schäden entgegenzuwirken, die das Kind eventuell bei Stürzen erlitten hat.

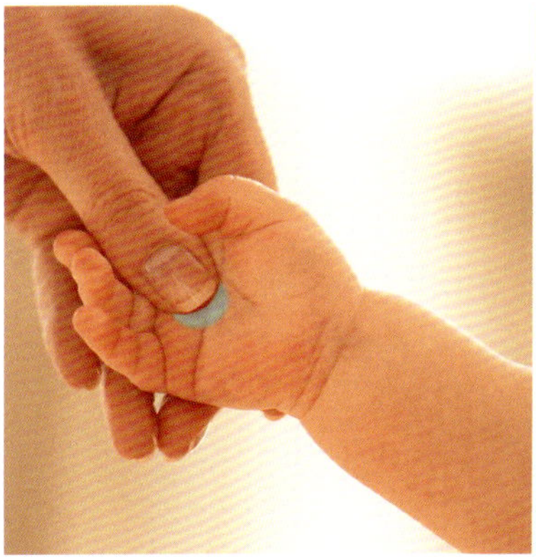

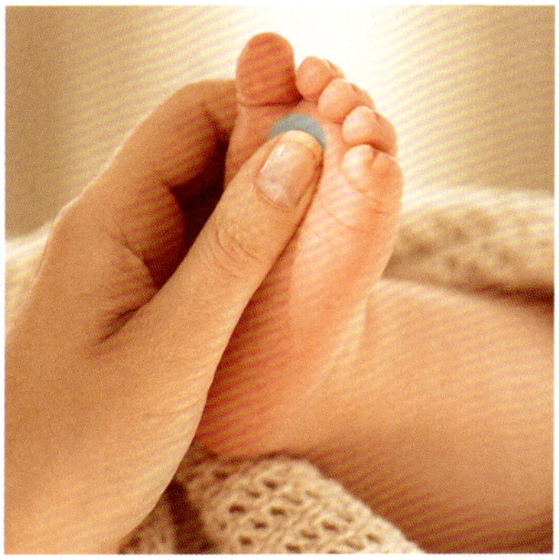

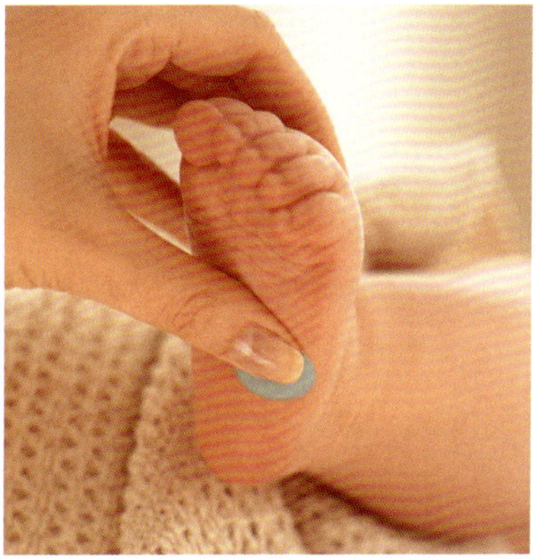

1 Um ein Baby zu beruhigen, drücken Sie Ihren Daumen leicht auf die **Solarplexus**-Zone in der Handfläche. Wiederholen Sie den Griff an der anderen Hand.

2 Drücken Sie mit Ihrem Daumen auf die **Speiseröhren**-Zone am Fußballen unter der großen und der zweiten Zehe, um Koliken zu lindern. Den anderen Fuß genauso behandeln.

3 Wenn das Baby an Durchfall leidet, drücken Sie mit dem Daumen leicht auf die **Dickdarm**-Zone und wiederholen Sie den Griff am anderen Fuß.

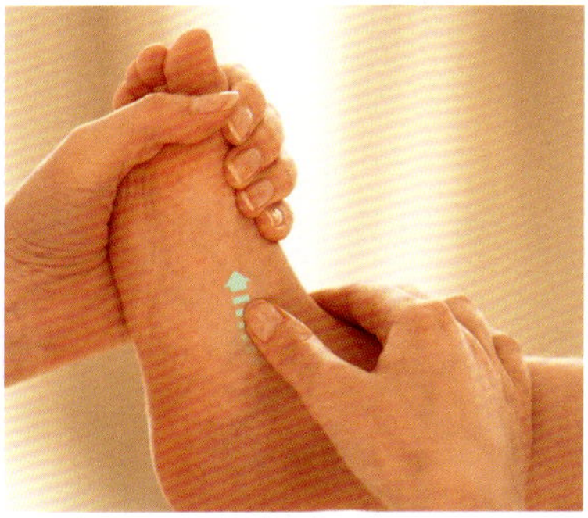

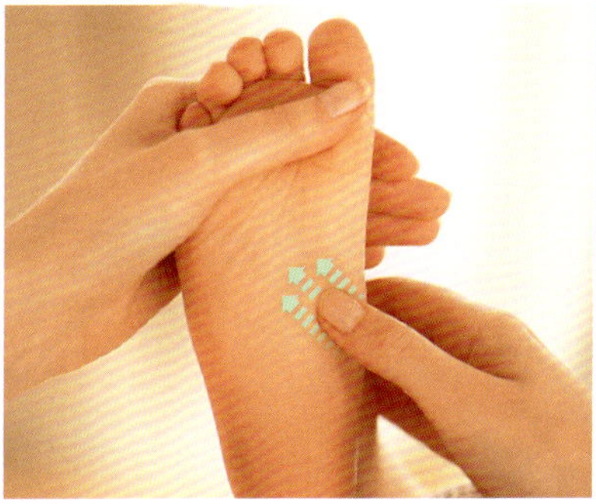

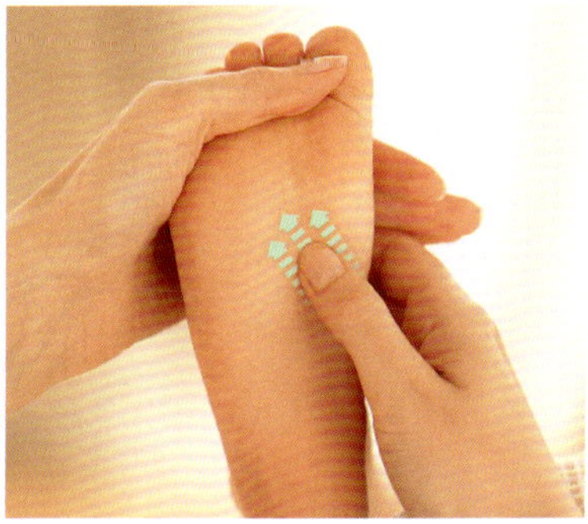

3 Gehen Sie die **Wirbelsäulen**-Zone mehrmals mit dem Daumengriff entlang.

4 Unterstützen Sie die Funktion der **Bauchspeicheldrüse**, indem Sie mehrmals durch die Zone gehen.

5 Behandeln Sie auch die Zone der **Nebenniere** mehrmals mit dem Daumengang.

6 Stärken Sie nun die **Gebärmutter** bzw. **Prostata** mit der Rotation-um-einen-Punkt-Technik.

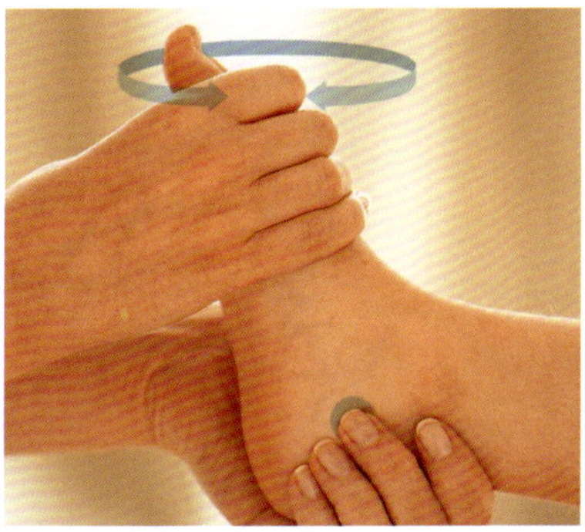

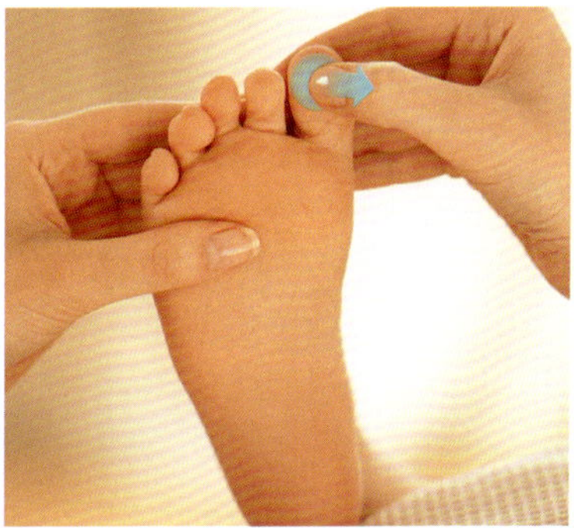

7 Bearbeiten Sie die **Hypophyse** mehrmals, indem Sie den Daumen einhaken und über die Zone ziehen.

Schwangere

Die typischen Schwangerschaftsbeschwerden verändern sich im Laufe der neun Monate. Entscheiden Sie, ob Sie Anspannung oder Rückenschmerzen lindern, Ödeme verringern oder eine Behandlungsfolge für mehrere Beschwerden durchführen möchten. Behandeln Sie erst den rechten Fuß und dann den linken. Ebenso gut können Sie die gleichen Zonen an den Händen massieren.

ACHTUNG

Es ist umstritten, ob die Reflexzonenmassage in den ersten drei Schwangerschaftsmonaten ungefährlich ist. Laien sollten sie nur unter fachkundiger Anleitung und nach Absprache mit dem Arzt anwenden.

- Arbeiten Sie immer vorsichtig und nur mit leichtem Druck.
- Behandeln Sie jede Zone nur kurz und nicht zu oft.
- Behandeln Sie häufig die Nierenzone, die Gebärmutterzone hingegen erst kurz vor Ende der Schwangerschaft.
- Ziehen Sie bei Unregelmäßigkeiten sofort einen Arzt hinzu.

Die Entspannung fördern

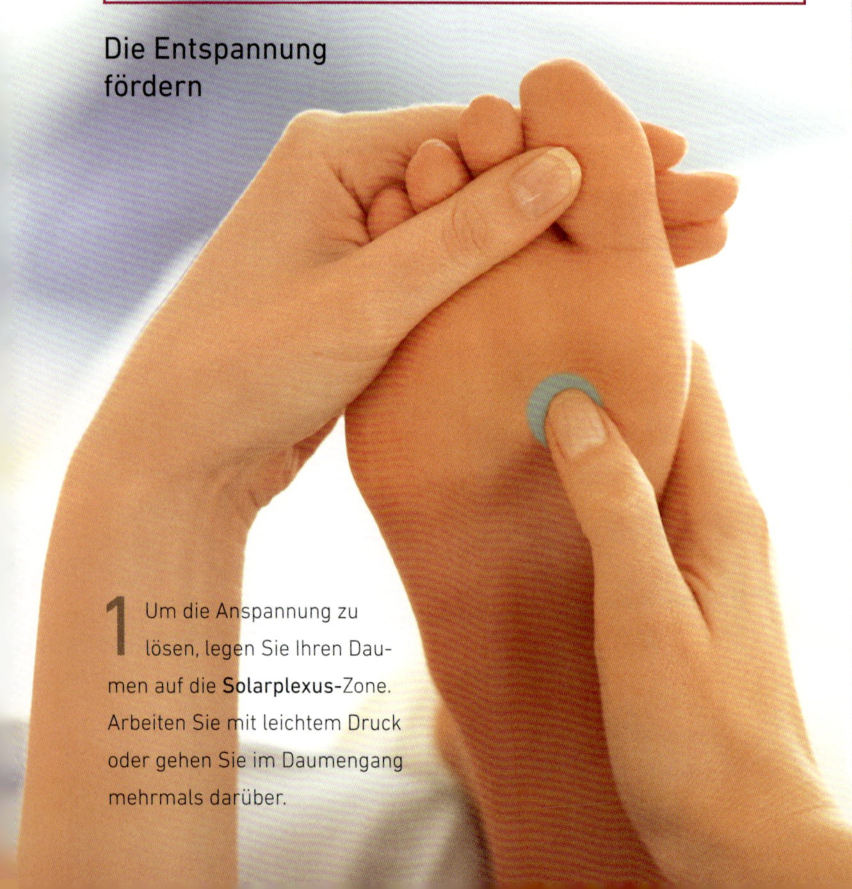

1 Um die Anspannung zu lösen, legen Sie Ihren Daumen auf die **Solarplexus**-Zone. Arbeiten Sie mit leichtem Druck oder gehen Sie im Daumengang mehrmals darüber.

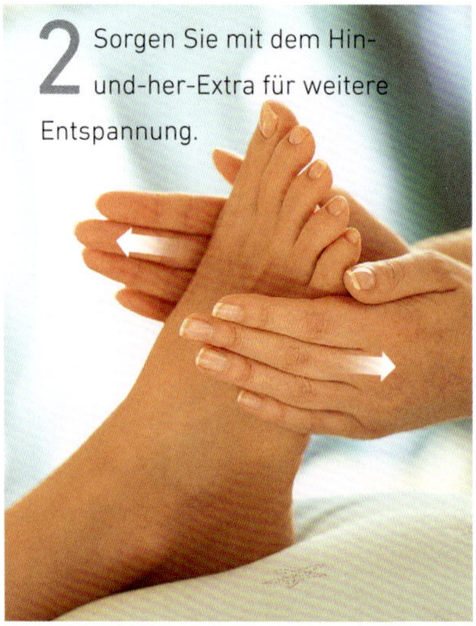

2 Sorgen Sie mit dem Hin-und-her-Extra für weitere Entspannung.

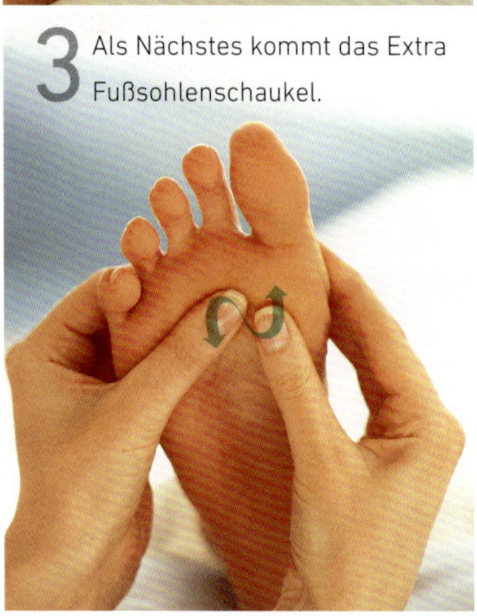

3 Als Nächstes kommt das Extra Fußsohlenschaukel.

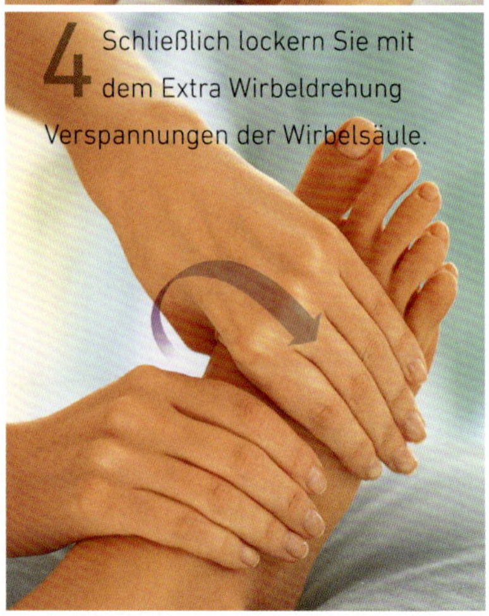

4 Schließlich lockern Sie mit dem Extra Wirbeldrehung Verspannungen der Wirbelsäule.

Schmerzen im unteren Rücken lindern

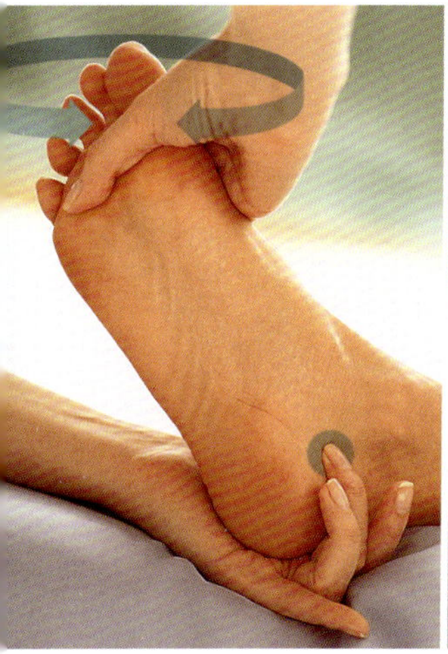

1 Gegen Schwangerschaftsende können Sie Rotation um die **Gebärmutter**-Zone anwenden.

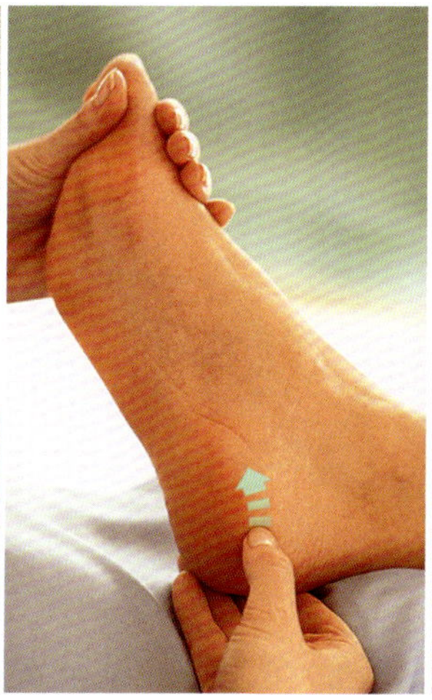

2 Gehen Sie mehrmals mit dem Daumengang durch die **Steißbein**-Zone, um das Kreuzbein zu lockern.

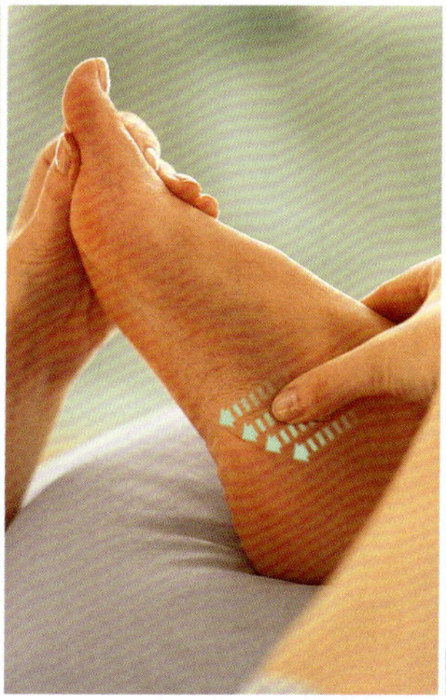

3 Arbeiten Sie die Zonen von **Blase** und **unterem Rücken** mit dem Daumengang durch.

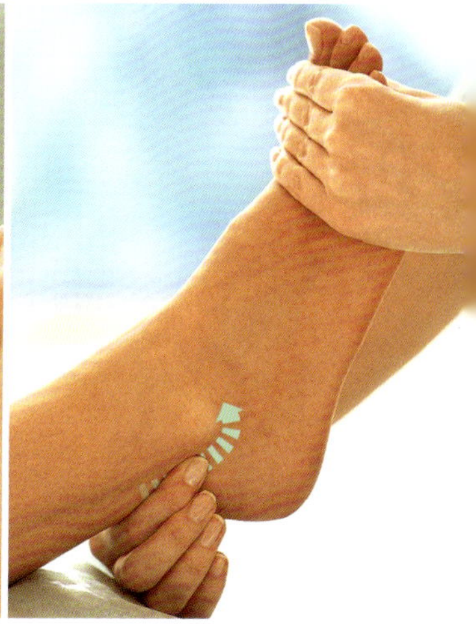

4 Gehen Sie mit dem Fingergang durch die Zonen von **Hüftgelenk** und **Ischiasnerv**.

Schwellungen mindern

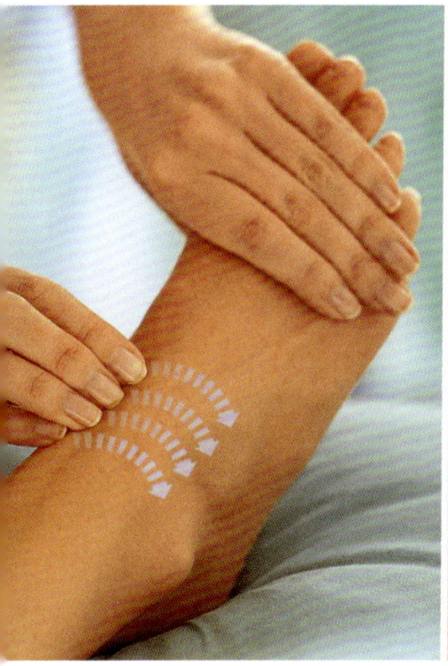

1 Gehen Sie mit den vier Fingern durch die Zone des **unteren Rückens**, um das Gewebe anzuregen.

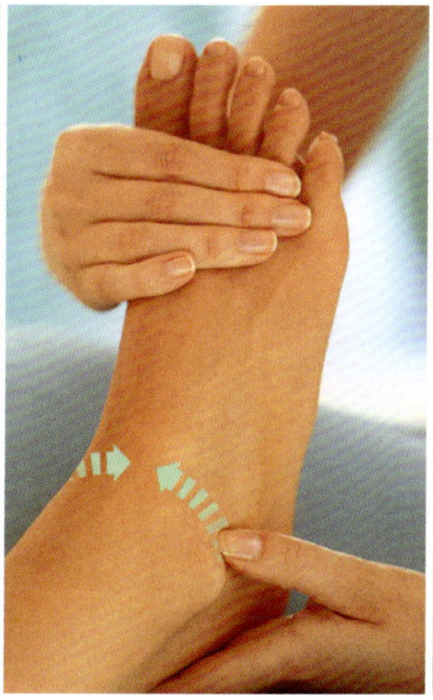

2 Gehen Sie mit dem Daumengang durch die **Lymphknoten**-Zone, um den Lymphfluss anzuregen.

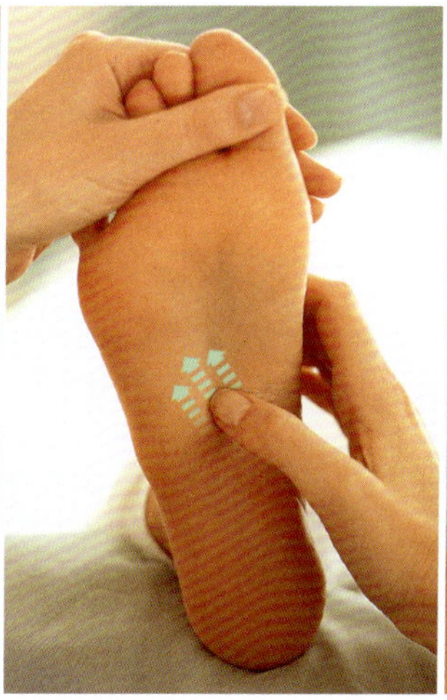

3 Gehen Sie vorsichtig durch die **Nieren**-Zone, um die Ausscheidung von Flüssigkeit anzuregen.

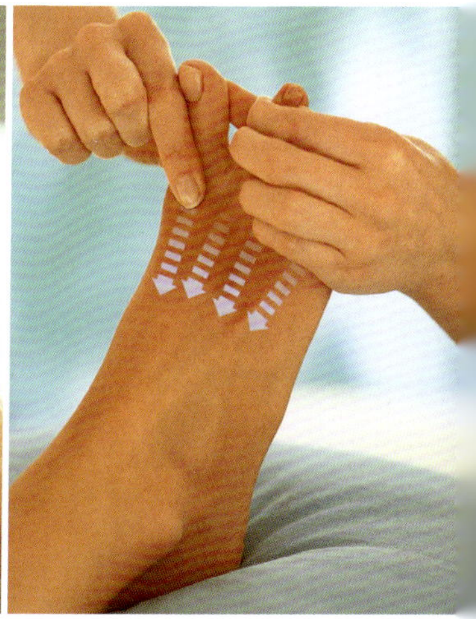

4 Für eine Lymphdrainage am Oberkörper gehen Sie durch die Zonen von **Brust** und **Brustkorb**.

Ältere Menschen

Viele ältere Menschen schätzen an der Reflexzonenmassage besonders die Steigerung der Lebensqualität und die Berührungen, die sie andernfalls nicht erhalten würden. Eine Vielzahl der typischen Altersbeschwerden kann mit der Reflexzonenbehandlung angegangen werden, wie z. B. die eingeschränkte Beweglichkeit, Inkontinenz und Gelenkschmerzen *(s. S. 142)*. **Die vorgeschlagenen Behandlungsfolgen können Sie einzeln oder kombiniert durchführen. Behandeln Sie erst die Zonen am rechten Fuß oder wenn Sie möchten auch an der rechten Hand und danach den linken Fuß bzw. die linke Hand.**

ACHTUNG

Gehen Sie bei den Extras sanft vor, besonders am Anfang. Wichtigstes Ziel sollten angenehmer Hautkontakt und Wohlgefühl bei dem oder der Behandelten sein. Regen Sie am Schluss noch die Nierenzone an und beenden Sie die Behandlung mit einigen Extras.

Die Beweglichkeit der Gelenke verbessern

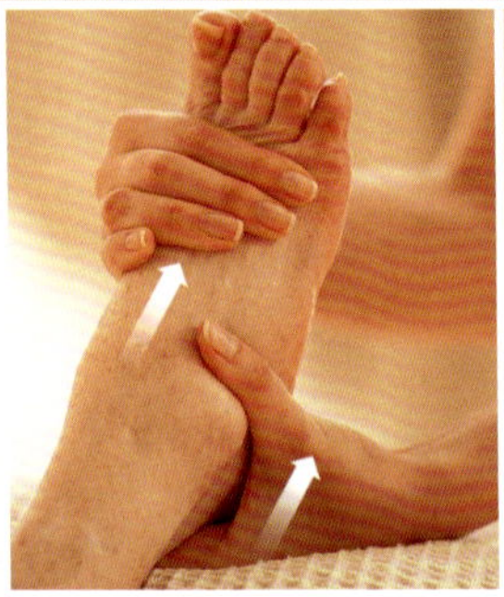

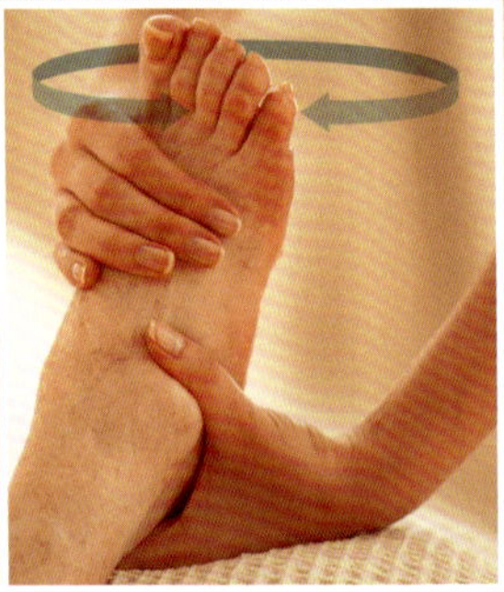

1 Um den Fuß zu lockern, beginnen Sie sanft mit dem Extra Den-Fuß-strecken.

2 Als nächstes Extra folgt die Rotation des Fußgelenks, um es zu mobilisieren.

3 Gehen Sie dann zum Extra Den-Mittelfuß-lockern, um den Fuß beweglicher zu machen.

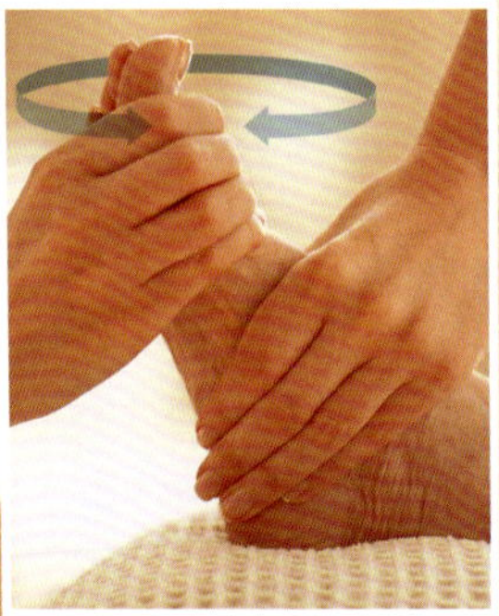

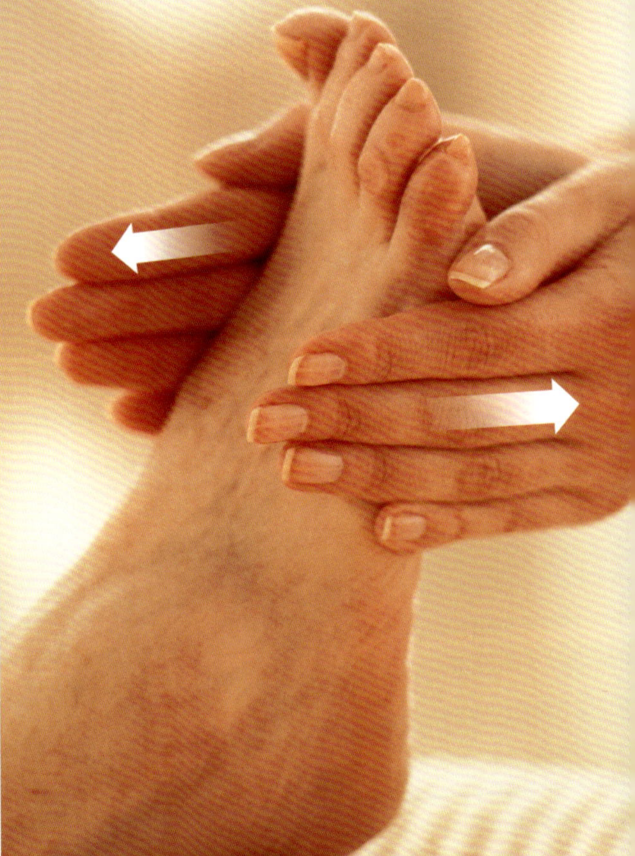

4 Entspannen Sie den Fuß weiter mit dem Extra Hin-und-her.

Inkontinenz lindern

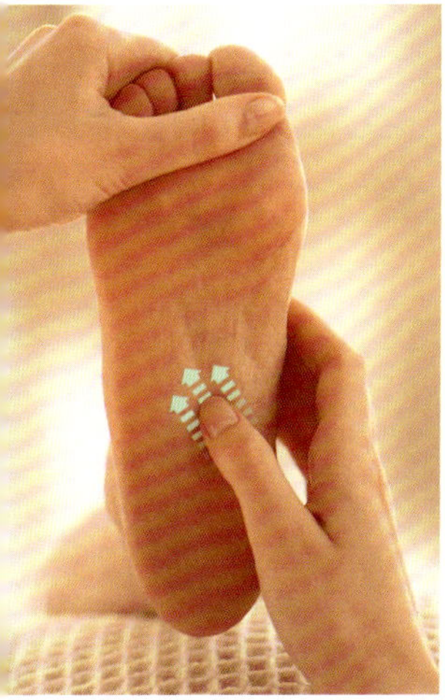

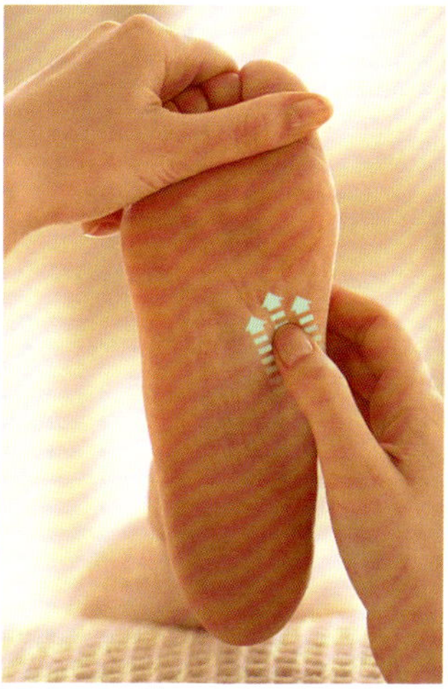

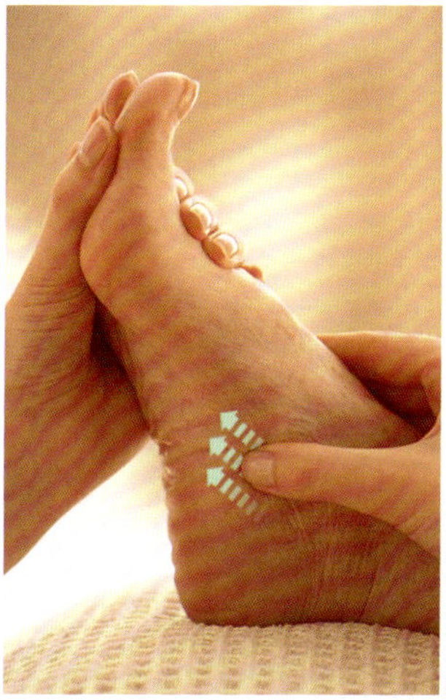

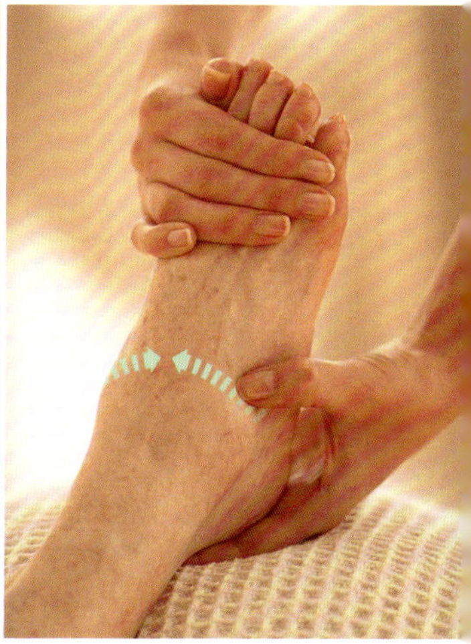

1 Gehen Sie zur Anregung mehrmals mit dem Daumengang durch die **Nieren**-Zone.

2 Nun gehen Sie mehrmals durch die **Nebennieren**-Zone, um den Muskeltonus zu stärken.

3 Regen Sie als Nächstes mithilfe von mehreren Daumengängen die Zone der **Blase** an.

4 Gehen Sie durch die Zone der **Lymphknoten,** um Flüssigkeitsstaus im Gewebe zu beseitigen.

Gelenkschmerzen lindern

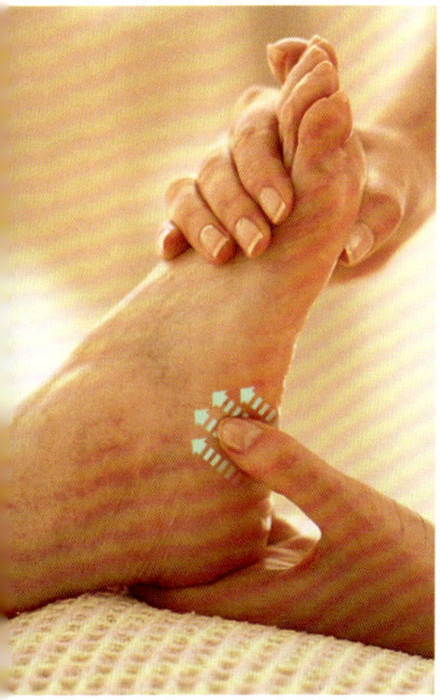

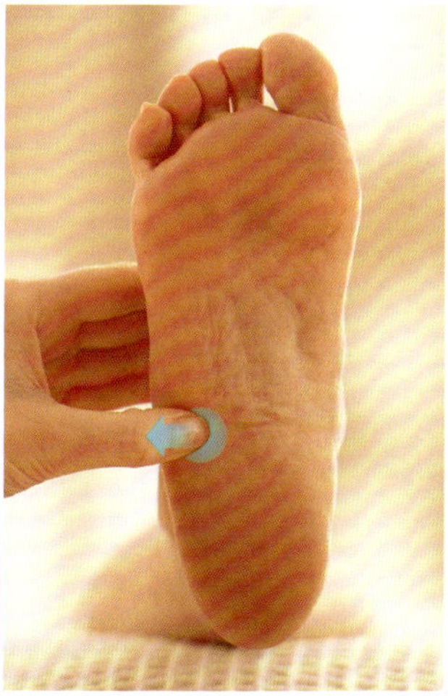

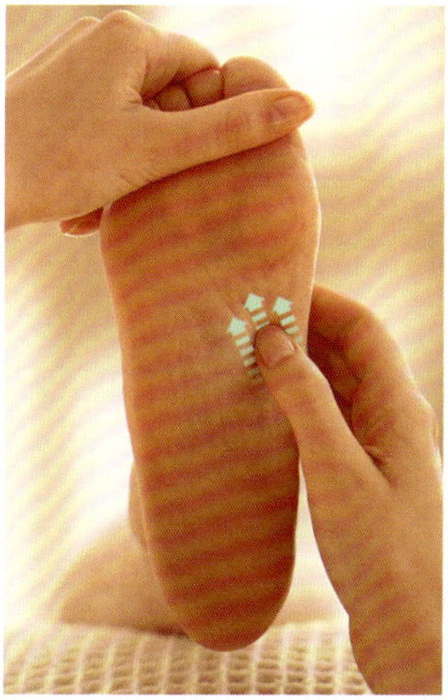

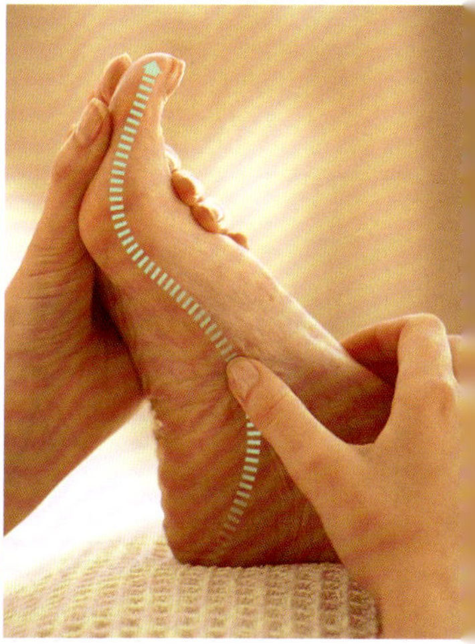

1 Arbeiten Sie zur Schmerzlinderung die Zone von **Knie** und **Bein** mehrmals durch.

2 Haken Sie den Daumen ein und ziehen Sie ihn mehrmals über die **Dickdarm**- und **Ileozökalklappen**-Zone.

3 Um Entzündungen entgegenzuwirken, arbeiten Sie die Zone der **Nebenniere** durch.

4 Gehen Sie mit dem Daumen die **Wirbelsäulen**-Zone entlang, um Verspannungen zu lösen.

SELBSTBEHANDLUNG

Die Selbstbehandlung hat viele Vorzüge, z. B. können Sie Zeit und Ort selbst bestimmen und auch entscheiden, welchen Reflexzonen Sie besondere Beachtung schenken. Das Ziel der folgenden Übungen ist eine allgemeine Stärkung der Gesundheit. Wenn Sie spezielle Beschwerden angehen möchten, informieren Sie sich auf S. 132 ff.

Die eigenen Füße behandeln

Mit den folgenden Massagegriffen erweitern Sie den Bewegungsradius Ihrer Füße und entspannen sie. Wenn Sie Ihre Füße nicht bequem erreichen können, behandeln Sie stattdessen Ihre Hände *(s. S. 126)*.

Extras für die eigenen Füße

Beginnen Sie mit einigen Extras, die Sie gerne mögen *(s. S. 68 ff.)*. Die folgenden Übungen lösen Verspannungen am Fuß und durchbrechen Bewegungsmuster, die sich eingeschlichen haben.

TIPPS

Wenn Sie Probleme haben, Ihre Füße zu erreichen, behandeln Sie die Hände oder arbeiten Sie mit einem Fußroller oder Gesundheitsweg.

Bei Zeitknappheit führen Sie ein kurzes Programm durch, während Sie gleichzeitig etwas anderes erledigen.

Am stärksten motiviert es, wenn Sie eine Wirkung spüren. Behandeln Sie anfangs einen übersichtlichen Bereich oder gezielt nur eine Beschwerde.

Probieren Sie verschiedene Techniken aus und entscheiden Sie sich für jene, die Sie gerne und oft genug anwenden, um das gewünschte Resultat zu erzielen.

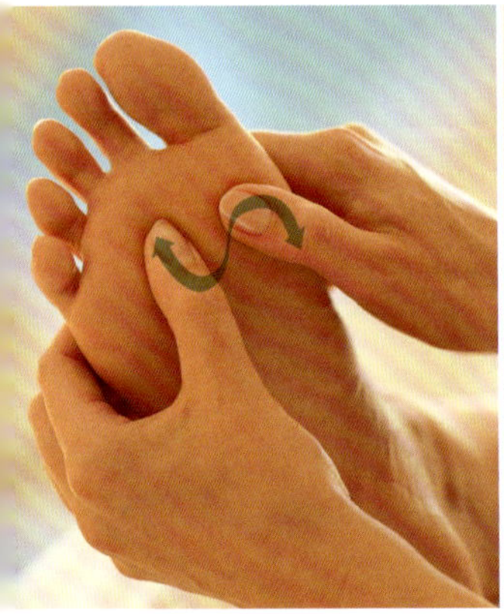

1 Entspannen Sie als Erstes die **Lungen**-Zone am Fußballen mit der Fußsohlenschaukel.

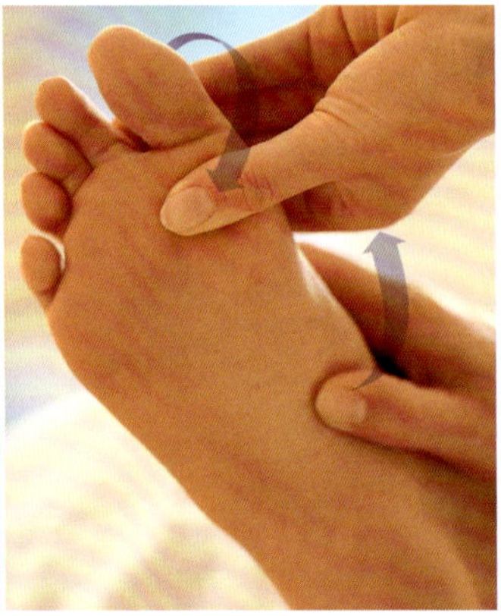

2 Lockern Sie dann die **Wirbelsäulen**-Zone mit der Wirbeldrehung.

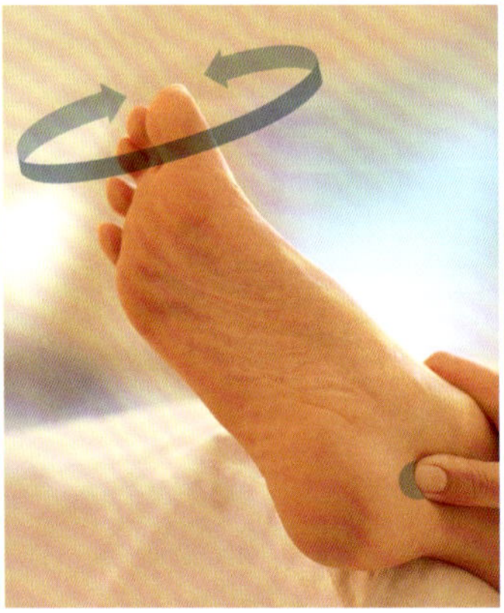

3 Gehen Sie zur Rotation des Fußgelenks über. Damit lösen Sie Verspannungen im Fuß und verringern auch Ödeme im Knöchelbereich.

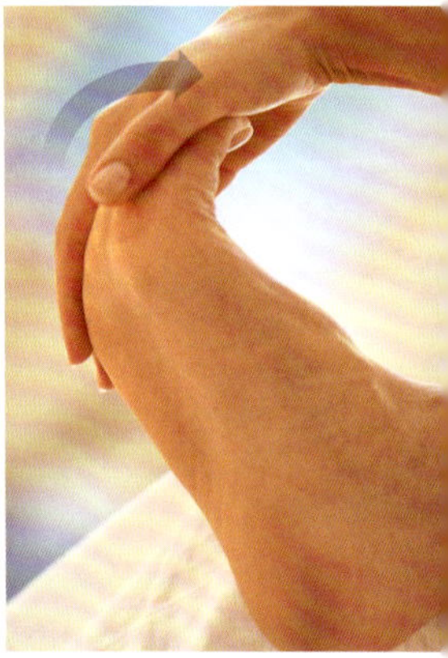

4 Um noch **Hals, Nacken** und **oberen Rücken** zu entspannen, dehnen Sie wie abgebildet sanft die Fußsohle.

Selbstbehandlungsprogramm für die Füße

Diese Behandlungsfolge stellt ein einfaches Programm zur Förderung und Erhaltung der Gesundheit dar. Gehen Sie sie im Anschluss an einige Extras Schritt für Schritt durch.

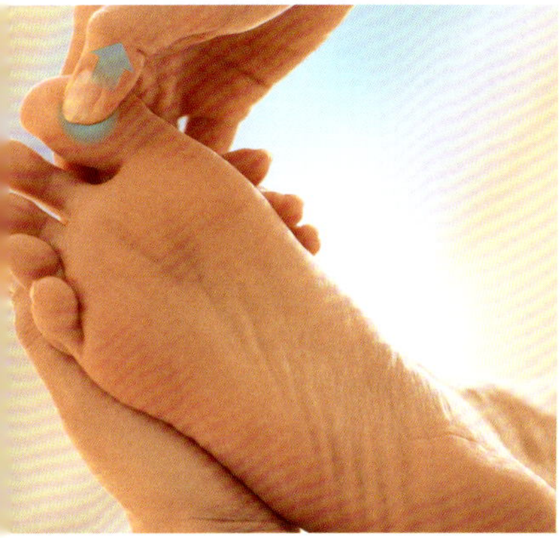

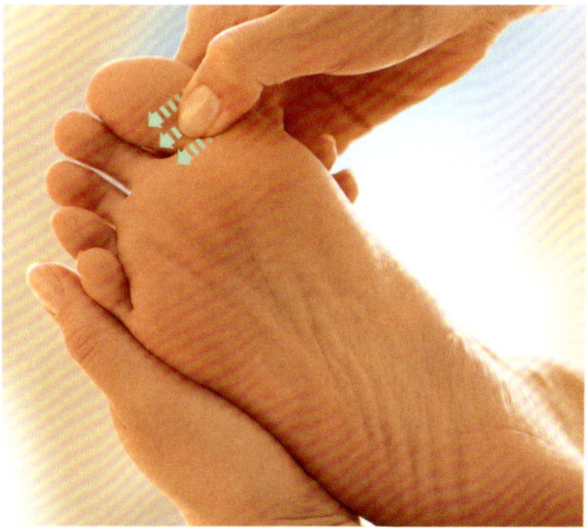

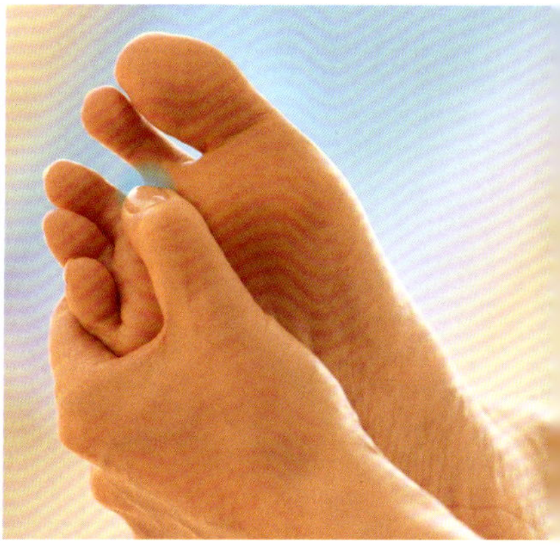

1 Legen Sie einen Fuß auf das andere Bein. Bearbeiten Sie die **Hypophysen**-Zone durch Einhaken und Ziehen, während Sie den Fuß mit der anderen Hand stabilisieren.

2 Gehen Sie nun zu den Zonen von **Hals/Nacken, Schilddrüse** und **Nebenschilddrüsen** über. Halten Sie den Fuß mit einer Hand und gehen Sie im Daumengang mehrmals über die Zonen.

3 Kneifen Sie nun mehrmals mit Daumen und Zeigefinger das Gewebe zwischen den Zehen, um die Zonen von **Auge, Innenohr** und **Ohr** anzuregen.

4 Legen Sie Ihren Daumen auf die Zone von **Gebärmutter** bzw. **Prostata** und drehen Sie den Fuß mehrmals in beide Richtungen, als ob Sie mit der großen Zehe einen Kreis beschreiben würden.

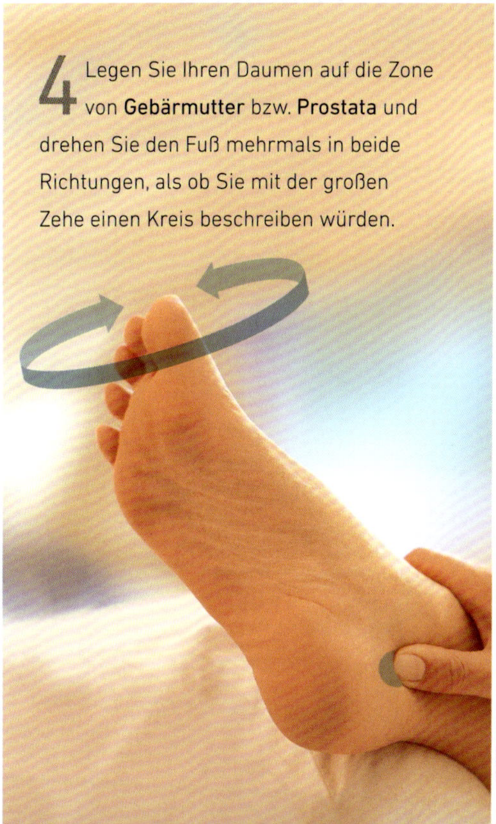

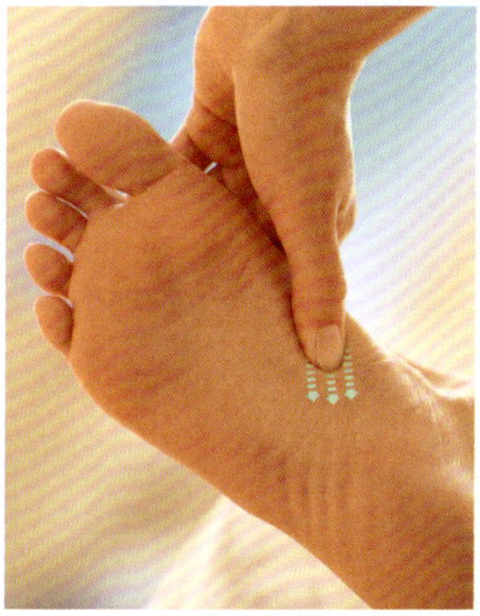

5 Gehen Sie nun mehrmals mit dem Daumengang auf verschiedener Höhe durch die Zone der **Bauchspeicheldrüse** in der Mitte des Fußes.

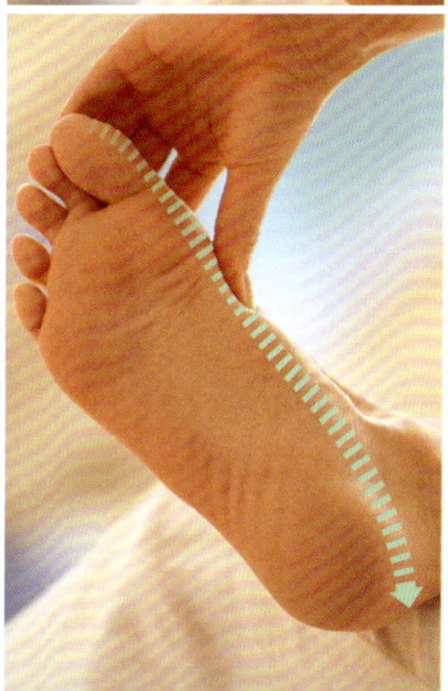

6 Legen Sie Ihre Finger um die Oberseite der großen Zehe und den Daumen an die Innenkante des Fußes, um die **Wirbelsäulen**-Zone zu bearbeiten. Gehen Sie mit dem Daumengang die Innenseite des Fußes von oben nach unten entlang. Setzen Sie die Hand neu an, sobald der Daumen abgespreizt ist.

Die eigenen Hände behandeln

Halten Sie einen Golfball bereit für den Fall, dass Sie eine Pause vom Alltagsstress machen wollen. Mit einer Reihe von Extras am Anfang entspannen Sie Ihre Hände und bereiten sie auf die Behandlung vor. *(Bei speziellen Beschwerden schlagen Sie auf S. 132 ff. nach.)*

Extras für die eigenen Hände

Die folgenden Extras können Sie anwenden, bevor Sie mit der Behandlungsfolge beginnen. Sie können sie auch durch weitere Extras ergänzen *(s. S. 98 ff.)*, um die Hände noch mehr zu entspannen.

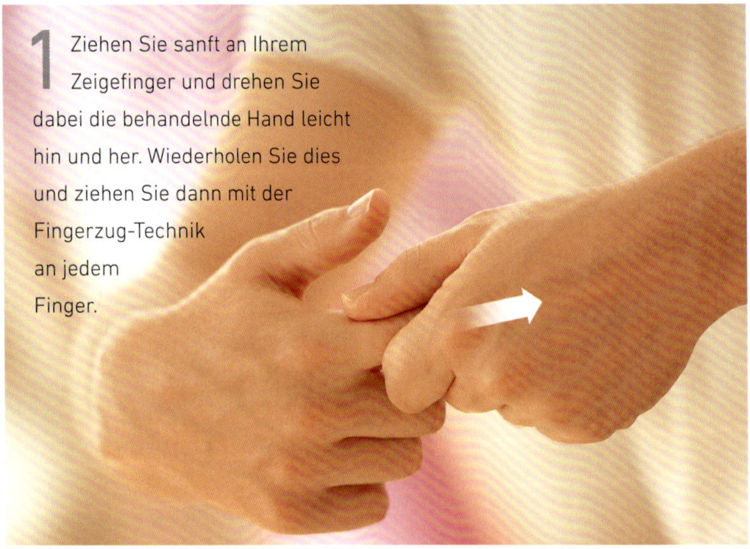

1 Ziehen Sie sanft an Ihrem Zeigefinger und drehen Sie dabei die behandelnde Hand leicht hin und her. Wiederholen Sie dies und ziehen Sie dann mit der Fingerzug-Technik an jedem Finger.

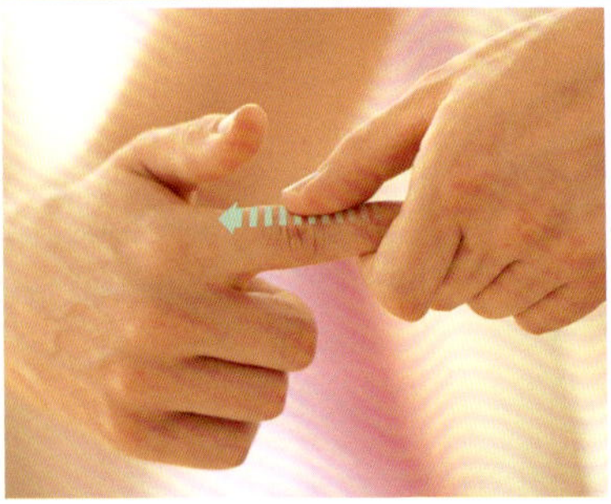

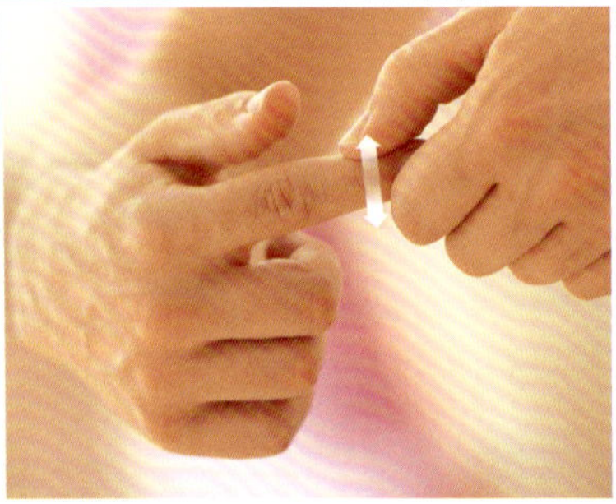

2 Dehnen Sie die Gelenke ganz locker mit der Dehnen-und-ziehen-Technik. Gehen Sie dabei mit mehreren kleinen Schritten an den Fingern entlang.

3 Mit der Seitenbeuge können Sie Ihre Finger außerhalb der gewohnten Muster bewegen. Wiederholen Sie dies mehrmals an jedem Fingerglied.

Programm für die Hände

Nach den Extras bearbeiten Sie die Reflexzonen wie beschrieben.

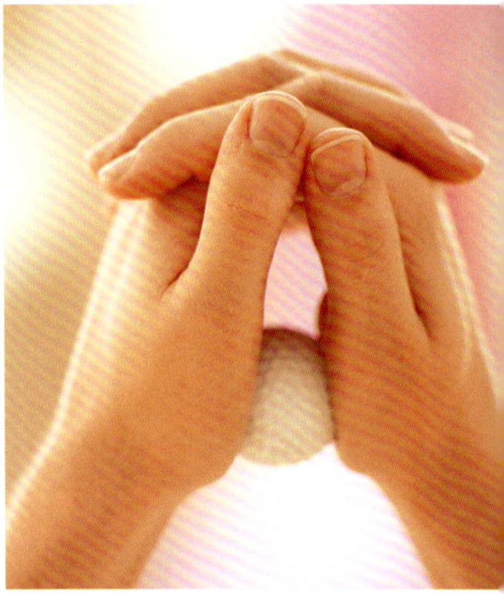

1 Für die **Bauchspeicheldrüsen-** und **Magen-**Zone rollen Sie einen Golfball zwischen den Händen hin und her. Sie können die Zonen auch mit dem Daumengang massieren.

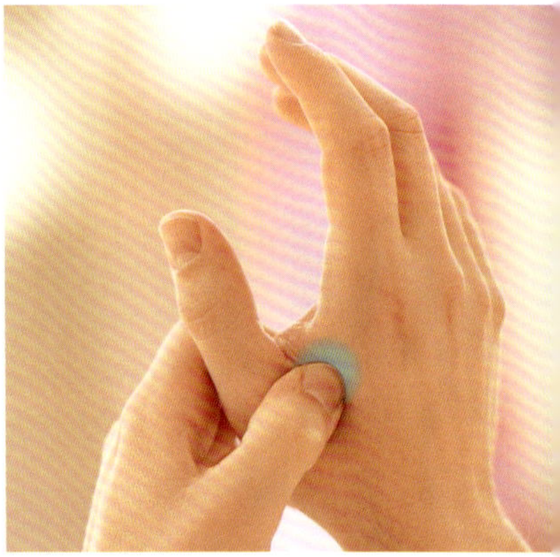

5 Legen Sie Daumen und Fingerspitze von oben und von unten auf die **Solarplexus-**Zone zwischen Daumenballen und Handfläche. Drücken Sie Daumen und Finger mehrmals zusammen.

Dieses Programm ist auf die am häufigsten belasteten Reflexzonen abgestimmt. Bei einigen Techniken werden Hilfsmittel eingesetzt, z. B. der Golfball oder ein Gerät zur Reflexzonenmassage.

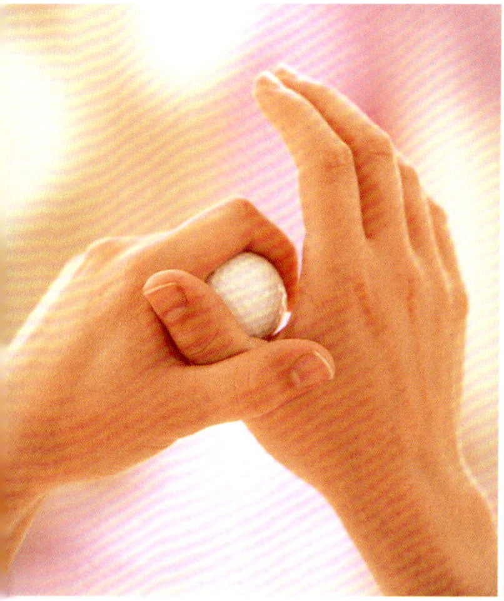

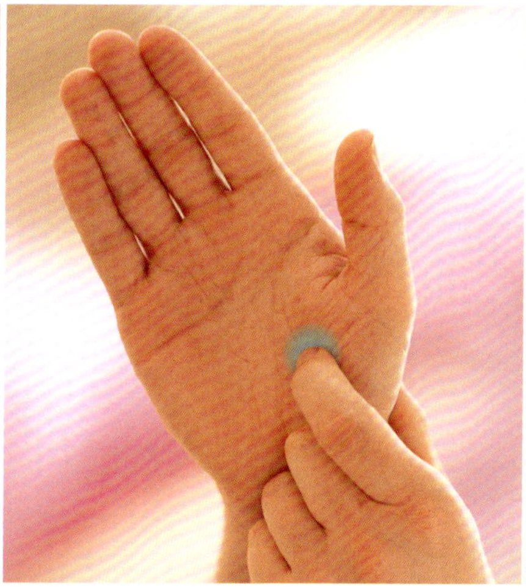

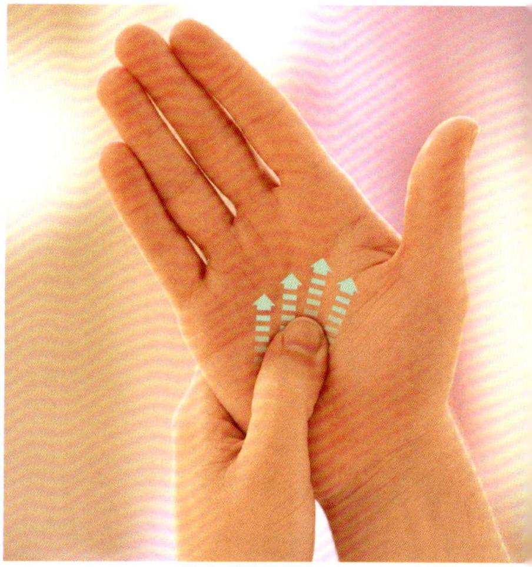

2 Legen Sie den Golfball auf die **Schilddrüsen**-Zone und rollen Sie ihn mehrmals vor und zurück.

3 Drücken Sie mit der Fingerspitze auf die **Nebennieren**-Zone *(zur genauen Lage s. S. 104)*. Wiederholen Sie dies mehrmals mit unterschiedlichem Druck.

4 Legen Sie den Daumen in die Handfläche, um die **Leber**- und die **Gallenblasen**-Zone zu bearbeiten. Gehen Sie im Daumengang mehrmals durch die Zonen.

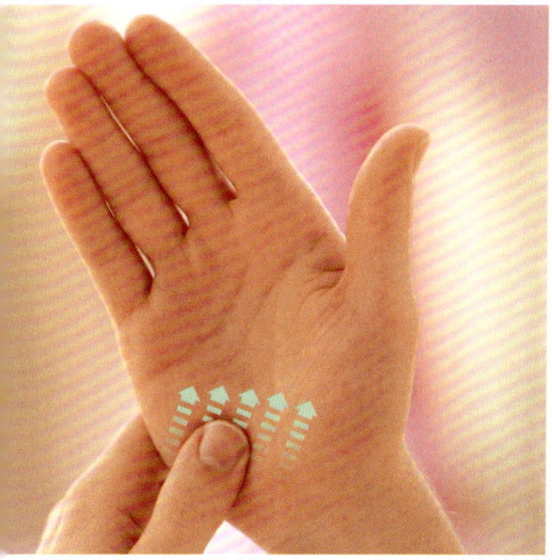

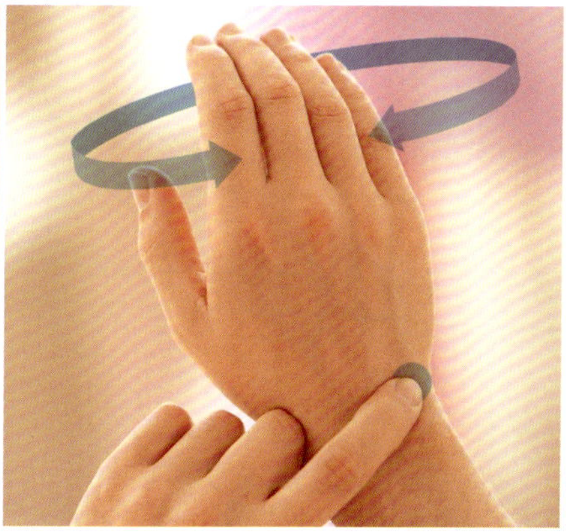

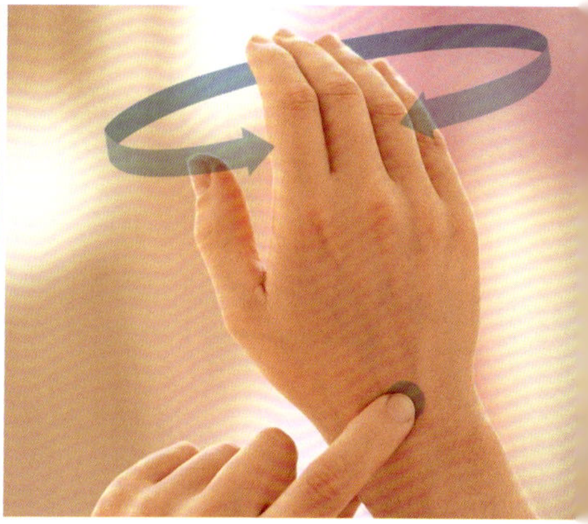

6 Bearbeiten Sie die **Dickdarm**- und **Dünndarm**-Zone am Handballen, indem Sie mehrmals im Daumengang durch die Zonen wandern.

7 Legen Sie Ihren Zeigefinger auf die Zone von **Eierstock** bzw. **Hoden** am Handgelenk. Lassen Sie die Hand mehrmals in beiden Richtungen um diesen Punkt rotieren.

8 Legen Sie den Finger nun auf die Zone von **Gebärmutter** bzw. **Prostata** am Handgelenk und lassen Sie die Hand wieder um diesen Punkt rotieren, jeweils mehrmals im Uhrzeigersinn und entgegengesetzt.

Reflexzonenmassage im Büro

Wenn der Arbeitstag endlos zu sein scheint, können Sie durch eine Reflexzonenmassage die Stimmung erheblich verbessern. Die unten genannten Zonen mobilisieren Ihre Energiereserven und helfen Ihnen, mit Stress besser zurechtzukommen. Wenn Ihre Hände von der Arbeit erschöpft sind, versuchen Sie es mit den Übungen auf Seite 54f.

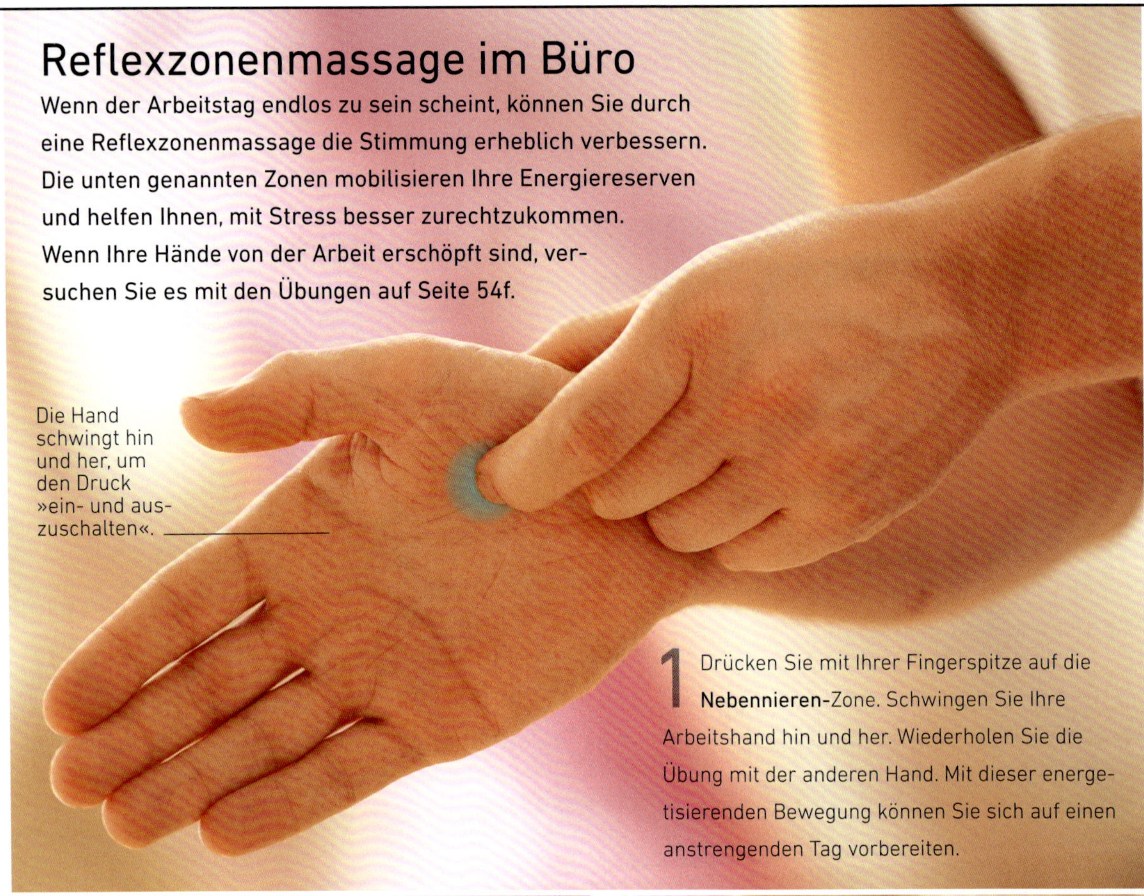

Die Hand schwingt hin und her, um den Druck »ein- und auszuschalten«.

1 Drücken Sie mit Ihrer Fingerspitze auf die **Nebennieren**-Zone. Schwingen Sie Ihre Arbeitshand hin und her. Wiederholen Sie die Übung mit der anderen Hand. Mit dieser energetisierenden Bewegung können Sie sich auf einen anstrengenden Tag vorbereiten.

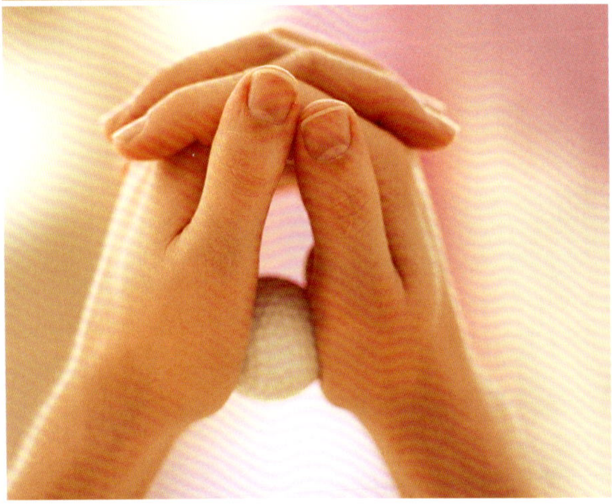

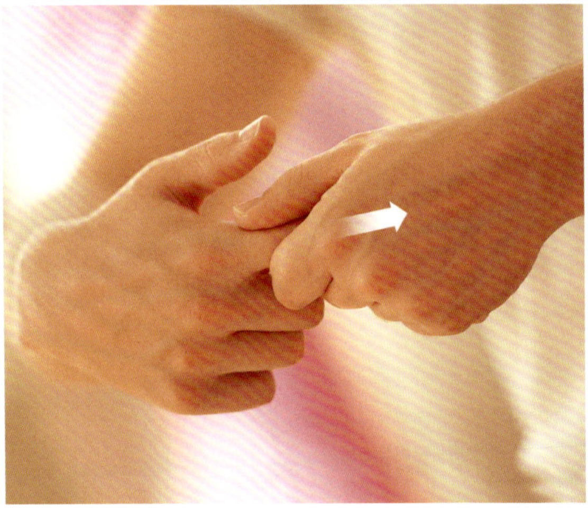

2 Nehmen Sie einen Golfball zwischen die Handflächen und verschränken Sie die Finger. Rollen Sie den Ball mehrmals über die **Bauchspeicheldrüsen**-Zone. Das hilft, Ihr Energieniveau konstant zu halten.

3 Beenden Sie die Behandlung mit dem Extra Fingerzug, um Ihre überarbeiteten Hände wieder zu beleben. Führen Sie ihn erst an jedem Finger der einen Hand und dann an den Fingern der anderen Hand durch.

Reflexzonenmassage für unterwegs

Verwandeln Sie Ihre Warte- oder Fahrtzeiten in Zeit für die Gesundheit. Sie können sich mit der Behandlung auf einen anstrengenden Tag vorbereiten oder sich für einen angenehmen Abend entspannen. Probieren Sie die folgenden Übungen aus oder behandeln Sie gezielt gesundheitliche Probleme *(s. S. 132 ff.)*.

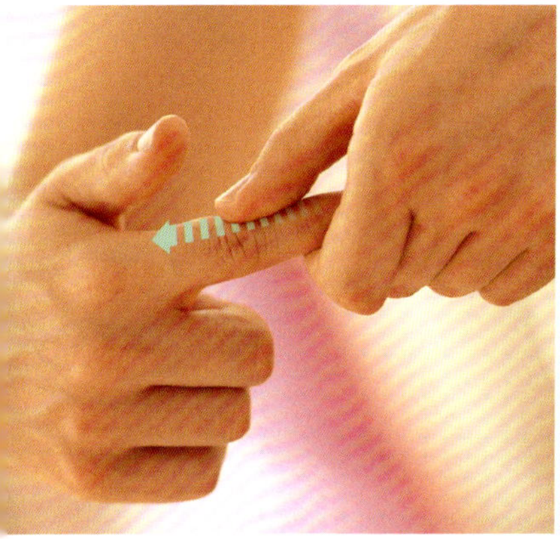

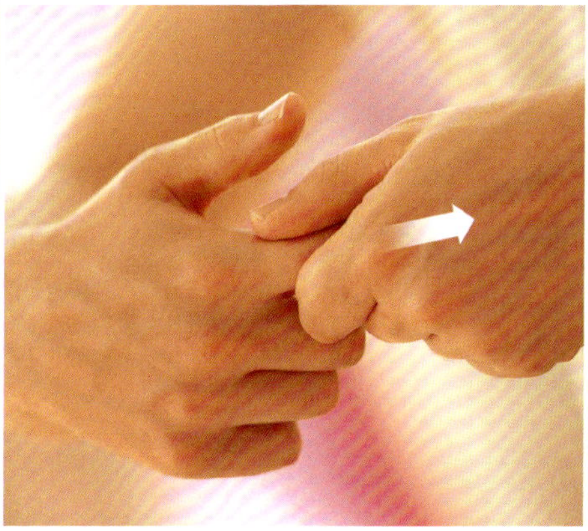

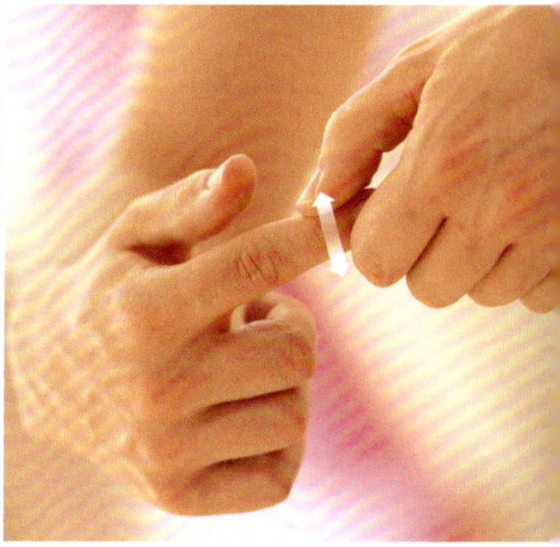

1 Mit dieser Bewegung können Sie den **Nacken** entspannen und sanft die Finger Ihrer schmerzenden Hand dehnen. Wenden Sie die Dehnen-und-ziehen-Technik nacheinander an allen Fingern an.

2 Entspannen Sie Ihre Finger mit dem Fingerzug an jedem Finger. Wiederholen Sie die Behandlung an den Fingern der anderen Hand.

3 Mit der Seitenbeuge verbessern Sie die Beweglichkeit der Finger. Führen Sie den Griff an jedem Finger der einen Hand durch und behandeln Sie dann die andere Hand.

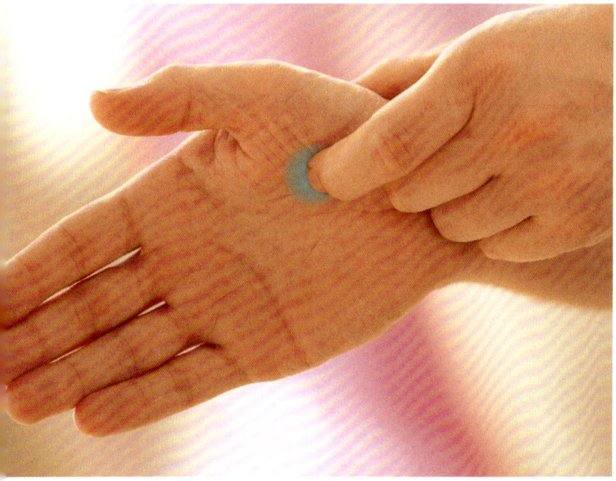

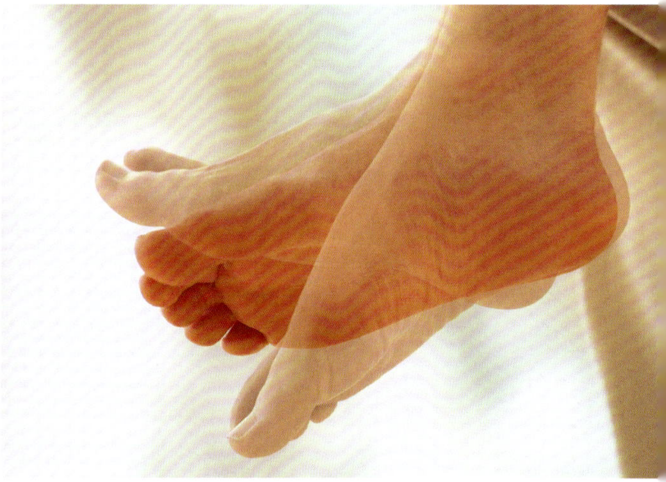

4 Üben Sie Druck auf die **Nebennieren**-Zone aus: Setzen Sie den Zeigefinger auf die Zone und bewegen Sie Ihre Arbeitshand hin und her. Wiederholen Sie das Ganze an der anderen Hand.

5 Um die Fußmuskeln zu dehnen, wenden Sie die Rotation des Fußgelenks an. Kreisen Sie mit dem Fuß mehrmals in beiden Richtungen und wiederholen Sie dies mit dem anderen Fuß.

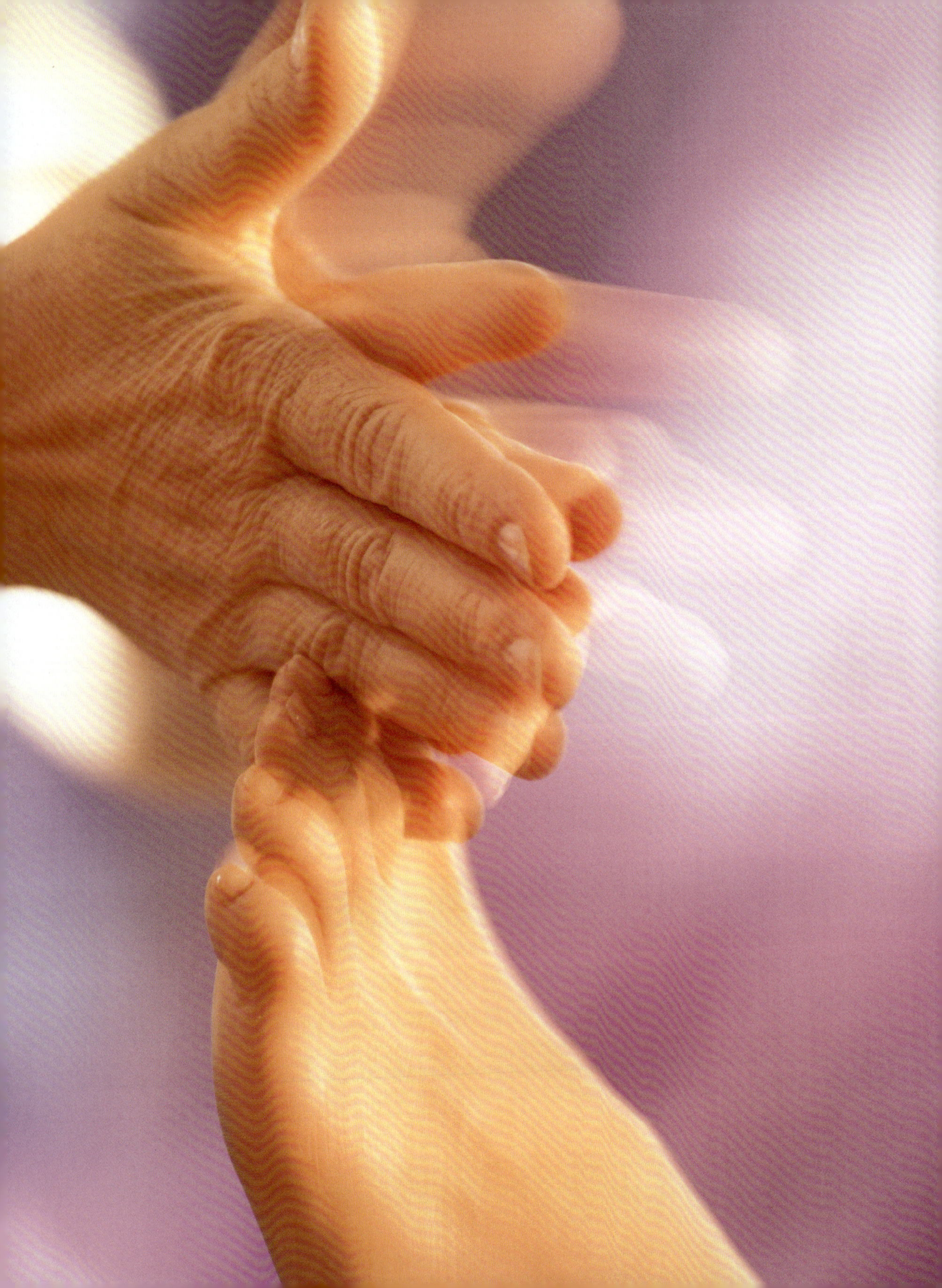

BESCHWERDEN BEHANDELN

Die Reflexzonenmassage ist eine ungefährliche und leicht anzuwendende Ergänzung zur ärztlichen Therapie, ob Sie nun einen entzündeten Hals beruhigen, einen Asthmaanfall lindern oder Kopfschmerzen entgegenwirken wollen. Neben detaillierten Anleitungen für spezielle Gesundheitsprobleme finden Sie in diesem Kapitel auch eine Übersicht über die Reflexzonenbehandlung bei allgemeineren Beschwerden. Wir schlagen Ihnen jeweils mehrere Zonen an Händen und Füßen vor, die Sie bearbeiten können.

REFLEXZONENMASSAGE GEZIELT EINSETZEN

Bisher ging es darum, wie Sie mit der Reflexzonenbehandlung des Fußes bzw. der Hand ganz allgemein die Gesundheit stärken und das Wohlbefinden fördern können. Doch man kann damit auch gezielt gesundheitliche Beschwerden behandeln. Der therapeutische Einsatz ist allerdings Heilkundigen vorbehalten. Als Laie können Sie aber sich und anderen durch Reflexzonenmassage auch viel Gutes tun, ob Sie am ganzen Fuß arbeiten oder sich auf die entsprechenden Zonen konzentrieren. In diesem Abschnitt erfahren Sie, welche Zonen bei welchen Beschwerden und wie oft sie behandelt werden sollten, um die Selbstheilungskräfte des Körpers anzuregen. Viele Menschen empfinden die Fußbehandlung als wirksamer, doch die Behandlung der Hände ist oft bequemer durchzuführen. Im Folgenden weisen wir immer sowohl auf die zu behandelnden Zonen an den Füßen wie auch auf jene an den Händen hin.

Manchmal liegt es auf der Hand, welche Reflexzonen man am besten behandeln sollte. Will man etwa die Funktion der Lunge stärken, bearbeitet man die Lungenzone. Sie ist auch die richtige Zone, wenn man Bronchitis, Asthma und andere Atemwegserkrankungen lindern möchte.

Die Reflexzonentherapeuten haben jedoch herausgefunden, dass viele verschiedene Faktoren Einfluss auf den Gesundheitszustand haben, daher müssen manchmal zusätzlich noch ganz andere Zonen einbezogen werden. Bei Asthma hilft es z. B., wenn neben der Lungenzone auch die Nebennierenzone behandelt wird, weil dies ergänzend die Selbstheilungsmechanismen des Körpers ankurbelt. Die Nebennieren produzieren das Hormon Adrenalin, das für die Lungenfunktion eine wichtige Rolle spielt. Behandelt man also die Nebennierenzone, können das Keuchen und Pfeifen beim Atmen sowie weitere Symptome verringert werden.

Viele Beschwerden haben auch mehr als eine Ursache. Verstopfung etwa kann aufgrund von Spannung und/oder Fehlfunktion jedes der verschiedenen Verdauungs- und Ausscheidungsorgane entstehen. Bei Verstopfung behandeln Reflexzonentherapeuten daher sowohl den Magen als auch den Dickdarm und weitere Organzonen. Folgen Sie also auch den eigenen Eingebungen, wenn Sie Beschwerden mit der Reflexzonenmassage lindern, und notieren Sie sich, bei welchen Zonen die Behandlung am besten anschlägt.

Für die Dauer und Häufigkeit der Behandlung gibt es keine festen Regeln. Bis zu einem gewissen Grad hängt es von der Art der Beschwerde sowie dem Alter und dem Gesundheitszustand der oder des Behandelten ab, wie lange und wie oft Sie sie massieren *(beachten Sie die Hinweise im Kasten rechts oben)*. Manchmal behandelt man eine Reflexzone so lange, bis eine Wirkung festzustellen ist, etwa bei Menstruationskrämpfen. Wenn Sie jedoch bei sich eine chronische Erkrankung, die bereits seit Jahren besteht, lindern möchten, z. B. Verstopfung oder regelmäßige Kopfschmerzen, dann könnten Sie die entsprechenden Reflexzonen eine Zeit lang bis zu drei- bis viermal täglich behandeln. Hören Sie auf die Signale Ihres Körpers und notieren Sie sich, in welchem Rhythmus Ihnen welche Behandlungsdauer bei Ihren Beschwerden Erleichterung bringt.

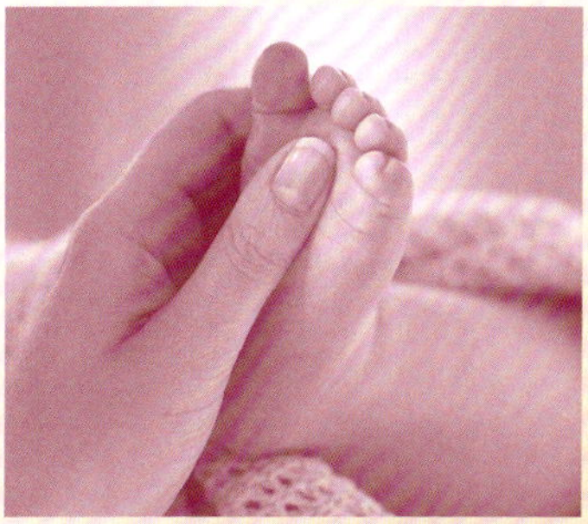

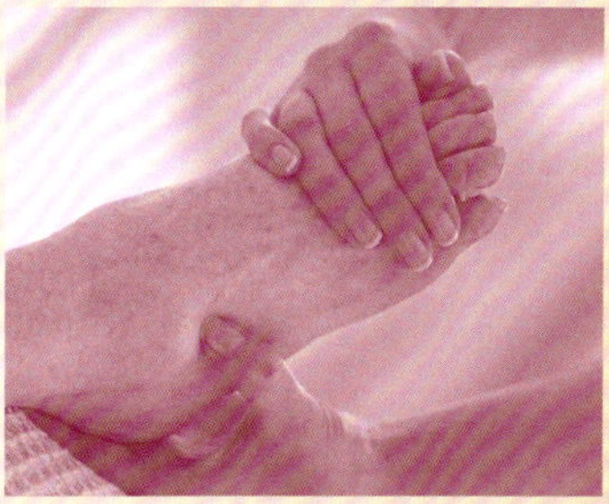

ACHTUNG

- Die Reflexzonenmassage ist eine Ergänzung zur ärztlichen Therapie, stellt aber keinesfalls einen Ersatz für diese dar. Holen Sie bei gesundheitlichen Problemen immer ärztlichen Rat ein.
- Falls Sie schwanger sind, beachten Sie die Hinweise auf Seite 120.
- Babys, Kinder und ältere Menschen sollten Sie öfter, dafür aber kürzer und mit viel weniger Druck massieren *(s. a. S. 118 ff.)*.
- Wird eine Zone bei der Behandlung sehr schmerzempfindlich, ist sie überreizt. Arbeiten Sie an anderen Zonen weiter und behandeln Sie diese Zone beim nächsten Mal nicht so stark, dafür öfter und kürzer.
- Wenn Sie Diabetiker oder Menschen mit niedrigem Blutzuckerspiegel massieren, dürfen Sie die Zone der Bauchspeicheldrüse nur ganz kurz und leicht stimulieren.
- Bei akuten Entzündungen z. B. der Blase dürfen Sie die Organzone ebenfalls nicht stark anregen.
- Menschen, die an schweren Krankheiten leiden, dürfen Sie stets nur kurz und mit ganz leichtem Druck massieren.

TIPPS FÜR DIE BEHANDLUNG BEI BESCHWERDEN

SPANNUNG ABBAUEN: Stress und Spannung tragen oft zu Gesundheitsproblemen bei. Sie können in diesem Zusammenhang auf drei Arten vorgehen:

1. Behandeln Sie den ganzen Fuß oder die ganze Hand. Hier ist Selbstbehandlung nicht so wirksam wie die Massage durch jemand anderen.
2. Stellen Sie ein Behandlungsprogramm aus lauter Extras zusammen *(s. S. 68 ff. und 98 ff.)*.
3. Arbeiten Sie die Solarplexuszone am Anfang und am Ende der Behandlung gründlich durch.

FEEDBACK NOTIEREN: Während einer Massage sagen die Behandelten oft: »Das fühlt sich gut an« oder sogar »Das ist ein wohliger Schmerz«. Notieren Sie sich dies, um die Griffe bei der nächsten Behandlung zu wiederholen.

DIE SCHMERZGRENZE NICHT ÜBERSCHREITEN: Wenn jemand sagt: »Das tut weh«, oder den Fuß bzw. die Hand, die Sie massieren, wegzieht, dann ist Ihr Druck zu stark oder die Zone übersensibel. Die Behandlung sollte nie wehtun.

VIEL WASSER TRINKEN: Legen Sie den Behandelten immer dringend nahe, nach der Massage viel Wasser zu trinken, damit der Körper die gelösten Giftstoffe und Schlacken ausscheiden kann.

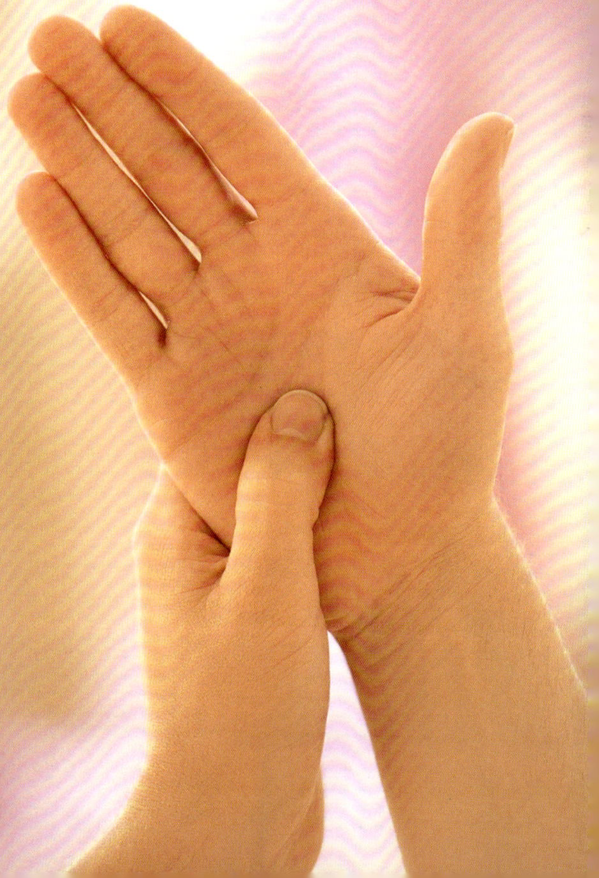

VERSTOPFUNG

Es gibt viele Faktoren, die den Ausscheidungsprozess ungünstig beeinflussen können, z. B. Diäten, Flüssigkeitsmangel, bestimmte Medikamente oder Verletzungen der Lendenwirbelsäule. Eine Massage der Reflexzonen, die dem Verdauungstrakt entsprechen, kann Erleichterung bringen.

FORSCHUNGSERGEBNISSE

Die Wirksamkeit der Reflexzonenbehandlung belegen sechs chinesische Untersuchungen. Sie verbessert die Darmtätigkeit und verringert die Zeit, die der Verdauungstrakt für die Entleerung braucht.

Die Hände behandeln

Die Reflexzonen für die Verdauungsorgane finden Sie über eine größere Fläche verteilt auf beiden Händen. Mit einem Golfball erreichen Sie diese Zonen leicht und Sie können beide Hände auf einmal massieren.

1 Rollen Sie den Golfball ausgehend vom Daumenballen am Handansatz entlang, um die **Nebennieren**-Zone und Teile der **Bauchspeicheldrüsen**- und **Magen**-Zone zu massieren.

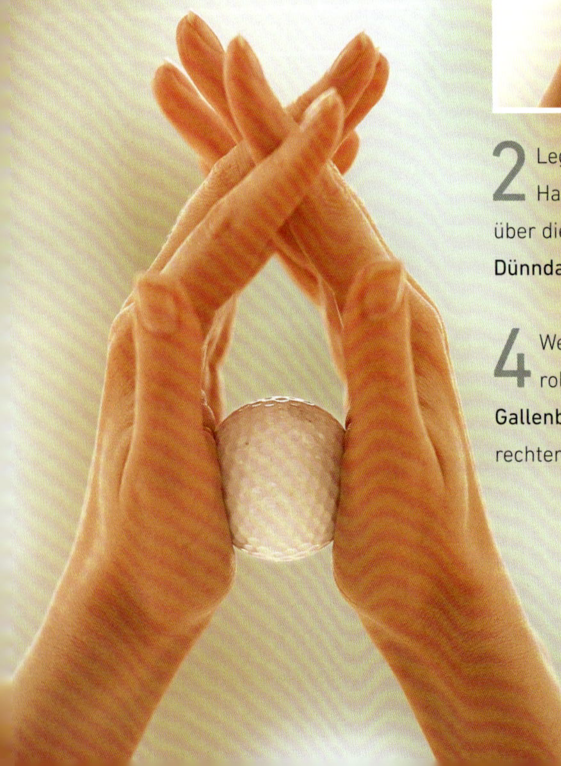

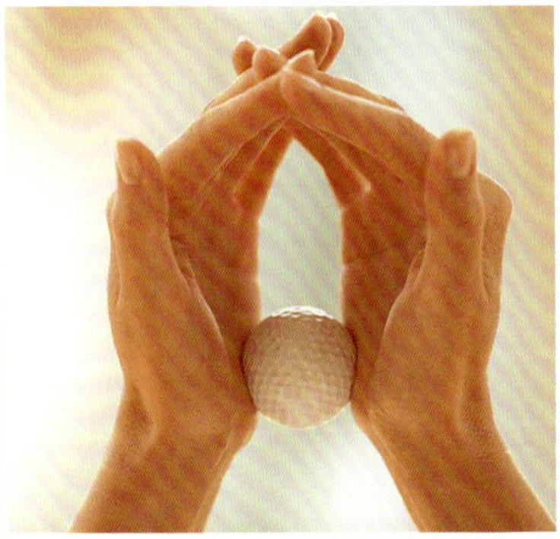

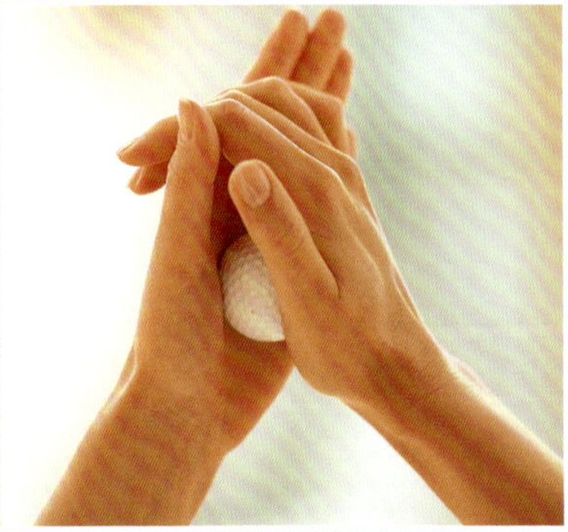

2 Legen Sie den Ball zwischen Ihre Handballen und rollen Sie ihn über die Zonen von **Dickdarm** und **Dünndarm**.

3 Halten Sie den Ball in Position und rollen Sie ihn über die **Magen**-Zone der linken Hand.

4 Wechseln Sie die Hände und rollen Sie den Ball über die **Gallenblasen**- und **Leber**-Zone der rechten Hand.

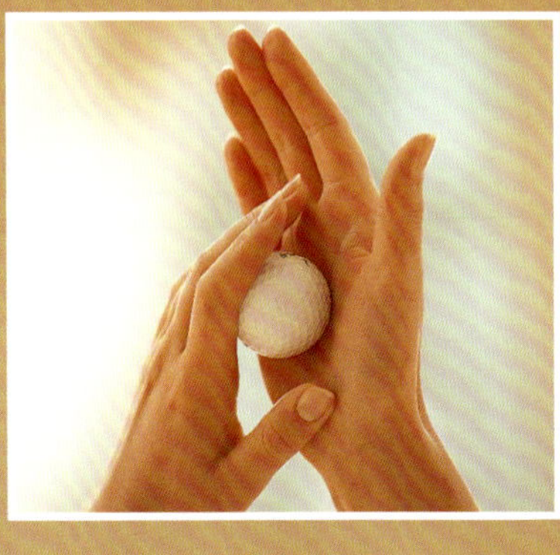

Fußbehandlung

Bei Verstopfung massieren Sie die Reflexzonen, die den Verdauungs- und Ausscheidungsorganen entsprechen. Behandeln Sie zunächst den rechten Fuß und wiederholen Sie die Griffe dann am linken. Notieren Sie sich für künftige Massagen, wie lange Sie welche Zone bearbeiteten und welche Wirkung Sie erzielten.

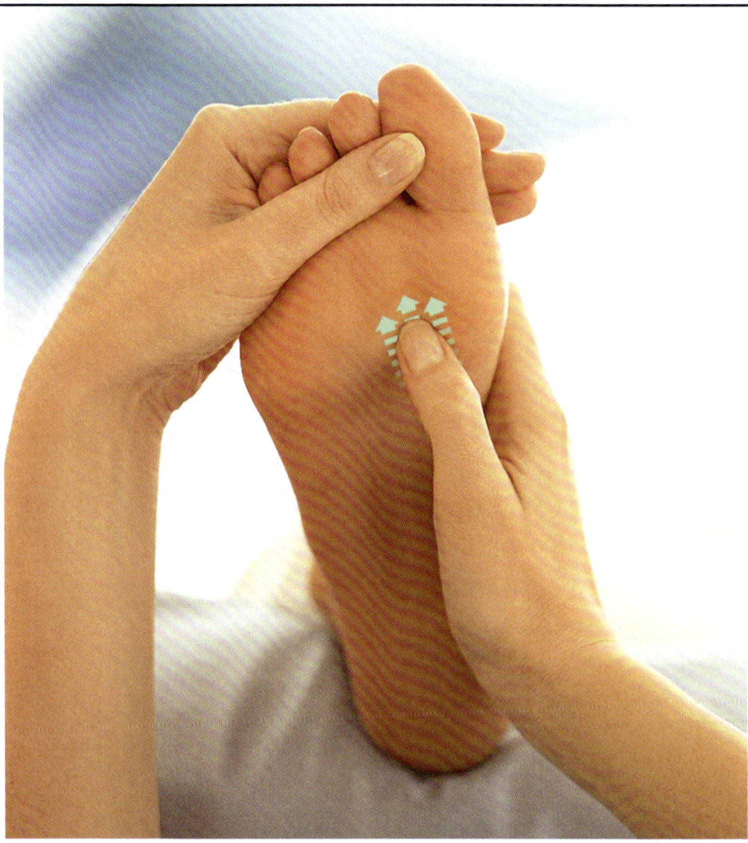

1 Wandern Sie zunächst mehrmals im Daumengang über die **Solarplexus**-Zone. Dies kann Verspannungen lösen, die häufig zur Verstopfung beitragen.

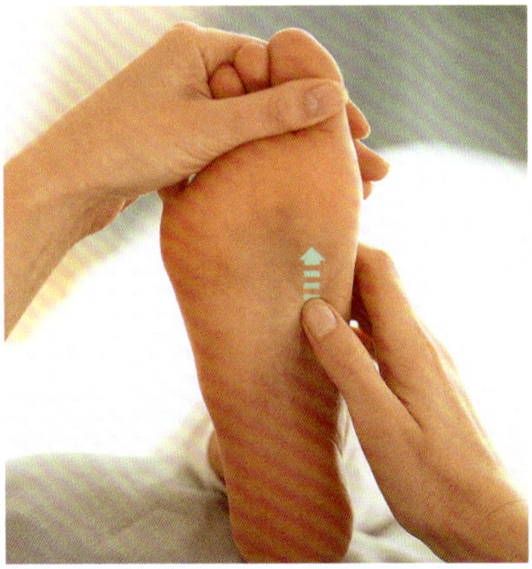

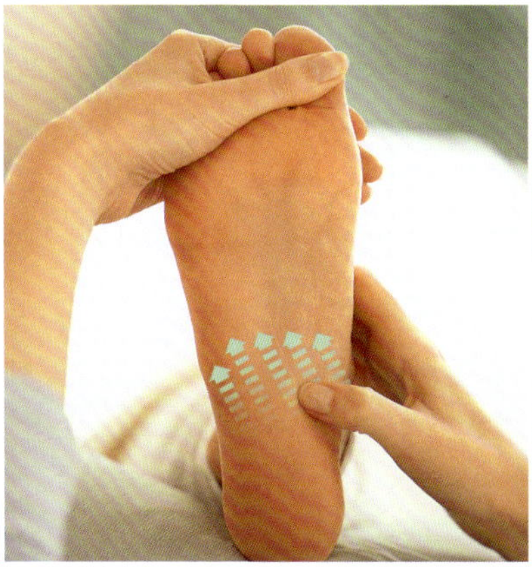

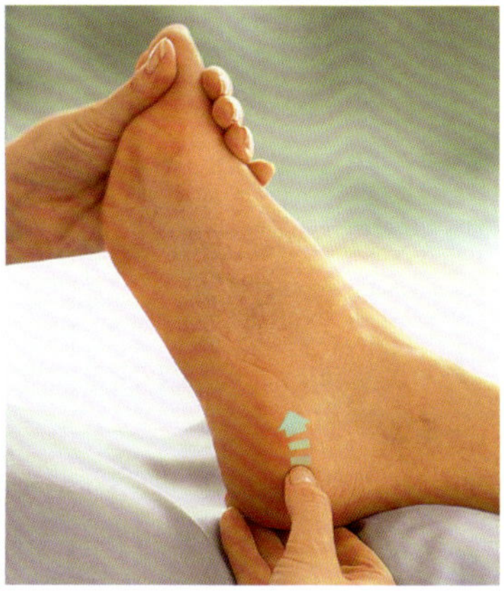

2 Gehen Sie dann im Daumengang mehrmals über die **Nebennieren**-Zone. Die Tätigkeit der Nebennieren ist ganz entscheidend für die Darmkontraktionen, die die Nahrung voranschieben.

3 Behandeln Sie nun die Zonen von **Gallenblase, Leber, Dickdarm** und **Dünndarm.** Gehen Sie mit dem Daumengang aus verschiedenen Richtungen über die Zonen. Leber und Gallenblase produzieren und speichern Galle.

4 Gehen Sie mehrmals im Daumengang über die Zonen für **Steißbein** und **Rektum,** um Verspannungen im unteren Rücken zu lösen. Dickdarm und Dünndarm sind vom Becken und der Lendenwirbelsäule umschlossen.

KOPFSCHMERZEN

Es gibt viele Faktoren, die Kopfschmerz mitverursachen, aber Verspannungen gehören fast immer dazu. Probieren Sie die vorgestellten Griffe aus und wenden Sie dann die Behandlungstechniken an den entsprechenden Stellen an, je nachdem, ob Sie Migräne haben oder der Schmerz an einer bestimmten Stelle des Kopfes sitzt *(s. Kasten rechts).*

FORSCHUNGSERGEBNISSE

Eine dänische Studie von 1997 zeigte, dass die Reflexzonenbehandlung bei Kopfschmerzen hilft. Das wichtigste Ergebnis war, dass viele Teilnehmer das Gefühl hatten, an ihren Kopfschmerzen und an ihrer Genesung aktiv mitzuwirken, statt weiterhin einfach nur mit ihnen zu leben.

Die Hände behandeln

Die Handmassage hat viele Vorteile. Sie können sie ganz unauffällig an öffentlichen Orten durchführen. Die Reflexzonen an den Fingern entsprechen Hals und Kopf und sind leicht zu erreichen. Verspannungen im Nacken tragen häufig zu Kopfschmerz bei und die Behandlung der Nackenzonen kann diese lösen. Bearbeiten Sie beide Hände gleichmäßig und finden Sie heraus, was am besten wirkt.

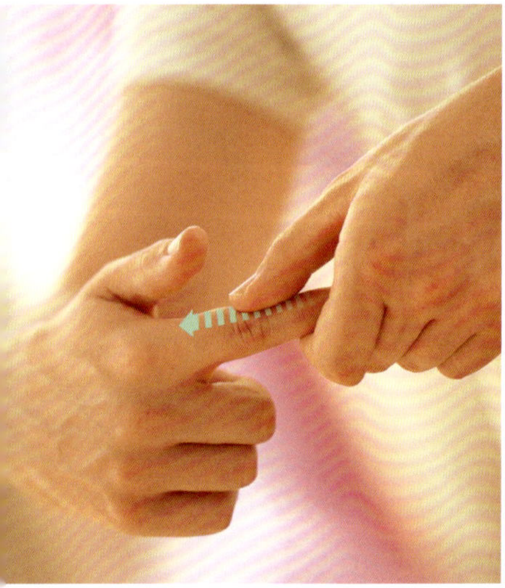

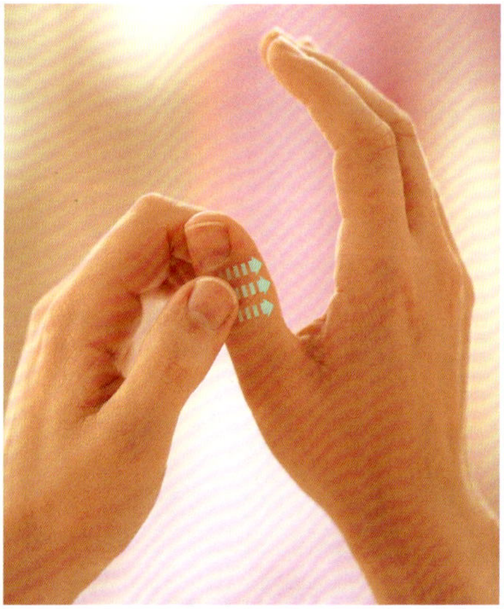

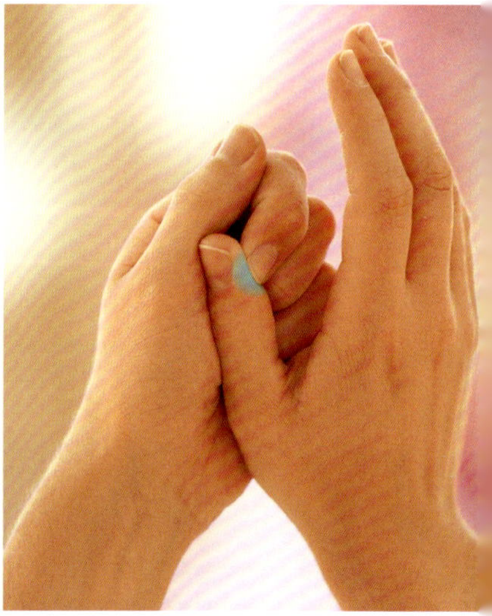

1 Lösen Sie zunächst Verspannungen, indem Sie die **Nacken-** und die **Kopf-**Zone mit der Dehnen-und-ziehen-Technik *(s. S. 99)* bearbeiten. Stellen Sie sich dabei auch die Dehnung im Nacken und im Kopf vor.

2 Arbeiten Sie die **Kopf-**, **Gesichts-** und **Nebenhöhlen-**Zonen an den Fingern durch. Konzentrieren Sie sich auf schmerzhafte Stellen. Je nachdem, wo der Kopfschmerz sitzt, kann die Behandlung an der rechten oder linken Hand besser wirken.

3 Behandeln Sie schließlich an allen Fingern die Zonen für **Kopf** und **Gehirn** mit der Technik Einhaken und Ziehen. Achten Sie dabei auf besonders sensible Punkte. So bauen Sie Spannungen und Schmerzen ab.

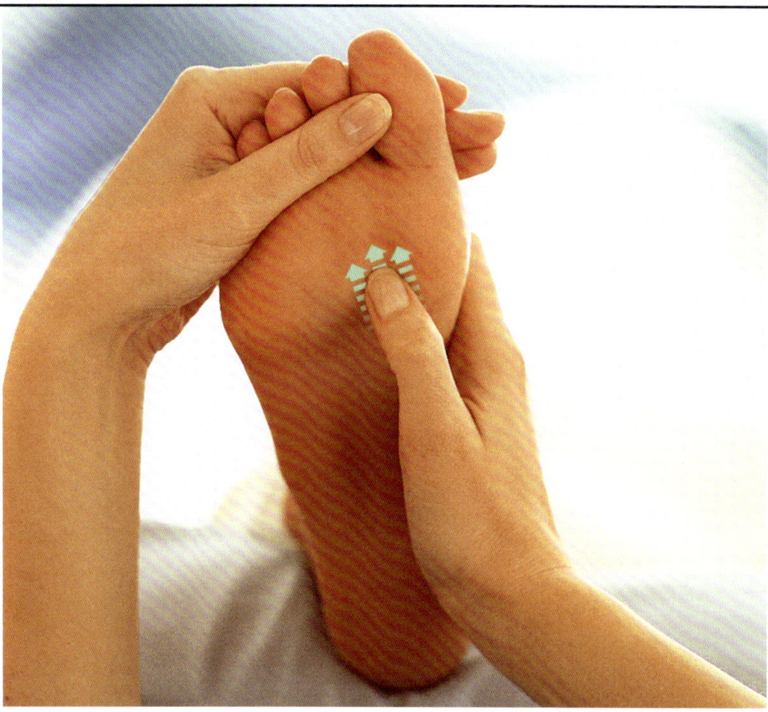

Die Füße behandeln

Bei der Fußarbeit ist es wichtig, das gesamte Behandlungsprogramm an beiden Füßen durchzuführen. Wenn ein Fuß empfindlicher ist als der andere, dann zeigt das, dass Sie in diesem Bereich mehr massieren sollten. Wenn Sie zu Kopfschmerzen neigen, kann eine regelmäßige Fußbehandlung dem Schmerz vorbeugen.

1 Lösen Sie zunächst Verspannungen im ganzen Körper, indem Sie im Daumengang mehrmals durch die **Solarplexus**-Zone gehen.

KOPFSCHMERZARTEN

Massieren Sie die folgenden Zonen je nach Kopfschmerzart:

MIGRÄNEKOPFSCHMERZ: Gehen Sie im Daumengang die **Steissbein**-Zone des Fußes entlang.

MIGRÄNEKOPFSCHMERZ MIT SEHSTÖRUNGEN: Bearbeiten Sie die **Nacken**-Zone am Zeigefinger mit der Dehnen-und-ziehen-Technik.

KOPFSCHMERZ AM SCHEITEL: Massieren Sie die **Kopf**-Zone an der Spitze der großen Zehe.

SEITLICHER KOPFSCHMERZ: Massieren Sie die **Kopf**-Zone an der Seite der großen Zehe.

KOPFSCHMERZ AM HINTERKOPF: Bearbeiten Sie die **Kopf**-Zone am Ansatz des Zehenballens der großen Zehe mit dem Daumengang.

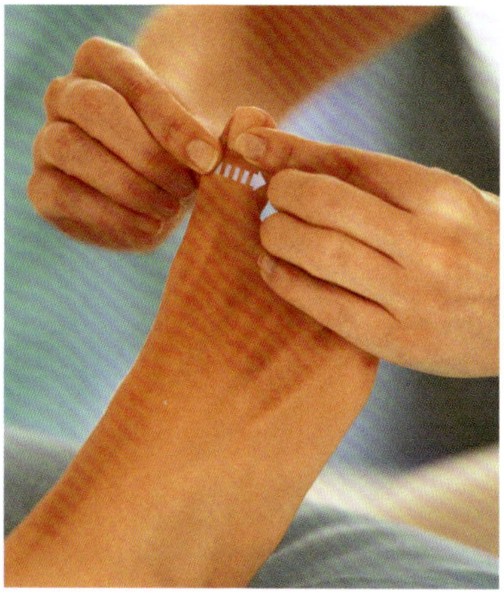

2 Halten Sie dann die Zehe fest und schieben Sie Ihre Fingerspitze quer über die Zehenoberseite. Wiederholen Sie dies am anderen Fuß. Massieren Sie empfindliche Stellen besonders gründlich.

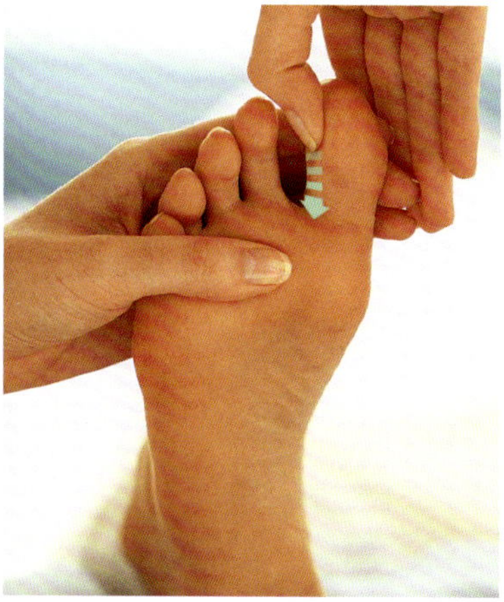

3 Um Verspannungen in Kopf und Nacken zu lösen, gehen Sie im Daumengang an den Seiten der großen Zehe entlang, von oben bis zum Zehenansatz. Wiederholen Sie dies am anderen Fuß.

RÜCKEN- & NACKEN-SCHMERZEN

Stellen Sie zuerst fest, wo genau der Schmerz sitzt, und suchen Sie dann in den Übersichten über die Fuß- und Handreflexzonen *(s. S. 16 ff.)* die korrespondierenden Zonen heraus. Verspannungen in Muskeln und Gelenken können zu Nacken- und Rückenschmerzen beitragen, versuchen Sie deshalb, auch Verspannungen anderer Körperteile durch die Reflexzonenmassage zu lösen.

Die Hände behandeln

Die Handreflexzonen können bei Nacken- und Rückenschmerzen praktisch überall diskret massiert werden.

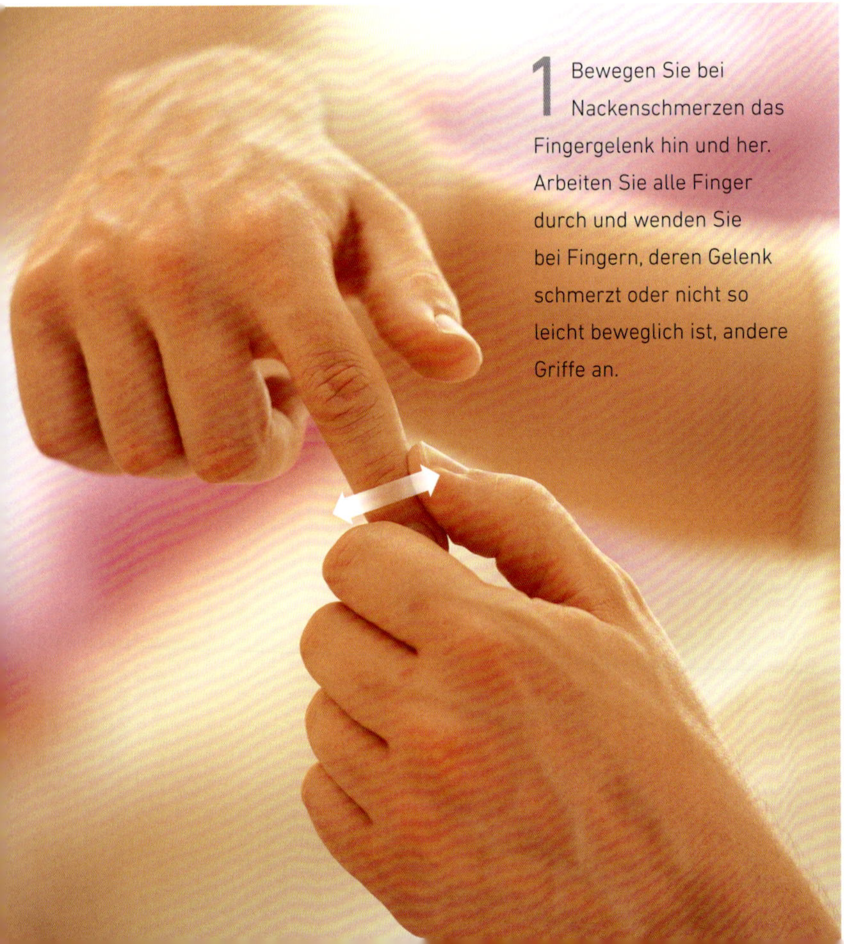

1 Bewegen Sie bei Nackenschmerzen das Fingergelenk hin und her. Arbeiten Sie alle Finger durch und wenden Sie bei Fingern, deren Gelenk schmerzt oder nicht so leicht beweglich ist, andere Griffe an.

FORSCHUNGSERGEBNISSE

Studien zufolge profitierten 74–98 % der Patienten mit Nacken- oder Rückenschmerzen von der Reflexzonentherapie. Für eine anhaltende Wirkung wurde ihnen die Selbstbehandlung empfohlen.

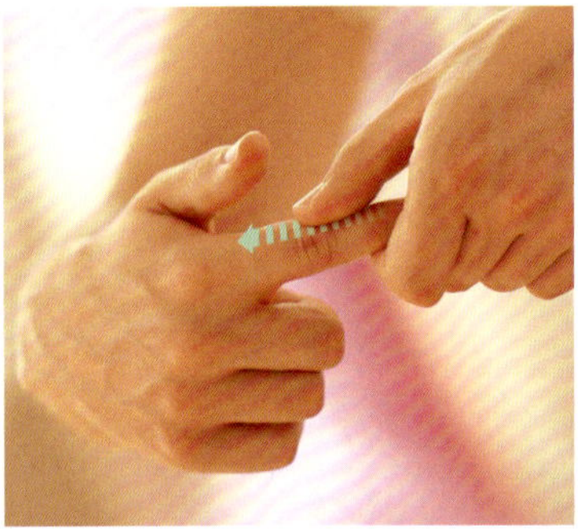

2 Gehen Sie mit der Dehnen-und-Ziehen-Technik durch die **Hals-/Nacken**-Zone. Senken Sie das Handgelenk und drücken Sie fester mit dem Daumen. Gehen Sie im Daumengang durch die Zone.

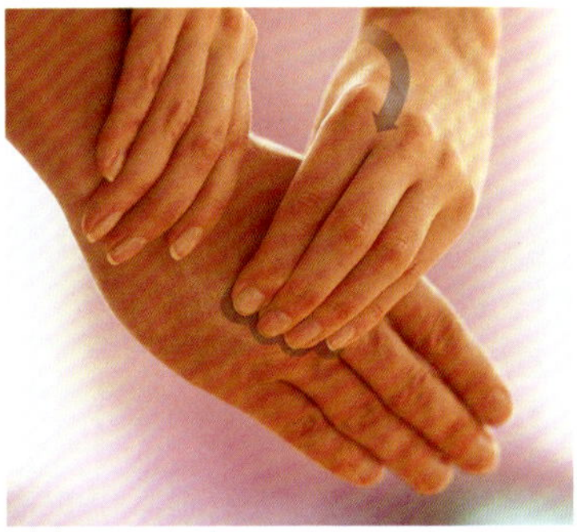

3 Die Zonen des **oberen** und **unteren Rückens** mit dem Extra Die-Handfläche-wringen entspannen. Mit den Fingern nach unten drücken und mit dem Daumen ziehen.

Die Füße behandeln

Sehen Sie vor der Massage auf den Übersichten über die Fußreflexzonen nach, welche Zonen mit dem Ort Ihrer Schmerzen in Verbindung stehen *(s. S. 16 ff.)*. Führen Sie die Massage immer an beiden Füßen durch. Wenn eine Zone an einem Fuß besonders empfindlich ist, arbeiten Sie sie gründlicher durch.

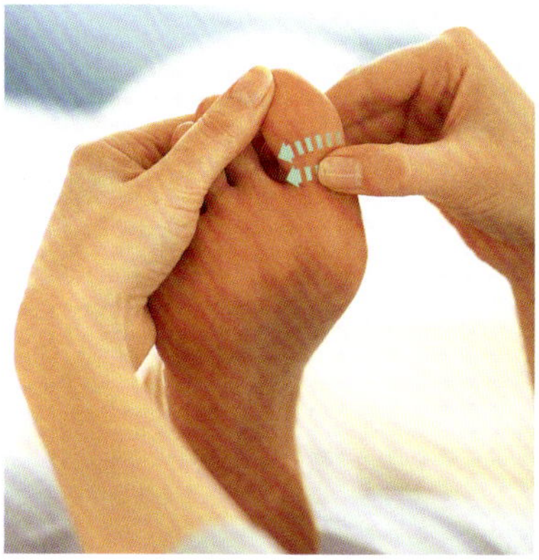

1 Lösen Sie zunächst Verspannungen im **Hals-/Nacken-**Bereich, indem Sie die entsprechende Zone bearbeiten. Gehen Sie mit dem Daumengang mehrmals quer über den Ansatz der großen Zehe.

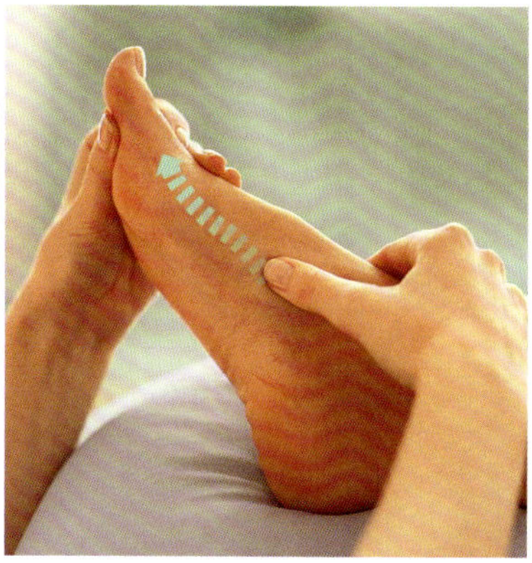

2 Die **Wirbelsäulen-**Zone vom Bereich des mittleren Rückens bis zur Höhe zwischen den Schulterblättern bearbeiten. Spannungen hier können Schmerzen im oberen Rücken und im Nacken verstärken.

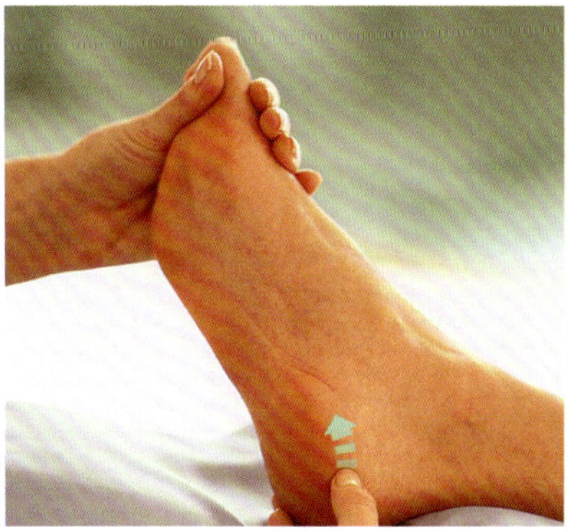

3 Gehen Sie mit dem Daumengang von der **Steißbein-**Zone mehrmals durch die Zone des **unteren Rückens** innen am Fuß. Nehmen Sie die Zone aus verschiedenen Richtungen in Angriff, weil sie recht breit ist.

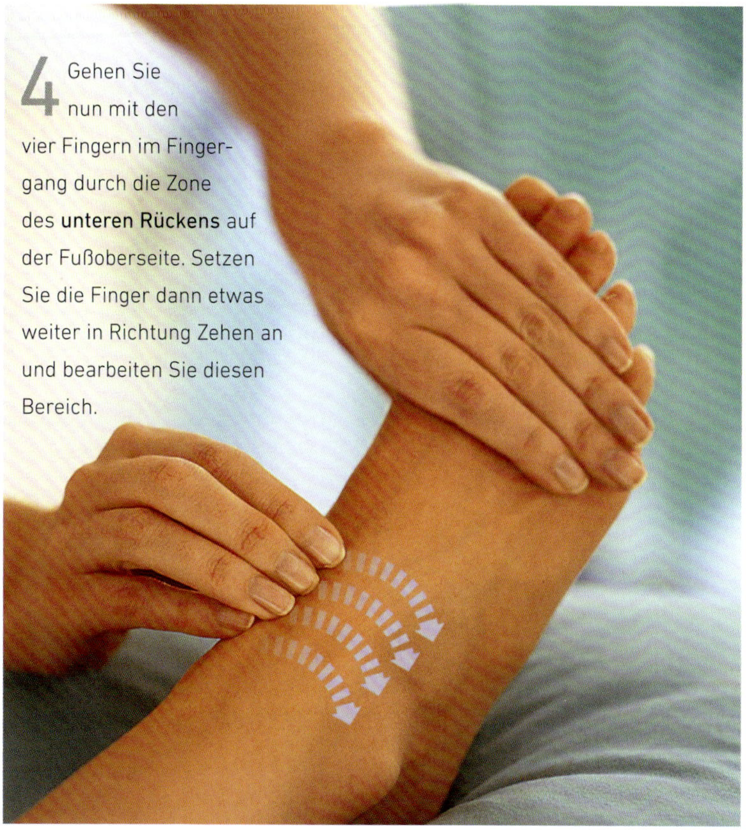

4 Gehen Sie nun mit den vier Fingern im Fingergang durch die Zone des **unteren Rückens** auf der Fußoberseite. Setzen Sie die Finger dann etwas weiter in Richtung Zehen an und bearbeiten Sie diesen Bereich.

SCHMERZEN

Durch direkten Druck auf die Zone der schmerzenden Stelle können Sie mit der Reflexzonenmassage Schmerzen lindern. Suchen Sie zunächst die Zone am Fuß oder an der Hand. Drücken Sie gleichbleibend so lange auf die Zone, bis der Schmerz nachlässt. Bei Spannungsschmerz hilft es, die Solarplexuszone zu behandeln und mehrere Extras auszuführen. Auf jeden Fall sollten Sie bei wiederkehrenden Schmerzen die Ursache ärztlich abklären lassen.

WO TUT ES WEH?

Finden Sie als Erstes die Stelle, an der Sie den Schmerz am deutlichsten spüren, und suchen Sie dann in den Übersichten auf S. 16 ff. die zugehörige Reflexzone an Hand oder Fuß. Denken Sie daran, dass die Zonen der rechten Hand und des rechten Fußes sich auf die rechte Körperhälfte beziehen und die Zonen links auf die linke Seite.

Die Hände behandeln

Mit diesen Massagen können Sie die schmerzverursachende Spannung sowie Kopf- und Brustschmerzen lindern. Pressen Sie nicht die Fingernägel in die Haut, wenn Sie auf eine Zone drücken.

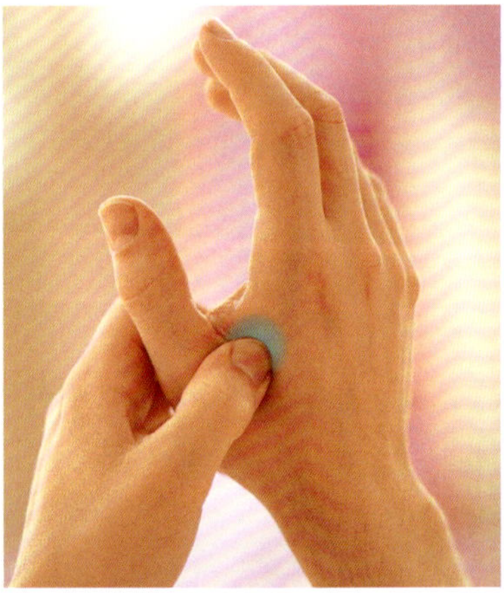

Spannung abbauen

Umfassen Sie die **Solarplexus-Zone** zwischen Daumen und Zeigefinger mit Ihrem Daumen und Ihrem Zeigefinger und üben Sie mehrmals hintereinander Druck aus.

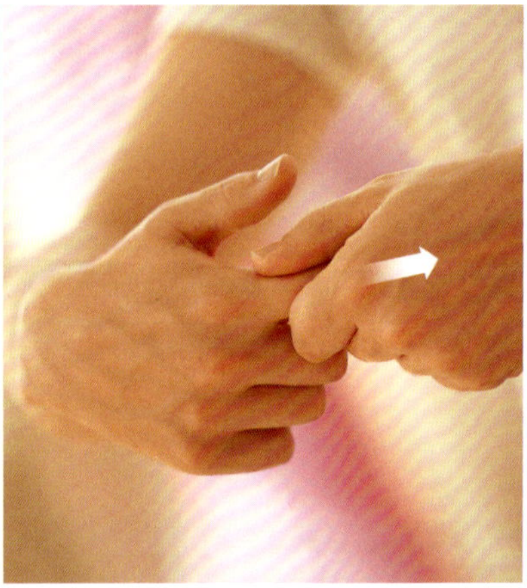

Kopf- und Nackenschmerzen lindern

Üben Sie direkten Druck auf die Zonen von **Kopf** und **Nacken** aus, indem Sie den Finger oder den Daumen auf Höhe der Zonen mit den Spitzen Ihres Daumens und Zeigefingers zusammenpressen. Halten Sie den Griff 15–30 Sekunden und wiederholen Sie ihn dann.

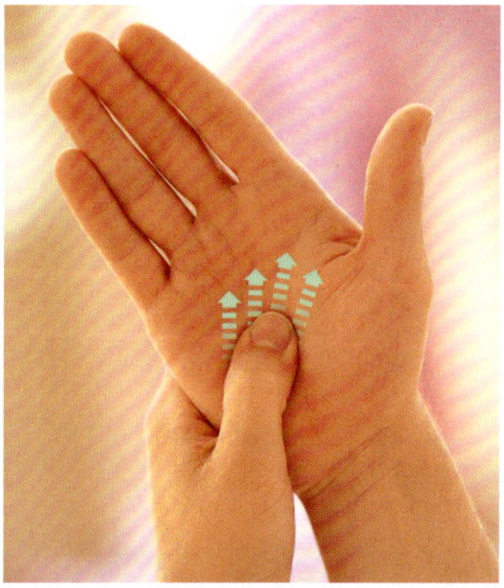

Bauch- und Brustschmerzen lindern

Arbeiten Sie in der Handfläche. Drücken Sie mit dem Daumen auf die Zone der schmerzenden Körperstelle. Suchen Sie den empfindlichsten Punkt und halten Sie den Griff 15–30 Sekunden, um herauszufinden, ob der Schmerz nachlässt. Sonst versuchen Sie es an anderer Stelle erneut.

Die Füße behandeln

Bearbeiten Sie zunächst wie unten beschrieben die Solarplexuszone, um Spannungen abzubauen, und drücken Sie dann direkt auf die Reflexzone, die der schmerzenden Stelle entspricht. Die Ratschläge hier beziehen sich auf Kopf- und Nackenschmerzen sowie auf Schmerzen am Rumpf.

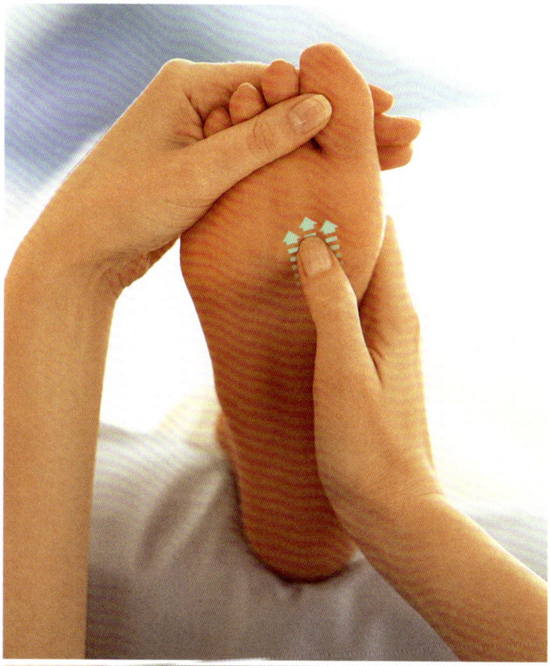

Spannungen lösen

Gehen Sie mit dem Daumengang mehrmals durch die Solarplexus-Zone *(s. rechts)*, um den Fuß zu entspannen. Führen Sie dann eine umfangreiche Folge von Extras durch *(s. S. 68 ff.)*.

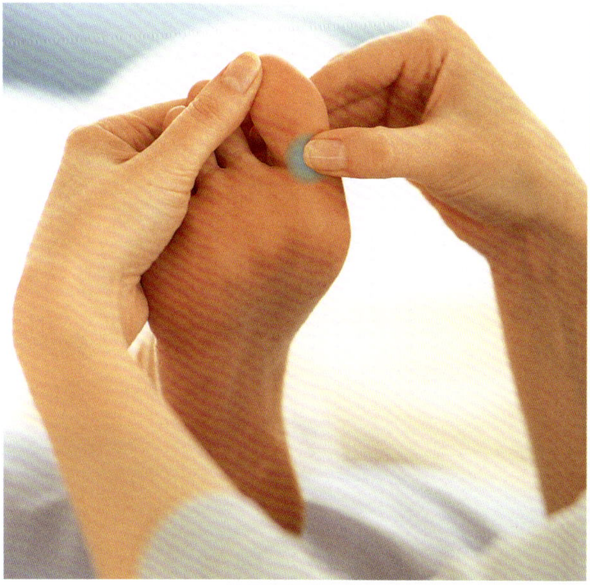

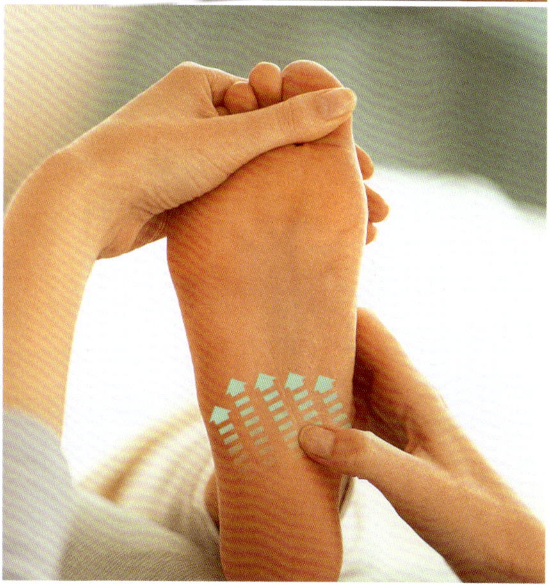

Kopf- und Nackenschmerzen lindern

Drücken Sie auf die Reflexzonen von **Kopf** oder **Nacken** an den Zehen *(s. S. 16 ff.)*, indem Sie sie fest zwischen Daumen und Finger nehmen und den Griff 15–30 Sekunden oder bis der Schmerz nachlässt halten.

Bauch- und Brustschmerzen lindern

Bei Schmerzen am Rumpf bearbeiten Sie die Fußsohle. Legen Sie den Daumen auf die entsprechende Zone und senken Sie das Handgelenk. Halten Sie die Stellung 15–30 Sekunden. Lässt der Schmerz nicht nach, versuchen Sie es an einer anderen Stelle der Zone erneut.

ARTHRITIS UND RHEUMA

Arthritis ist eine schmerzhafte Gelenkentzündung; bei Erkrankungen des rheumatischen Formenkreises leidet man ebenfalls unter schmerzhaften Bewegungseinschränkungen. Behandeln Sie den ganzen Fuß oder die ganze Hand, denn der ganze Körper ist betroffen. Bearbeiten Sie die Nieren- und Nebennierenzonen, um die Ausscheidung von Stoffwechselprodukten zu fördern und der Entzündung entgegenzuwirken. Über die Solarplexuszone Spannungen abzubauen, kann ebenfalls arthritische Beschwerden lindern *(s. a. S. 140 f.)*.

FORSCHUNGSERGEBNISSE

Eine Reflexzonentherapie konnte über 90 Prozent der Patienten mit Arthritis Linderung verschaffen, so chinesische Studien aus dem Jahr 1996. Regelmäßige Selbstbehandlung schien die guten Ergebnisse fortzusetzen.

Die Hände behandeln

Hier wendet man bei Arthritis zwei Strategien an: Erstens bearbeitet man Zonen, um den allgemeinen Gesundheitszustand zu verbessern, zweitens bemüht man sich um bessere Beweglichkeit bei Steifheit der Finger und Hände.

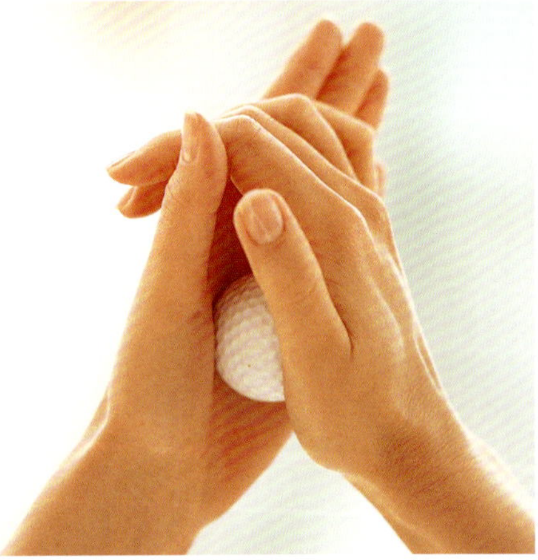

1 Rollen Sie einen Golfball über die Zone der **Nebennieren**, die etwa am oder neben dem Daumenballen liegt.

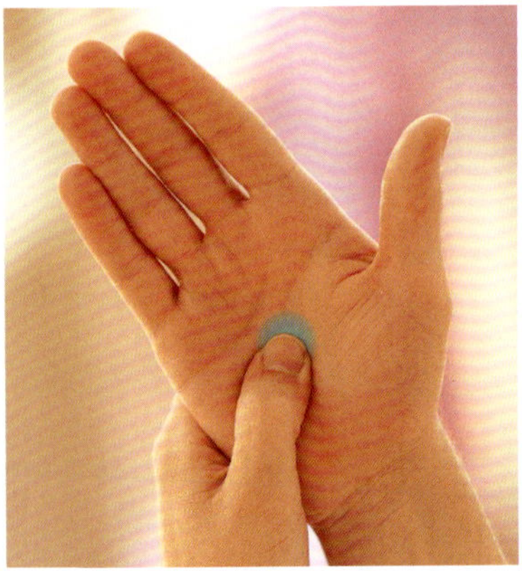

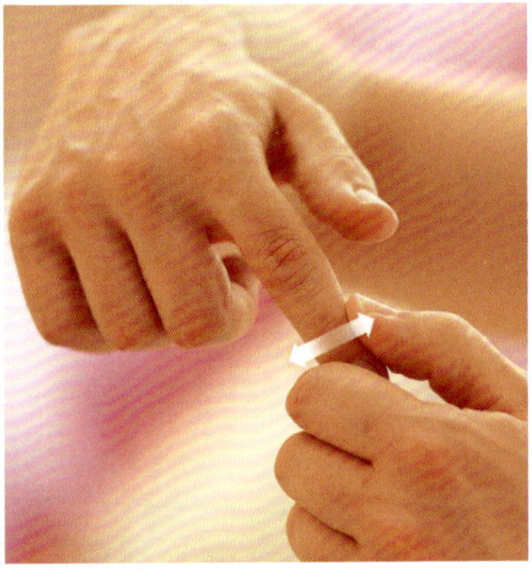

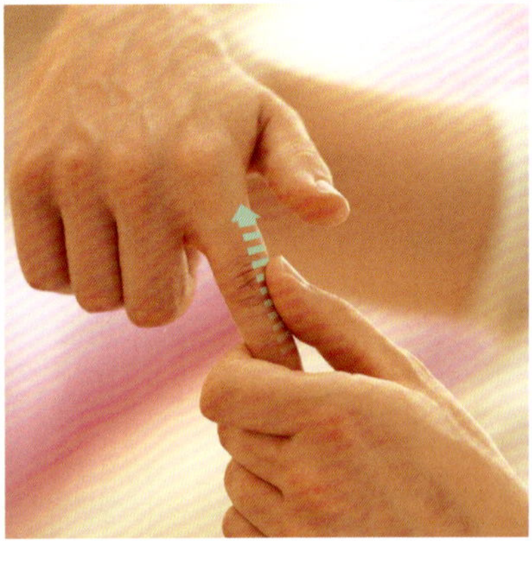

2 Mit Daumen und Zeigefinger die **Nieren**-Zone kneifen. Den Griff einige Sekunden lang halten.

3 Die Finger seitwärts hin und her bewegen. Alle Finger gleichmäßig bearbeiten.

4 Mit der Dehnen-und-ziehen-Technik helfen Sie, die Beweglichkeit der Finger zu erhalten.

Die Füße behandeln

Wenn Sie jemanden mit Arthritis behandeln, gehen Sie sanft und vorsichtig vor, um die Schmerzgrenze rechtzeitig zu erkennen.

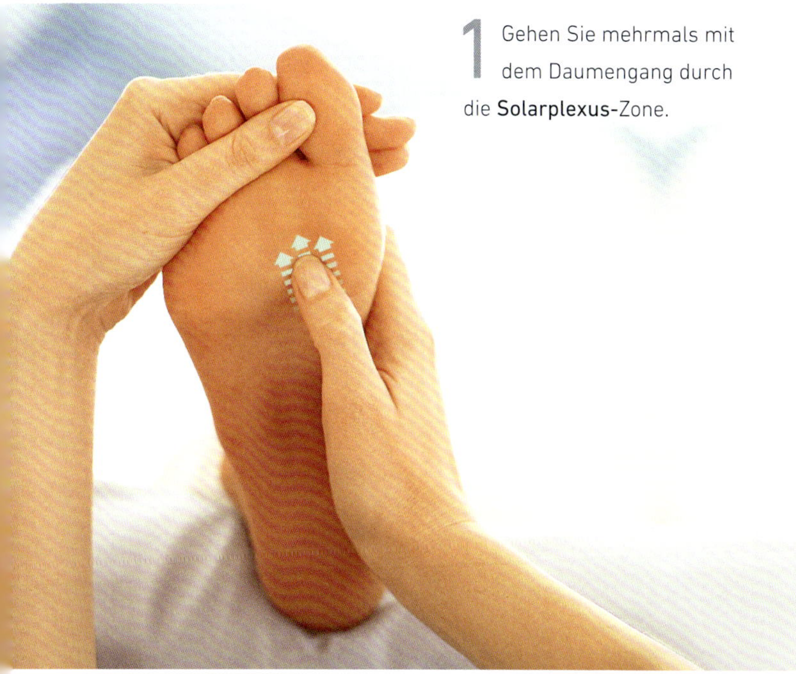

1 Gehen Sie mehrmals mit dem Daumengang durch die **Solarplexus**-Zone.

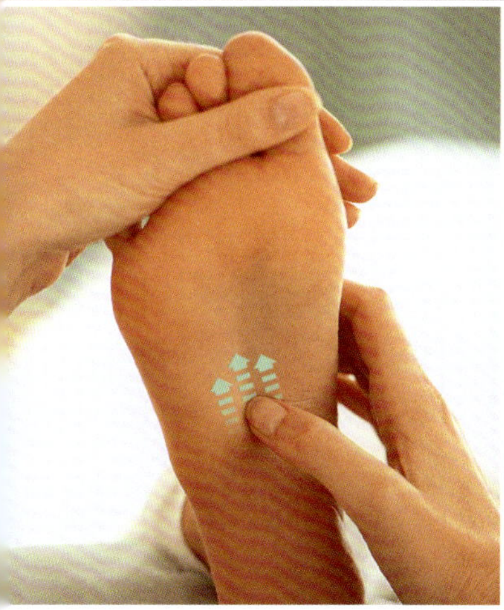

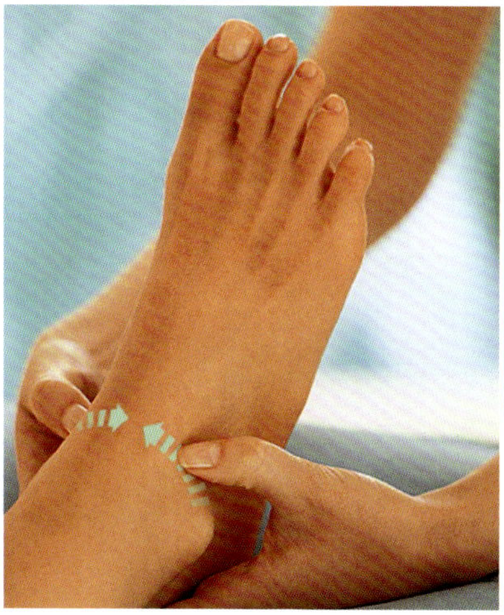

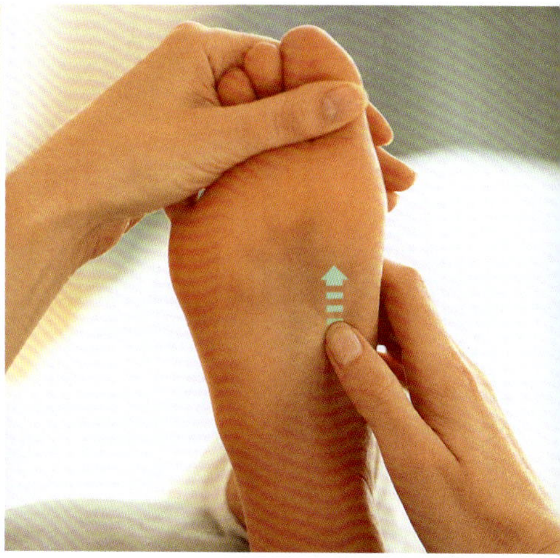

2 Wandern Sie mehrmals durch die **Nieren**-Zone. Die Nieren können dann besser Schlacken ausscheiden, die sich an Gelenken anlagern.

3 Gehen Sie mit dem Daumen mehrmals durch die Zone der **Lymphknoten** in der Leiste, um die Entgiftung und die Ausscheidung von Schadstoffen zu verbessern.

4 Bearbeiten Sie schließlich noch die Zone der **Nebennieren**; sie können akuten Entzündungen entgegenwirken.

BEACHTEN SIE:

Berücksichtigen Sie die individuelle Schmerzgrenze – schon leichte Berührungen können wehtun.

Menschen mit Arthritis reagieren auf die Lösung von Schadstoffen nach einer Behandlung öfters mit grippeähnlichen Symptomen. Massieren Sie daher immer nur kurz und leicht und regen Sie die Ausscheidung z. B. durch die Nieren an.

Seien Sie vorsichtig bei Extras für die Hände, besonders an den Fingern. Führen Sie sie sanft und nur kurz durch.

Bei der Selbstbehandlung können Sie den Druck z. B. mit dem Radiergummiende eines Bleistifts ausüben.

WEITERE BESCHWERDEN

Achten Sie darauf, welche Griffe am wirksamsten sind. Wenn nichts anderes angegeben ist, massieren Sie drei- bis viermal täglich einige Minuten lang an beiden Händen bzw. Füßen.

BEACHTEN SIE:

Massieren Sie empfindliche Stellen besonders gründlich. Erhöhte Sensibilität zeigt an, dass hier verstärkte Reflexzonenarbeit nötig ist. Behandeln Sie immer beide Hände bzw. Füße.

Erschöpfung

Müdigkeit und Abgespanntheit, besonders nachmittags, können ein Zeichen von zu niedrigem Blutzuckerspiegel sein. Indem Sie drei- bis viermal täglich die Zone der **Bauchspeicheldrüse** anregen, können Sie Abhilfe schaffen, denn sie reguliert den Zuckerspiegel im Blut.

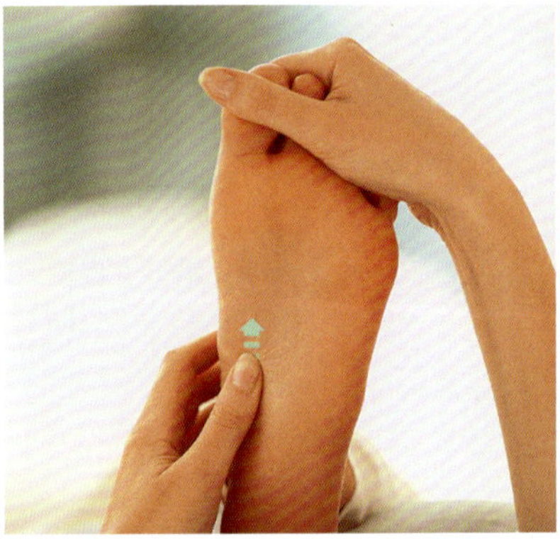

Die **Bauchspeicheldrüsen**-Zone einige Minuten im Daumengang behandeln.

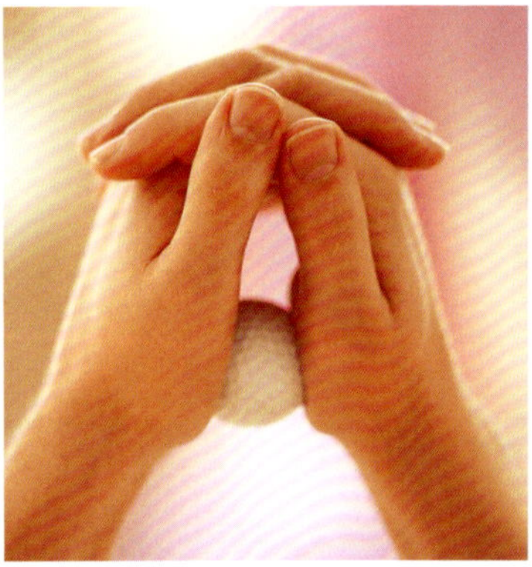

Rollen Sie einen Ball 2–3 Minuten über die **Bauchspeicheldrüsen**-Zone.

Asthma

Asthma ist oft eine allergische Reaktion, bei der es zu Atemnot, Husten und Keuchen kommt. Die **Nebennieren**-Zonen bieten sich hier zur Symptombehandlung an, denn die Nebennierenhormone entspannen die Lunge und verbessern die Lungenfunktion. Bei Asthmabeschwerden ist die Massage der Hände mit einem Golfball empfehlenswert.

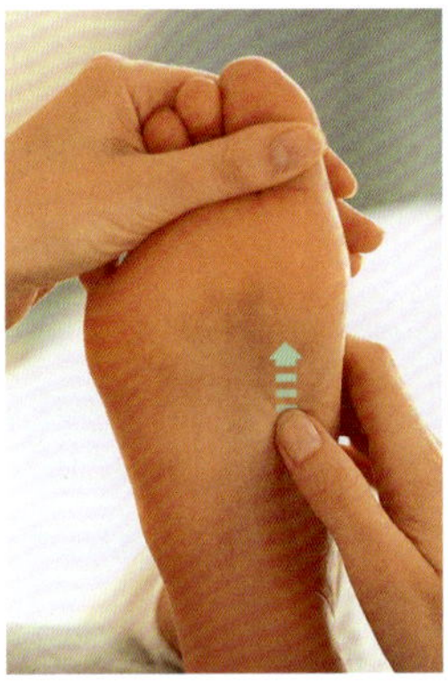

Gehen Sie mit dem Daumengang mehrfach durch die **Nebennieren**-Zone.

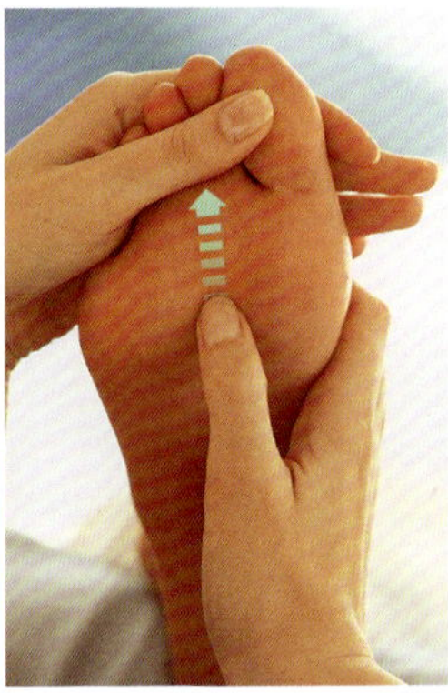

Gehen Sie mit dem Daumen durch die **Lungen**-Zone, bis Sie den ganzen Fußballen massiert haben.

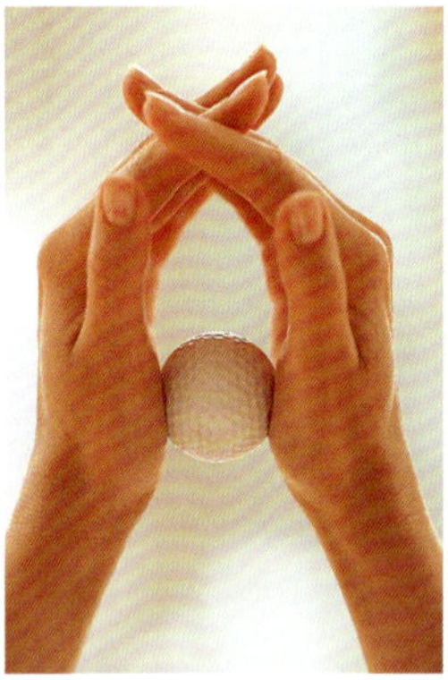

Rollen Sie einen Golfball über die Zone der **Nebennieren**, bis die Symptome nachlassen.

Allergien, Heuschnupfen und Nebenhöhlen-beschwerden

Diese Probleme gehen fast immer mit Entzündungen einher. Das Nebennierenhormon Cortisol hilft, die Entzündungsreaktion zu mindern. Unterstützen Sie die Funktion der **Nebennieren,** indem Sie die Zonen täglich drei- bis viermal einige Minuten anregen.

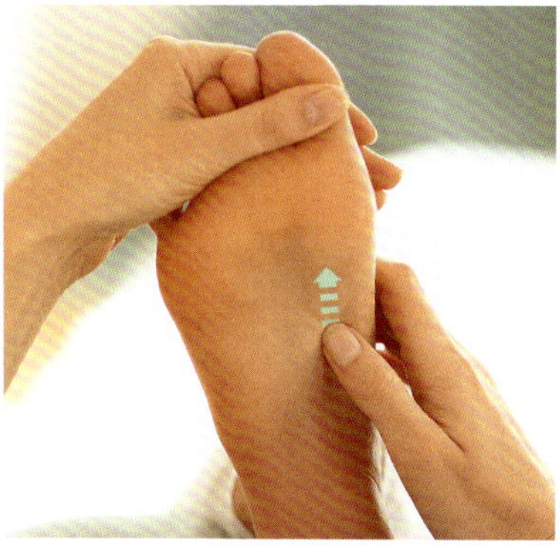

Gehen Sie mit dem Daumen durch die **Nebennieren**-Zone.

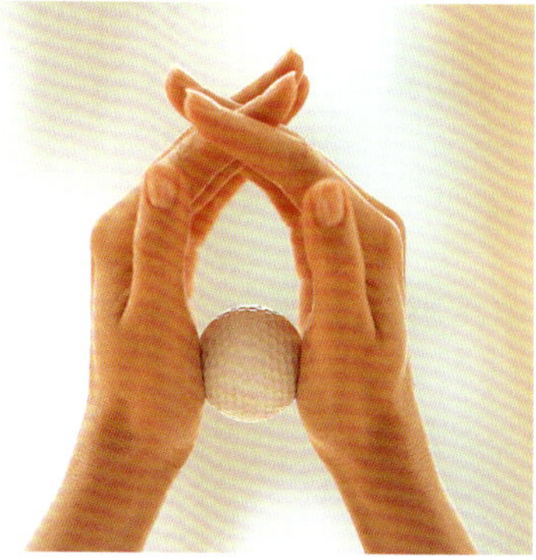

Rollen Sie einen Golfball über die Zone der **Nebennieren**.

Bronchitis

Bei dieser Erkrankung sind die Bronchien, also die Luftkanäle in der Lunge, entzündet. Lindern Sie die Entzündung durch die Massage der **Nebennieren-**Zonen. Auch eine Behandlung der **Lungen-**Zonen kann die Symptome lindern.

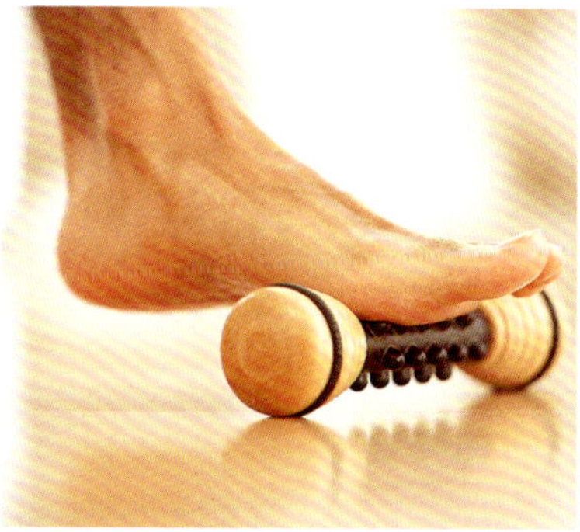

Bearbeiten Sie die **Lungen**-Zone mit einem Fußroller und massieren Sie auch die **Nebennieren**-Zone.

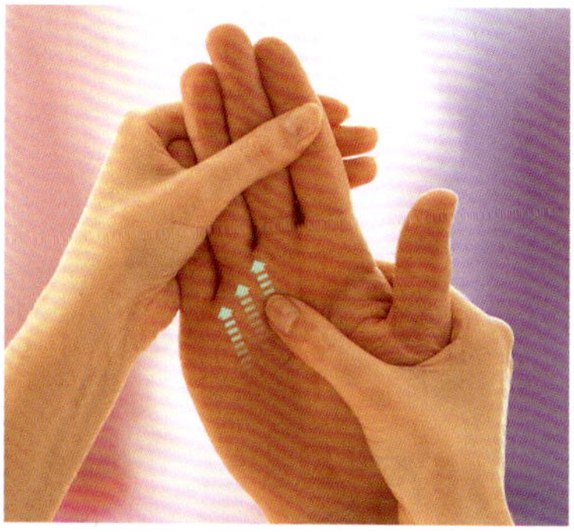

Gehen Sie im Daumengang mehrfach durch die **Lungen**-Zone und behandeln Sie dann die **Nebennieren**-Zone.

Halsschmerzen und Mandelentzündung

Bei Entzündungen im Hals- und Rachenbereich können Sie die **Hals-** und die **Nebennieren-**Zone behandeln, um die Entzündung zu beruhigen und die Symptome zu lindern. Falls die Zonen der Hände zu empfindlich sind, arbeiten Sie an den Füßen, und umgekehrt.

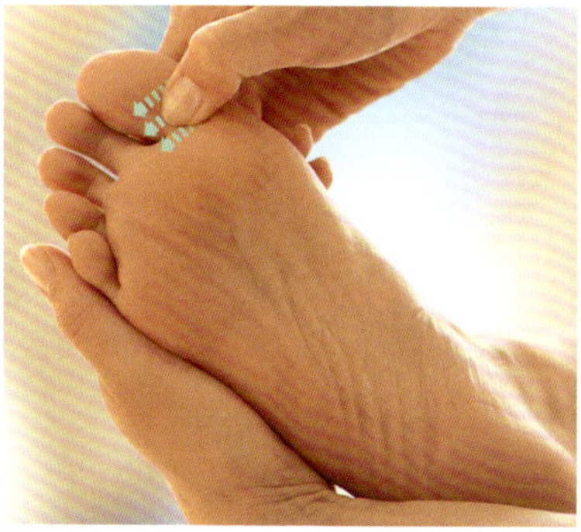

Behandeln Sie die **Hals**-Zone mehrere Minuten mit dem Daumengang. Massieren Sie auch die **Nebennieren**-Zone.

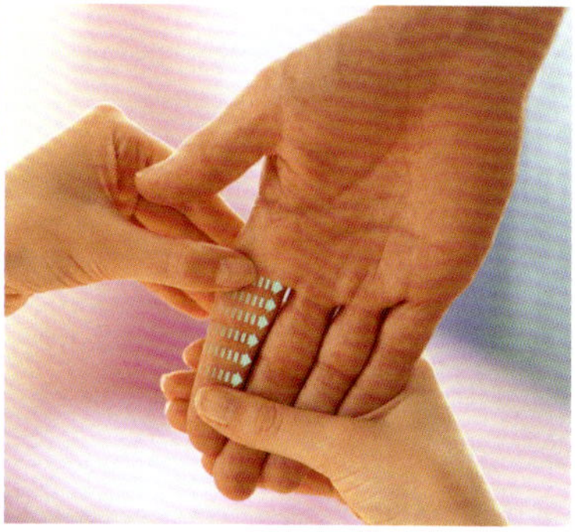

Gehen Sie mehrmals mit dem Daumen über die **Hals**-Zone und behandeln Sie auch die **Nebennieren**-Zone.

Tinnitus

Tinnituspatienten leiden unter klingenden, zischenden oder summenden Ohrgeräuschen. Massieren Sie die **Ohr-**Zonen an Hand oder Fuß auf der Seite, auf der die Beschwerden sind, bis die Geräusche nachlassen. Notieren Sie sich, wie lange Sie behandelten, und massieren Sie vorbeugend täglich drei- bis viermal einige Minuten lang.

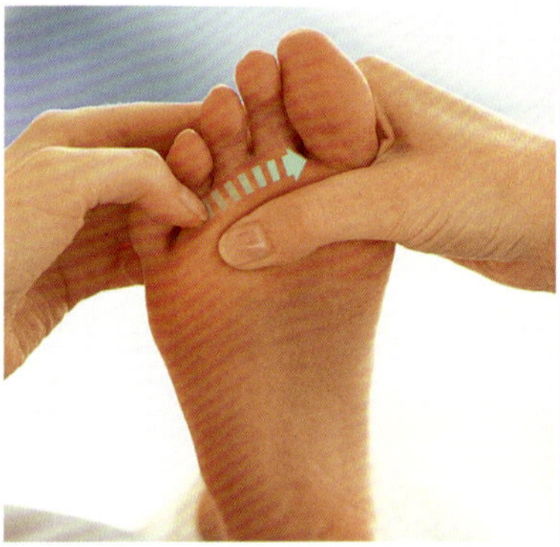

Gehen Sie mit dem Daumengang durch die Reflexzonen des **Ohrs.**

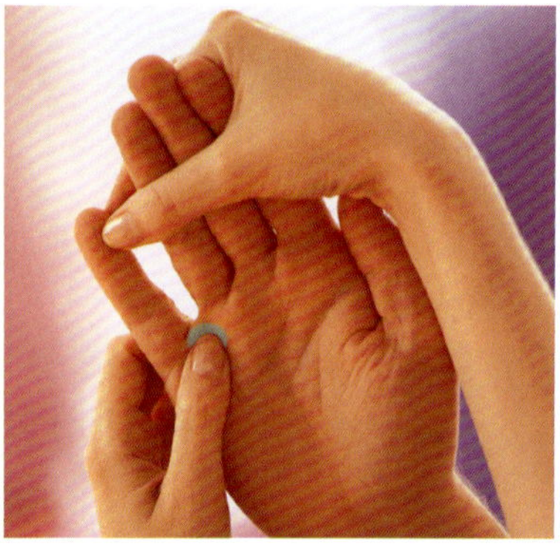

Kneifen und massieren Sie die **Ohr-**Zone zwischen kleinem und Ringfinger.

Augenbeschwerden

Bearbeiten Sie bei überanstrengten Augen die **Augen-**Zonen, bis sich die Augen wieder entspannt anfühlen. Bei Bindehautentzündung oder anderen Augenproblemen massieren Sie die Zonen täglich drei- bis viermal einige Minuten lang.

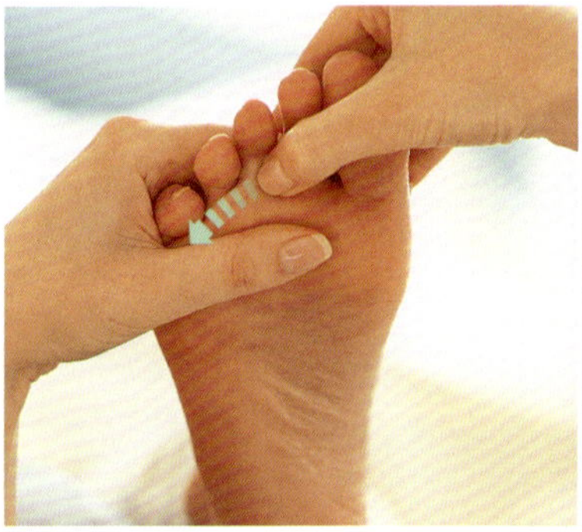

Gehen Sie mit dem Daumengang durch die Reflexzonen des **Auges.**

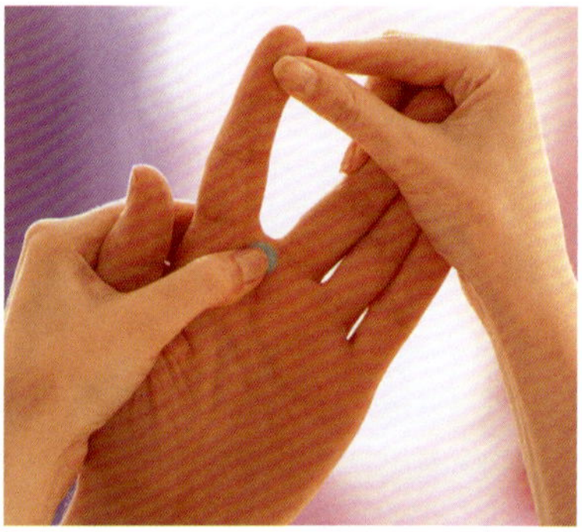

Kneifen und massieren Sie die **Augen-**Zone zwischen Zeige- und Mittelfinger.

Hautprobleme

Bei Erkrankungen wie Akne kann die Behandlung der **Nieren-**Zonen die Ausleitung giftiger Stoffe über die Nieren anregen, sodass sie nicht mehr über die Haut ausgeschieden werden. Bei schmerzhaften Beschwerden wie leichten Verbrennungen oder Gürtelrose massieren Sie wie auf S. 140 f. angegeben.

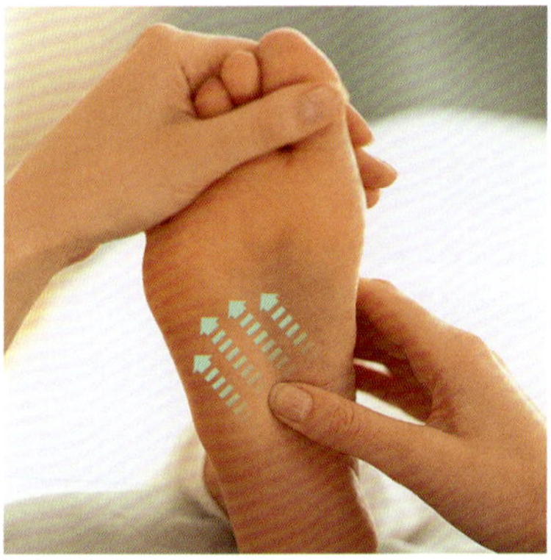

Massieren Sie täglich drei- bis viermal mit mehreren Daumengängen die **Nieren-**Zone.

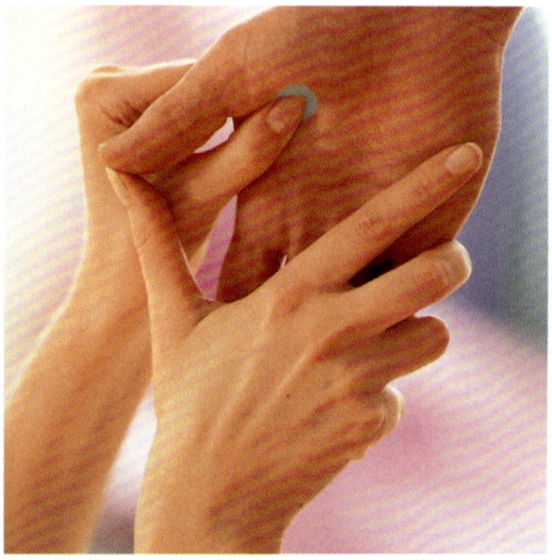

Kneifen und massieren Sie die **Nieren-**Zone zwischen Daumenballen und Hand drei- bis viermal am Tag.

Herzerkrankungen

Bei Herzbeschwerden massieren Sie drei- bis viermal täglich die **Herz-** und die **Solarplexus-**Zone zur Entspannung sowie die Zone des **Hirnstamms,** weil er die Herzaktivität beeinflusst. Arbeiten Sie an den Händen, wenn Sie die Füße nicht bequem erreichen.

Gehen Sie mehrmals im Daumengang durch die **Herz-**Zone am Daumenballen unterhalb des Daumengrundgelenks.

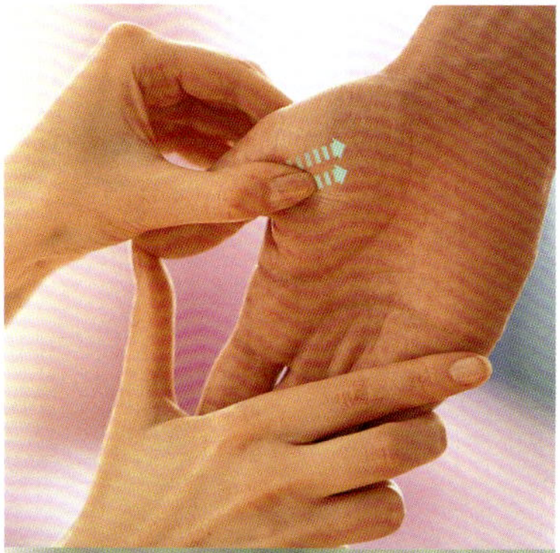

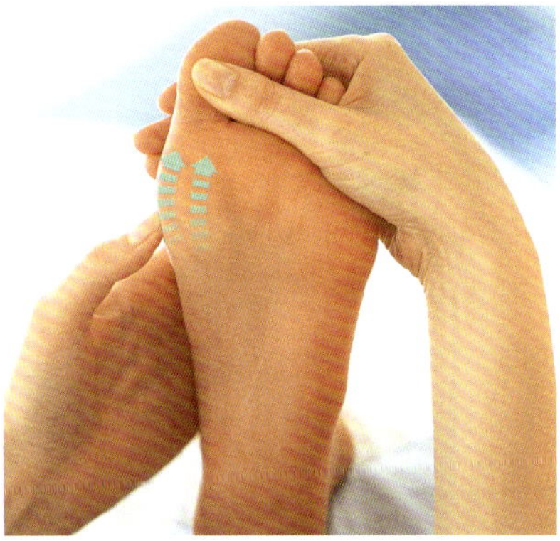

Arbeiten Sie die **Herz-**Zone mit dem Daumengang durch. Decken Sie die gesamte Zone am Fußballen unterhalb der großen Zehe ab.

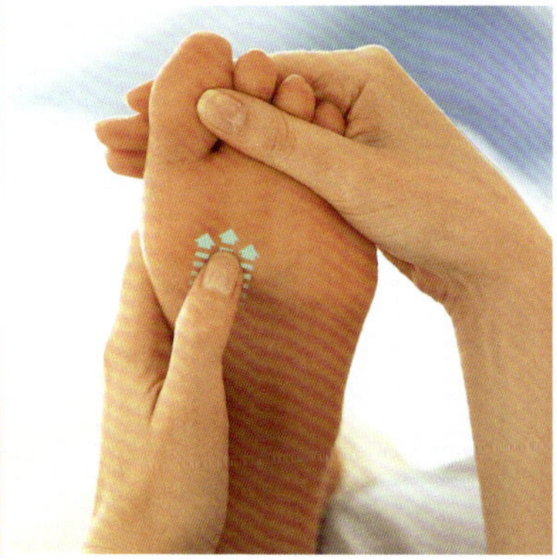

Massieren Sie nun die **Solarplexus-**Zone mit mehreren leichten Daumengängen, um die Entspannung zu fördern.

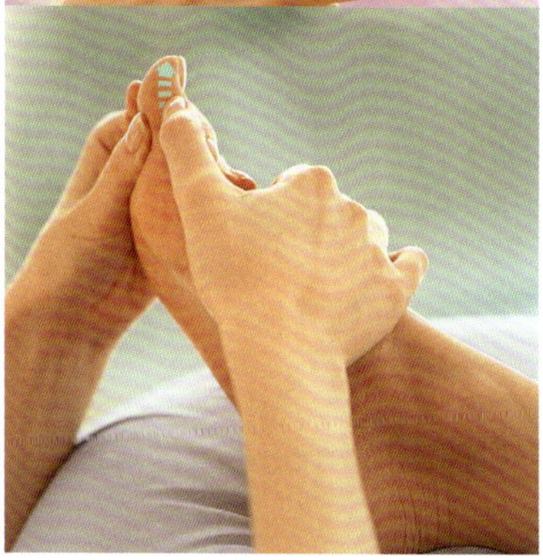

Schließlich gehen Sie noch mehrmals mit dem Daumen durch die Zone des **Hirnstamms**.

Bluthochdruck

Möglichst viel und tiefe Entspannung ist für Menschen mit erhöhtem Blutdruck wichtig. Am besten wirkt hier eine komplette Fußbehandlung. Sie können es auch mit einer Massage der **Solarplexus-**Zone versuchen. Die Extras *(s. S. 68 ff. u. 98 ff.)* haben ebenfalls eine beruhigende Wirkung.

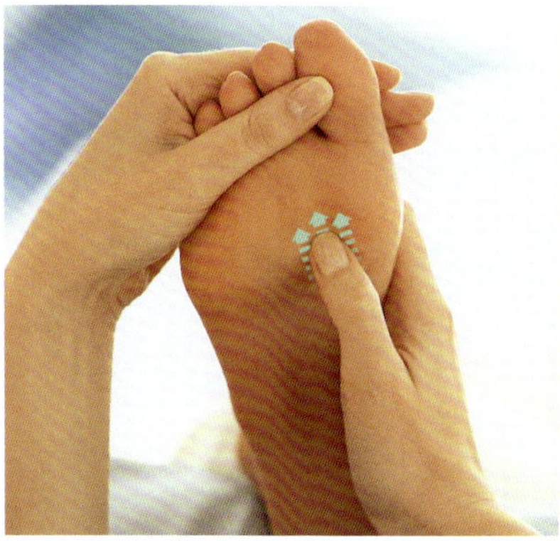

Bearbeiten Sie drei- bis viermal täglich mit dem Daumengang einige Minuten die **Solarplexus-**Zone.

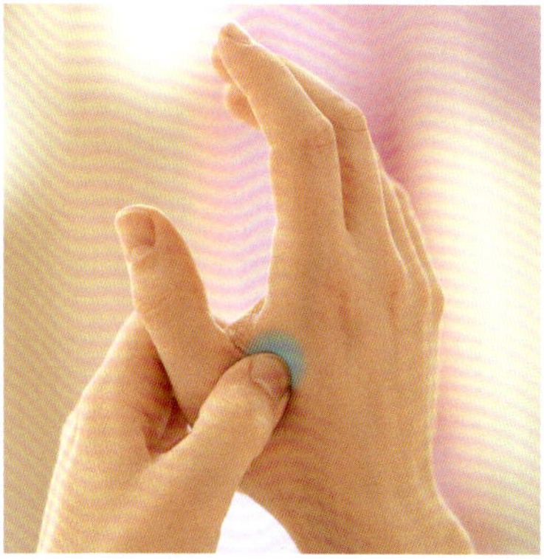

Massieren Sie die **Solarplexus-**Zone zwischen Daumen und Handrücken drei- bis viermal täglich einige Minuten.

Ödeme

Die Körperflüssigkeit im Gewebe wird u. a. durch das Lymphsystem abtransportiert. Eine Anregung der Zonen der Lymphknoten kann deshalb zur Beseitigung des Flüssigkeitsstaus beitragen.

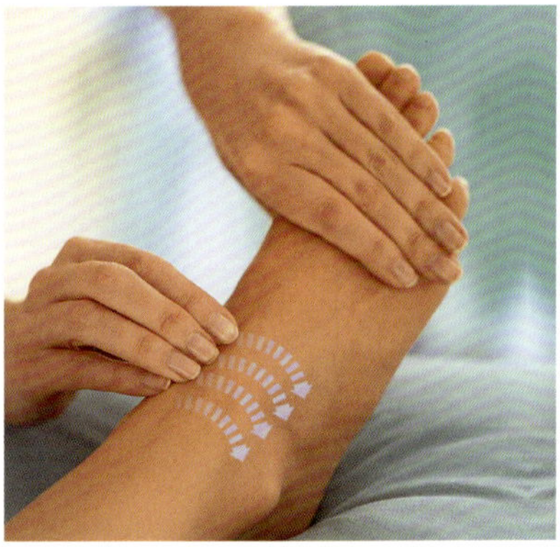

Gehen Sie mit allen vier Fingern durch die Zonen der **Lymphknoten** und des **unteren Rückens.** Gibt es Spuren Ihrer Finger im geschwollenen Gewebe? Arbeiten Sie auf diese Weise auch andere Bereiche der Schwellung durch.

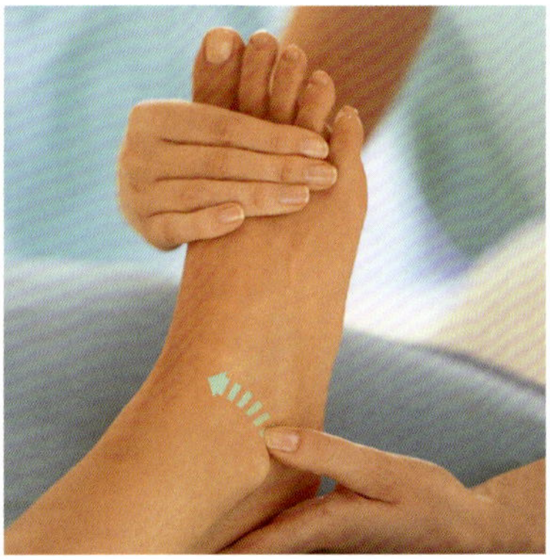

Gehen Sie mit dem Daumengang mehrmals langsam durch die **Lymphknoten**-Zone. Warten Sie kurz und prüfen Sie, ob sich die Schwellung verändert hat. Arbeiten Sie die Zone auch am anderen Knöchel sanft durch, besonders die geschwollenen Stellen.

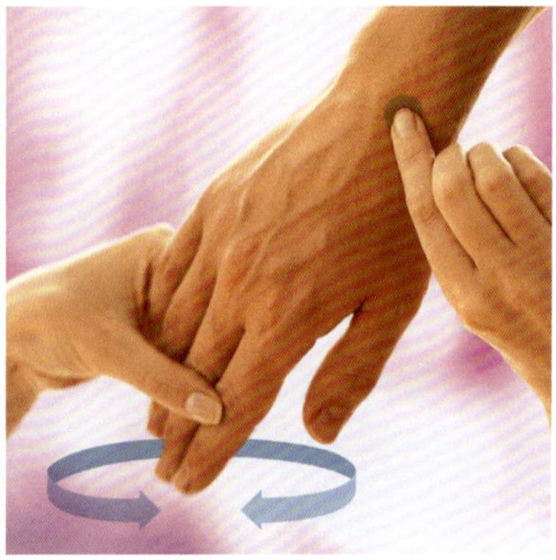

Legen Sie einen Finger auf die **Lymphknoten**-Zone am Handgelenk und lassen Sie die Hand einige Male um diesen Punkt rotieren. Setzen Sie den Finger ein wenig daneben auf und wiederholen Sie die Technik, bis die ganze Zone abgedeckt ist. Gehen Sie zur anderen Hand über.

Schlaganfall

Bei einem Schlaganfall ist die Blutversorgung eines Teils des Gehirns kurzzeitig unterbrochen, meist aufgrund eines geplatzten Blutgefäßes. Es kommt dabei u. a. zu Bewusstlosigkeit und Lähmungen. In der Nachsorge massieren Sie drei- bis viermal täglich die Gehirn-Zonen an Hand oder Fuß auf der Körperseite, die nicht gelähmt ist. So behandeln Sie die Seite des Gehirns mit dem verletzten Gefäß.

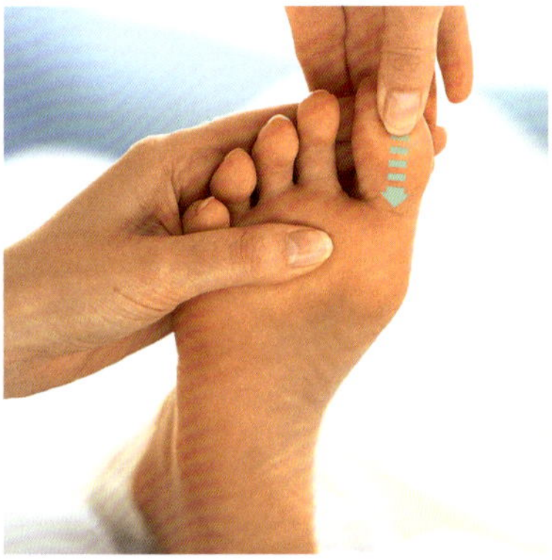

Gehen Sie mit dem Daumen durch die Reflexzone des **Gehirns** am Ballen der großen Zehe. Rollen Sie auch mit der Spitze Ihres Zeigefingers mehrmals über die Zone.

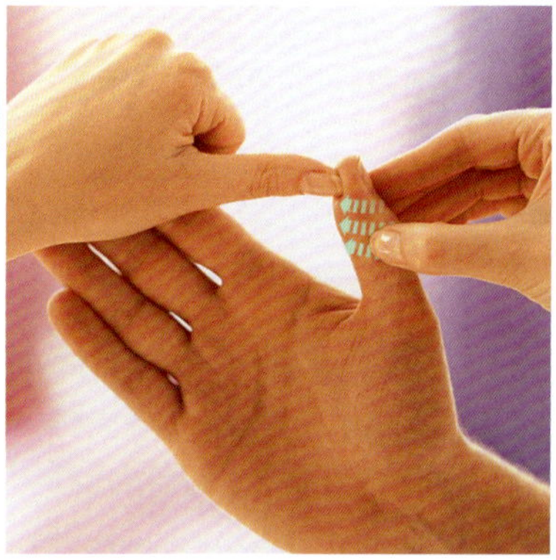

Gehen Sie mit dem Daumengang mehrmals durch die **Gehirn**-Zone an der Fingerkuppe des Daumens.

Anämie

Bei dieser Erkrankung ist die Anzahl der roten Blutkörperchen vermindert oder ihr Aufbau gestört. Man behandelt unterstützend die **Milz**-Zone, weil dieses Organ Einfluss auf die Qualität der roten Blutkörperchen hat.

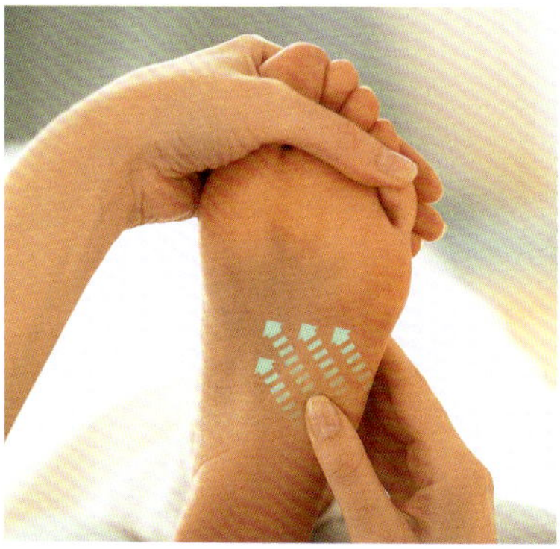

Gehen Sie drei- bis viermal täglich einige Minuten lang mit dem Daumengang durch die Zone der **Milz**.

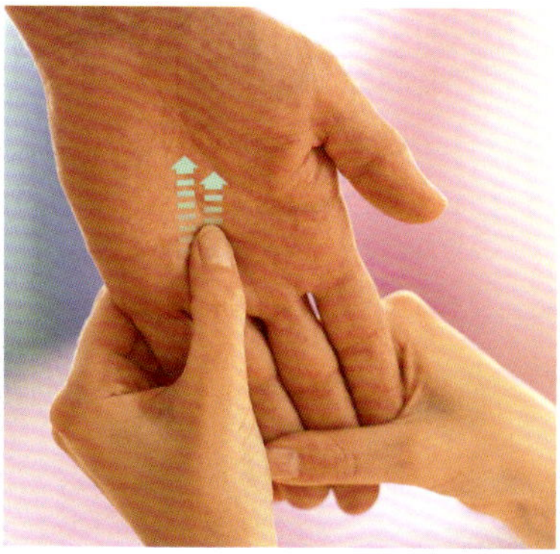

Massieren Sie die **Milz**-Zone drei- bis viermal täglich für einige Minuten mit dem Daumengang.

Schwindel, Schwächegefühl und Fieber

Massieren Sie bei Schwäche und Schwindel die Reflexzone der **Hypophyse,** bis sich das Befinden bessert. Bei Fieber behandeln Sie die Zone stündlich.

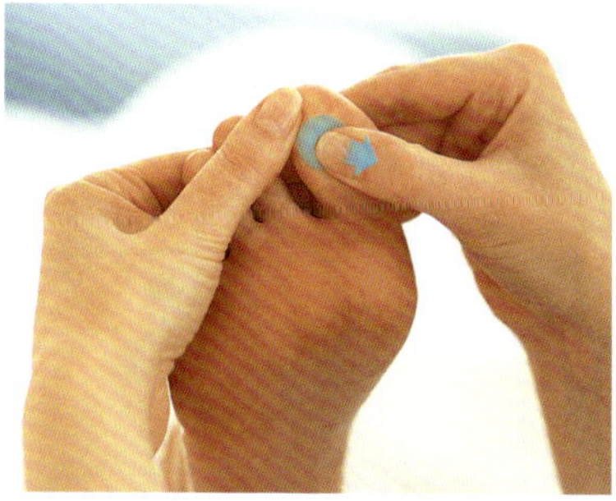

Behandeln Sie die **Hypophysen**-Zone durch Einhaken und Ziehen. Wenn das Schwindelgefühl anhält, massieren Sie die **Innenohr**-Zone *(s. S. 77)*.

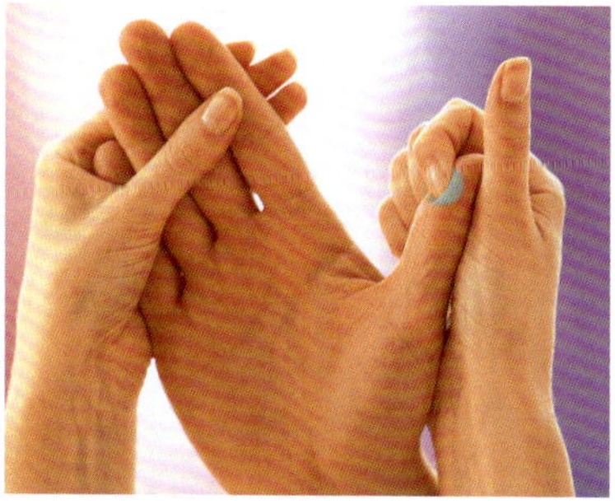

Behandeln Sie die **Hypophysen**-Zone durch Einhaken und Ziehen. Massieren Sie die **Innenohr**-Zone *(s. S. 107)*, wenn das Schwindelgefühl anhält.

Bauchschmerzen

Bei leichten Schmerzen im Bauch massieren Sie die **Magen**-Zone, bis die Beschwerden nachlassen. Wenn Sie zu Bauchschmerzen neigen, behandeln Sie diese Zone vorbeugend mehrmals täglich.

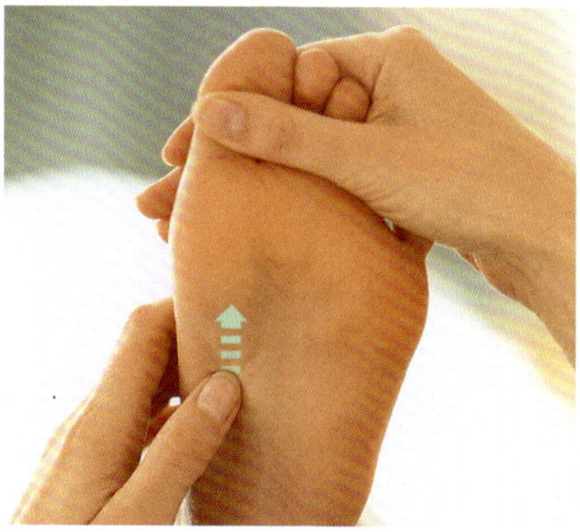

Massieren Sie die **Magen**-Zone mehrmals mit dem Daumengang.

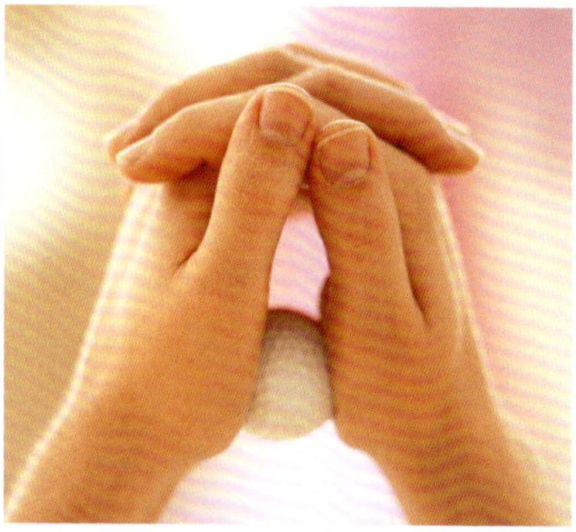

Bearbeiten Sie die **Magen**-Zonen der Hände mit einem Golfball.

Sodbrennen

Das brennende Gefühl in der Speiseröhre wird verursacht durch Magensäure, die aus dem Magen nach oben zurückfließt. Die Behandlung der **Solarplexus-**Zone für einige Minuten kann Erleichterung bringen, weil die Speiseröhre im Körper den Solarplexus-Bereich durchquert.

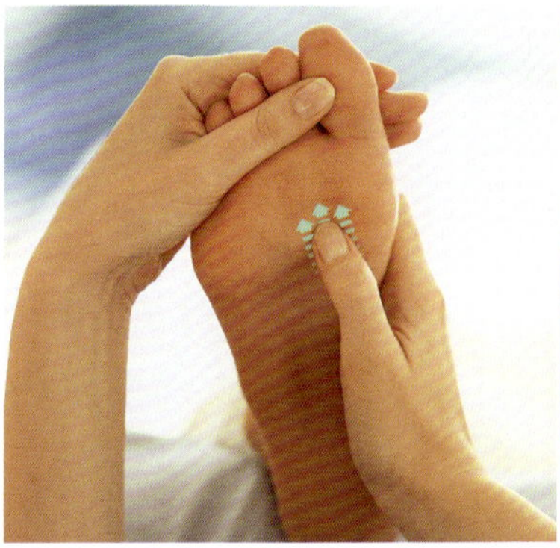

Gehen Sie mit dem Daumengang durch die **Solarplexus**-Zone und drücken Sie besonders sensible Stellen.

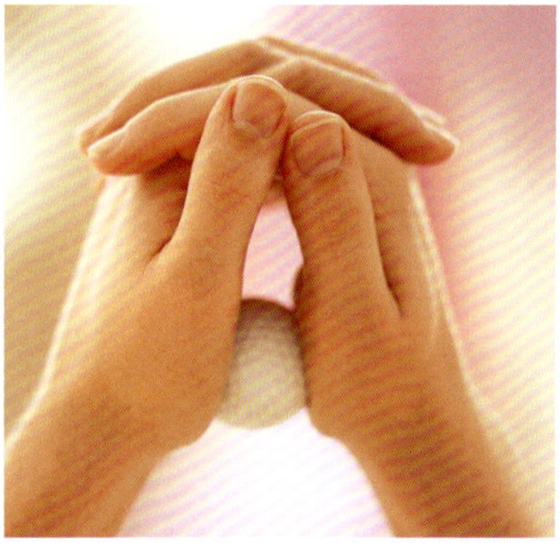

Rollen Sie einen Golfball über die **Solarplexus**-Zone, die die Zone der **Speiseröhre** einschließt.

Durchfall, Darmgrippe und Darmentzündung

Bei diesen Erkrankungen lindern Sie die Beschwerden, indem Sie die **Dickdarm-**Zonen an beiden Händen bzw. Füßen drei- bis viermal täglich einige Minuten lang massieren.

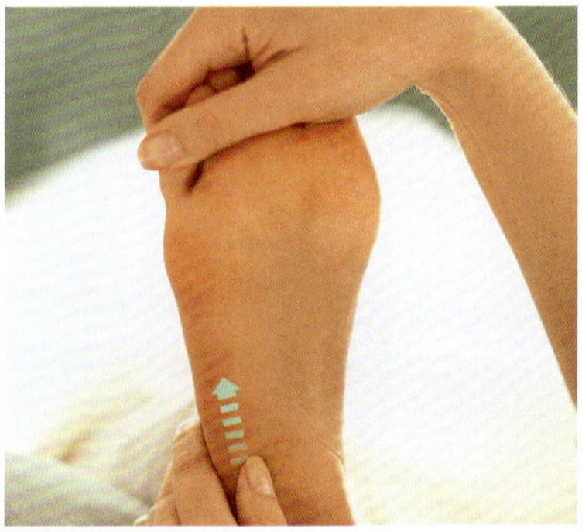

Gehen Sie mit dem Daumengang durch die Reflexzone des **Dickdarms.**

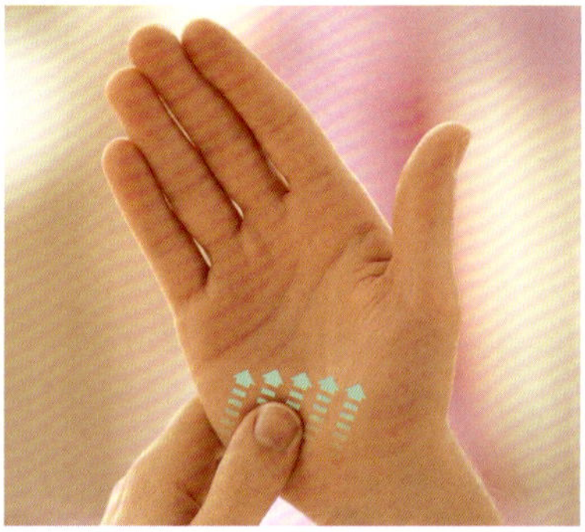

Arbeiten Sie mit dem Daumengang die **Dickdarm**-Zone durch.

Hämorrhoiden

Hämorrhoiden sind im Grunde Krampfadern des Rektums. Massieren Sie daher die Reflexzone des **Rektums,** die in der **Steißbein-**Zone eingebettet ist. Behandeln Sie an beiden Händen und Füßen, bis Sie die empfindlichste Stelle finden. Konzentrieren Sie die Massage auf diese Stelle.

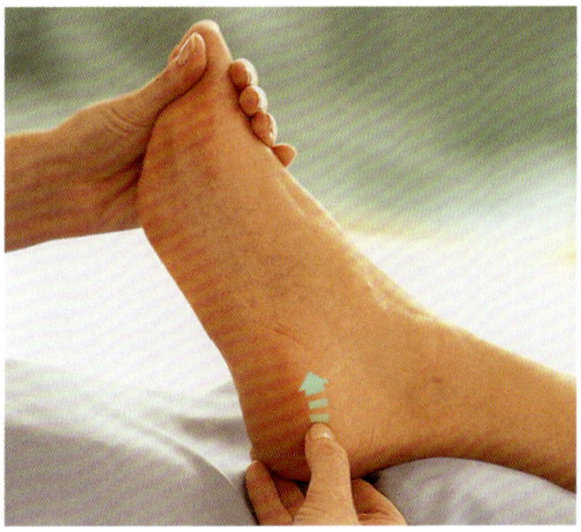

Gehen Sie drei- bis viermal täglich im Daumengang durch die **Steißbein**-Zone an der Ferseninnenseite.

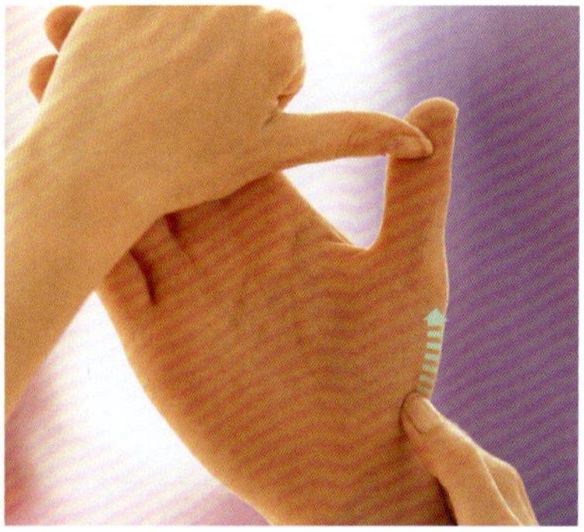

Gehen Sie an beiden Händen mehrmals im Daumengang durch die **Steißbein**-Zone.

Blasen- und Nierenentzündung

Bei diesen Erkrankungen massieren Sie die **Blasen-** und **Nieren-**Zonen sowie (zur Linderung der Infektion) die **Nebennieren-**Zonen. Wenn die Behandlung an der Hand zu sehr schmerzt, massieren Sie am Fuß, und umgekehrt.

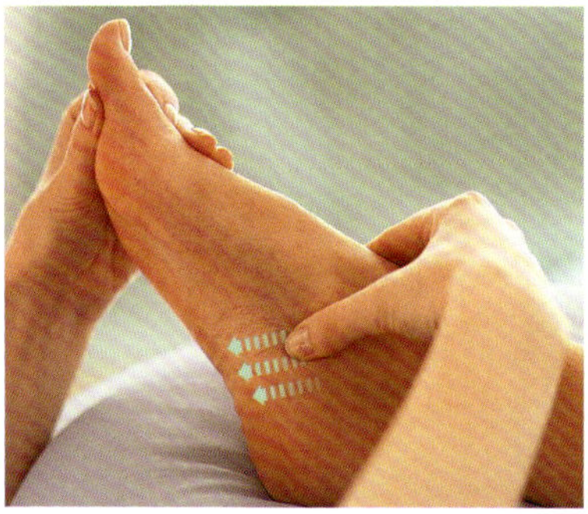

Gehen Sie drei- bis viermal täglich mit dem Daumengang durch die **Blasen**-Zone. Massieren Sie danach auch die **Nebennieren**-Zone.

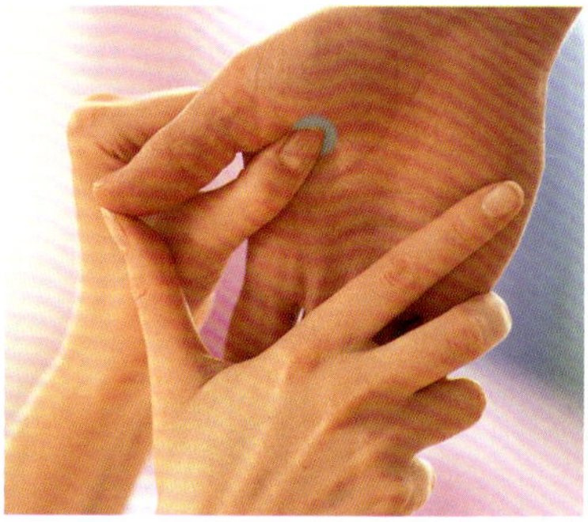

Gehen Sie mehrmals durch die **Nieren**-Zone. Massieren Sie danach auch die **Nebennieren**-Zone.

Diabetes und Hypoglykämie (Unterzucker)

Um den Blutzucker zu verwerten, benötigt der Körper Insulin, das Hormon der Bauchspeicheldrüse. Bei einer Form von Diabetes wird zu wenig Insulin produziert, sodass der Blutzuckerspiegel zu sehr ansteigt, was langfristig die Gesundheit gefährdet. Sowohl bei Diabetes als auch bei Hypoglykämie können Sie unterstützend die **Bauchspeicheldrüsen-**Zone massieren. Behandeln Sie auch die **Nieren-**Zone, um die Ausscheidung von Giftstoffen anzuregen.

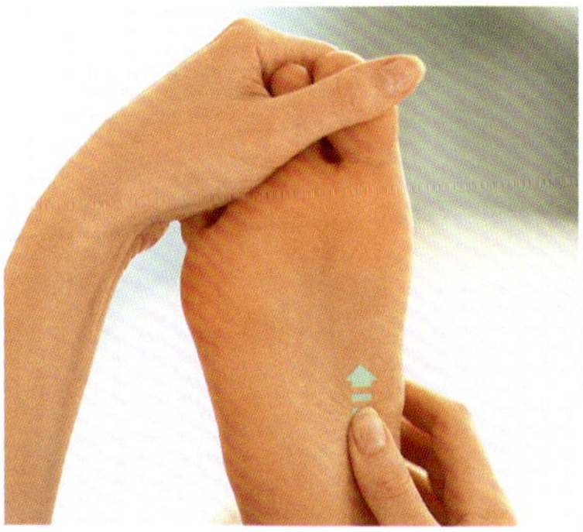

Arbeiten Sie die **Bauchspeicheldrüsen**-Zone mit einigen Daumengängen durch, besonders am linken Fuß.

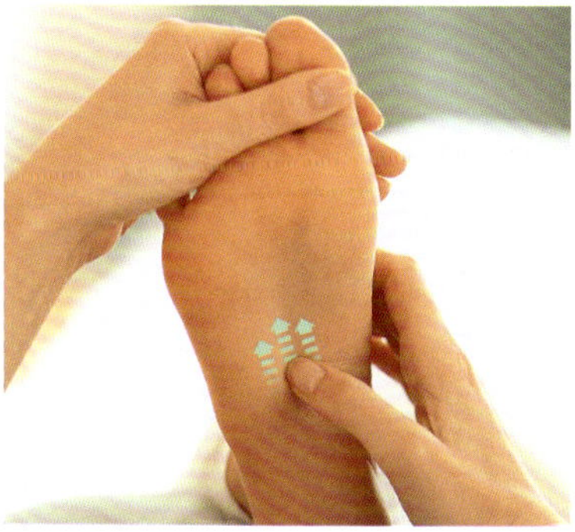

Bearbeiten Sie die **Nieren**-Zone mehrfach mit dem Daumengang und behandeln Sie beide Füße gleichmäßig.

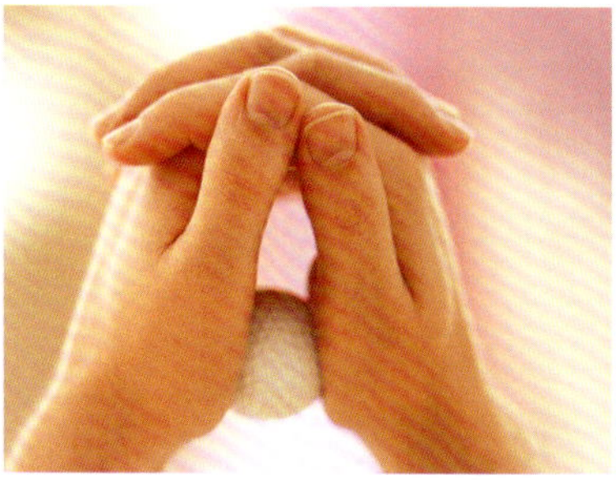

Rollen Sie mehrmals am Tag einen Golfball über die **Bauchspeicheldrüsen**-Zone. Fühlt sich der Ball zu hart an, massieren Sie nur ganz kurz damit.

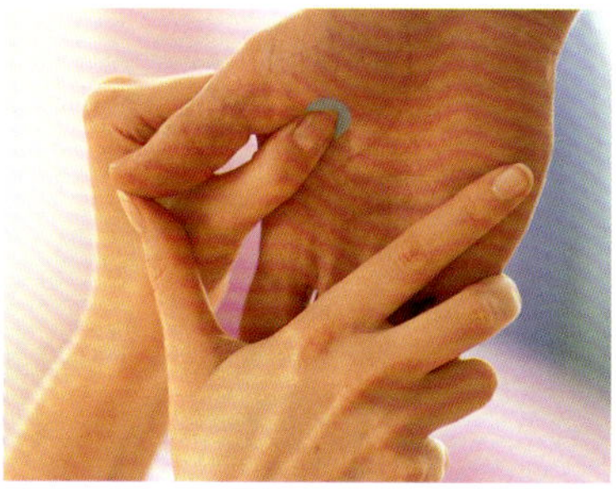

Kneifen und massieren Sie die **Nieren**-Zone und drücken Sie dabei mehrmals tief in das Gewebe zwischen Daumenballen und Handfläche.

ACHTUNG!

Strapazieren Sie die **Bauchspeicheldrüsen**-Zone nicht, massieren Sie sie immer nur kurz und leicht.

Ischias

Wenn der Ischiasnerv eingeklemmt oder gereizt wird, verspürt man Schmerzen, die vom unteren Rücken über den Po bis ins Bein hinunter ziehen. Massieren Sie dann die Reflexzone des **Ischiasnervs,** bei rechtsseitigen Schmerzen arbeiten Sie am rechten Fuß bzw. an der rechten Hand, bei Schmerzen auf der linken Seite entsprechend links.

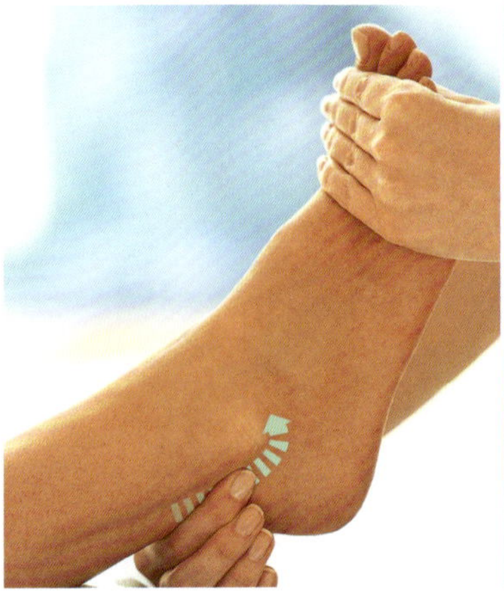

Gehen Sie drei- bis viermal täglich mit dem Fingergang durch die Zone des **Ischiasnervs**.

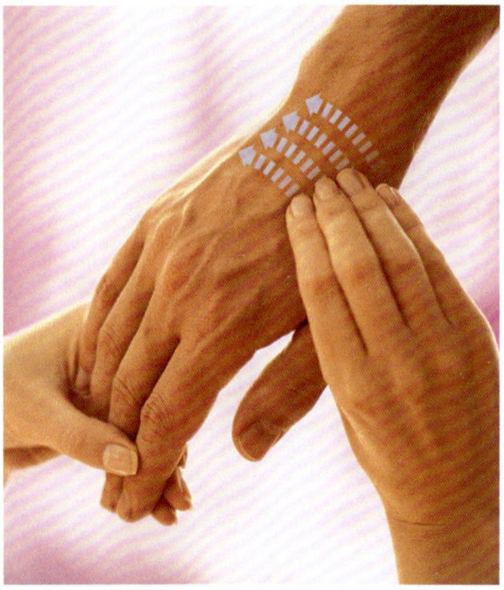

Gehen Sie mit allen vier Fingern im Fingergang durch die Zonen des **unteren Rückens** und des **Ischiasnervs**.

Menstruationskrämpfe und PMS

Während oder kurz vor der Periode leiden manche Frauen unter Schmerzen. Beim Prämenstruellen Syndrom (PMS) sollten Sie die **Gebärmutter-**Zonen täglich während des gesamten Zyklus massieren, bei Krämpfen während der Periode behandeln Sie dreibis viermal täglich, bis die Schmerzen nachlassen.

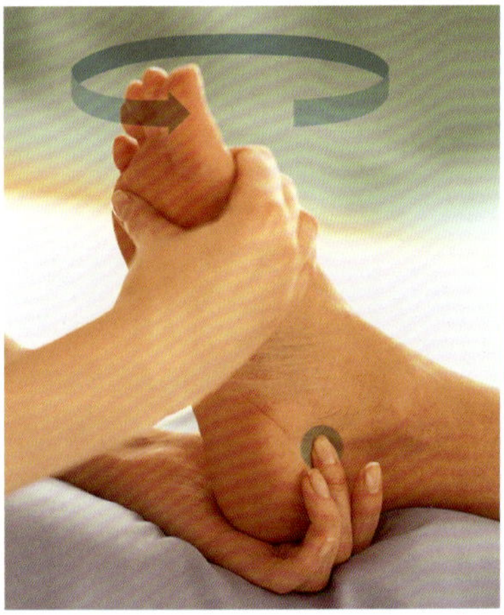

Legen Sie einen Finger auf die **Gebärmutter**-Zone und rotieren Sie den Fuß um diesen Punkt. Arbeiten Sie dann am anderen Fuß.

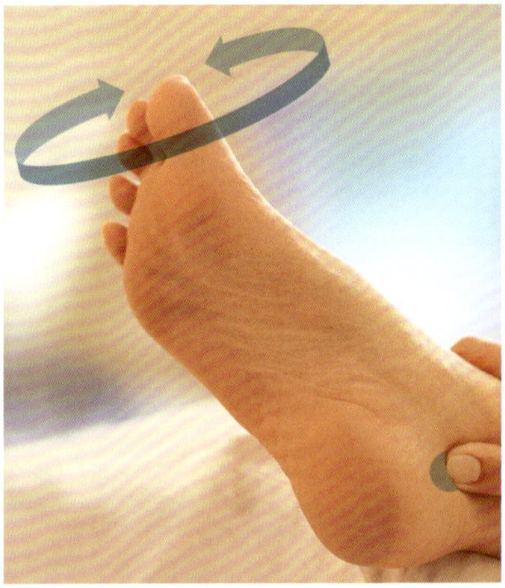

Drücken Sie mit dem Daumen auf die **Gebärmutter**-Zone. Bewegen Sie den Fuß kreisförmig rechts- und linksherum, dann arbeiten Sie am anderen Fuß.

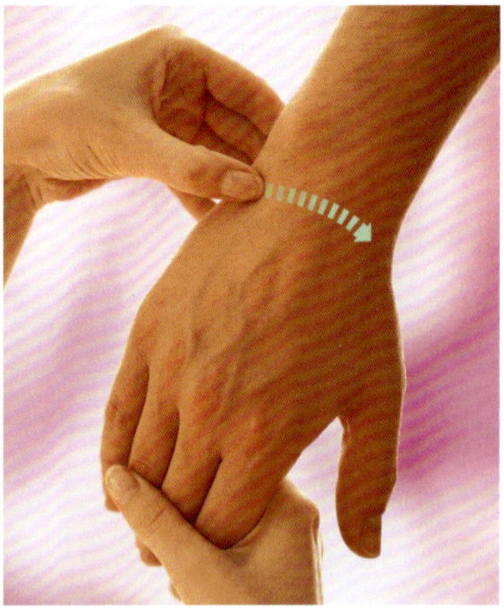

Legen Sie den Daumen auf die **Eierstock**-Zone und gehen Sie dann mit dem Daumengang mehrmals über das Handgelenk bis zur **Gebärmutter**-Zone.

Schlafstörungen

Die Reflexzonenmassage kann Ihnen bei diesem Problem helfen, ob Sie nun schlecht einschlafen oder nicht durchschlafen. Am besten lassen Sie sich von Ihrem Partner oder Ihrer Partnerin an den Füßen massieren, kurz bevor Sie schlafen gehen, und er oder sie sollte die Behandlung mit einigen Extras abschließen *(s. S. 68 ff.)*.

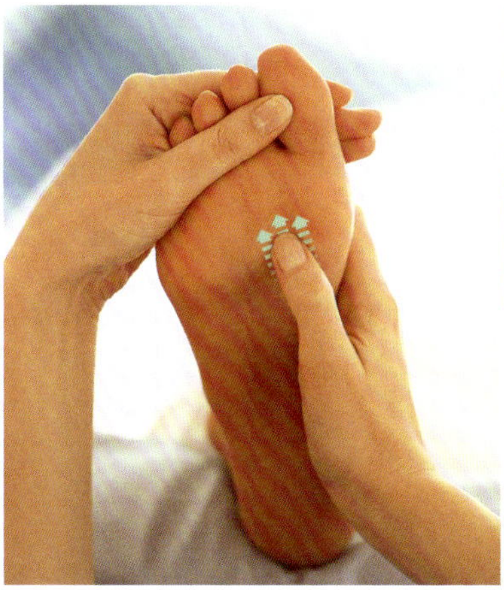

Gehen Sie an beiden Füßen mehrmals leicht mit dem Daumengang durch die **Solarplexus**-Zone.

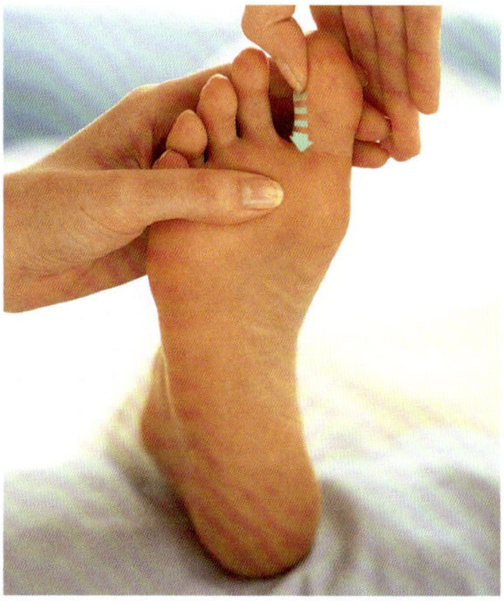

Gehen Sie mit dem Daumengang durch die Zone von **Kopf** und **Gehirn** und durch die Zone des **Hirnstamms**, um die Entspannung zu fördern *(s. S. 85)*.

Depression und Ängste

Hier ist Entspannung wichtig. Massieren Sie dafür die **Solarplexus-**Zone, dann die **Bauchspeicheldrüsen-**Zone, um den Blutzuckerspiegel zu stabilisieren, und die **Nebennieren-**Zone, um die Adrenalinproduktion zu normalisieren.

Massieren Sie die **Solarplexus**-Zone, indem Sie die »Schwimmhaut« zwischen Daumenballen und Handfläche durchkneten.

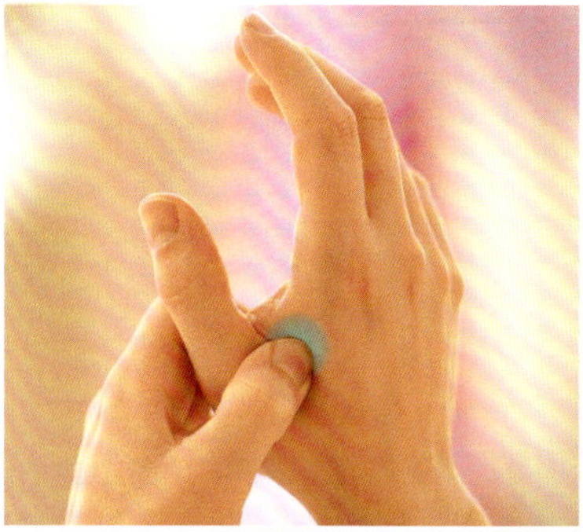

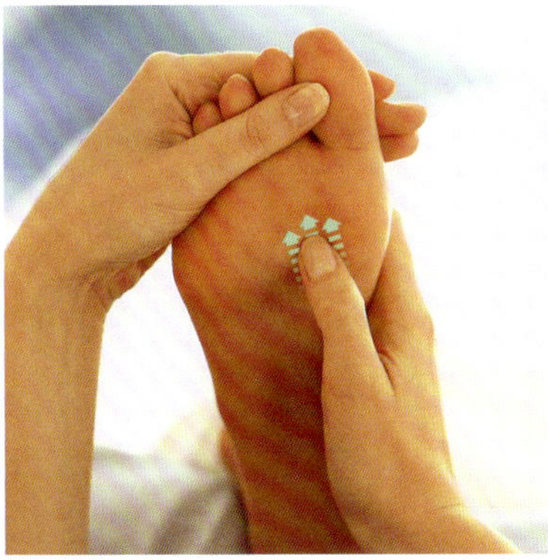

Gehen Sie mit leichtem Druck im Daumengang mehrmals durch die **Solarplexus**-Zone.

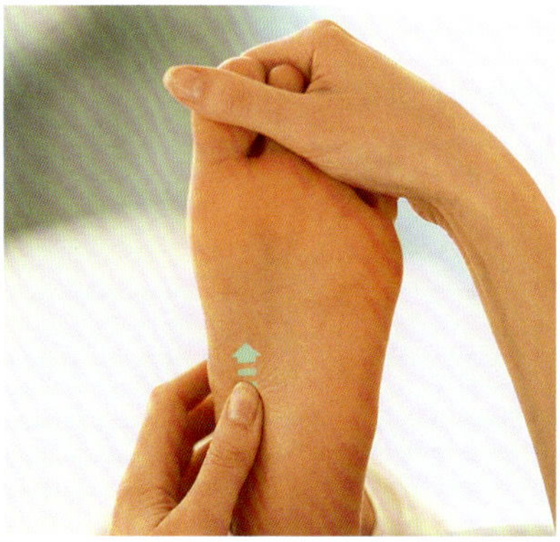

Massieren Sie die **Bauchspeicheldrüsen**-Zone, indem Sie sie mehrmals mit dem Daumengang durchqueren.

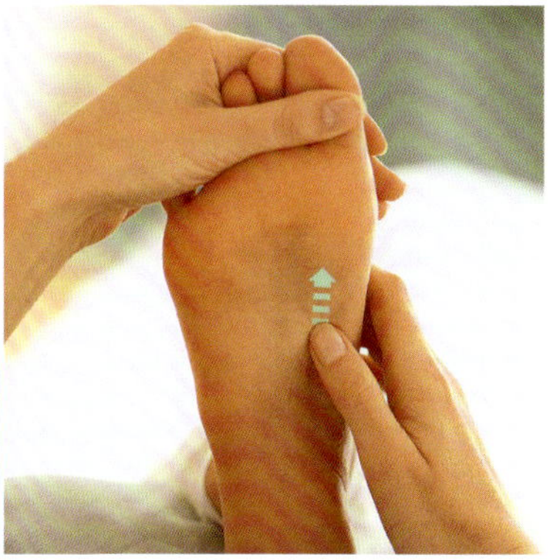

Gehen Sie schließlich noch mehrmals mit dem Daumengang durch die **Nebennieren**-Zone.

ANHANG

So finden Sie den richtigen Therapeuten

Vielleicht wünschen Sie statt oder neben der privaten Anwendung der Reflexzonenmassage auch eine professionelle Behandlung bei einem fachkundigen Therapeuten. Wenn Sie einen gefunden haben, sollten Sie einen Blick auf aushängende Diplome, Zertifikate und Mitgliedschaftsbestätigungen in Berufsverbänden und Organisationen in der Praxis werfen. Erkundigen Sie sich nach Art und Dauer der Ausbildung und Berufserfahrung und berücksichtigen Sie, dass die Anforderungen im Lauf der Jahre zugenommen haben. Ein guter Reflexzonentherapeut hat mindestens 50 Stunden Ausbildung erhalten und ein Jahr lang praktische Erfahrungen gesammelt. Sie sollten außerdem bedenken, dass manche Therapeuten, die ein sehr breites Spektrum an Heilmethoden einsetzen, vielleicht nicht so routiniert sind wie solche, die hauptsächlich oder ausschließlich mit der Reflexzonentherapie arbeiten *(s. S. 36 f.)*.

Adressen

Bund deutscher Heilpraktiker e.V.
Südstraße 12c
48231 Warendorf
www.bdh-online.de

Zentralverband der Ärzte für
Naturheilverfahren und Regulationsmedizin e.V.
Am Promenadenplatz 1
72250 Freudenstadt
www.zaen.org

Academy of Reflexology Austria
Dr. Franz Wagner
Achsengraben 12
A-4230 Pregarten
www.reflexology.at

Schweizerischer Verband für
Reflexzonentherapie
Hornlistraße 14
CH-9500 Wil/SG
www.svrt.ch

Internetadressen

www.reflexology-research.com
Die Seite von Barbara und Kevin Kunz

www.foot-reflexologist.com
Barbara und Kevin Kunzs Seite für Profis

www.fussreflex.de
Die Seite von Hanne Marquardt

www.gesund.ch
Natürlich gesund in der Schweiz

www.therapie.ch
Das Schweizer Therapie-Portal

Weiterführende Literatur

Friedrich Butzbach
Hand und Fuß – Quellen der Heilung
Eine völlig neuartige Reflexzonen-Massage.
Via Nova Verlag, Petersberg, 2018

Birgit Frohn
Reflexzonenmassage
Sanfte Selbstheilung von Kopf bis Fuß.
Mankau Verlag, Murnau, 2016

Michael Reed Gach
Heilende Punkte
Akupressur zur Selbstbehandlung von Krankheiten.
Droemer Knaur Verlagsgruppe, München, 2020

Dr. med. Bernhard C. Kolster / Astrid Waskowiak
Atlas der Reflexzonentherapie (inklusive DVD)
Quintessenz Verlag, Berlin, 2013

Hanne Marquardt
Praktisches Lehrbuch der Reflexzonentherapie am Fuß
Karl F. Haug Verlag, Stuttgart, 2012

Hanne Marquardt
Reflexzonenarbeit am Fuß
Karl F. Haug Verlag, Stuttgart, 2016

Dr. Franz Wagner
Reflexzonen-Massage
Schnelle Hilfe durch sanfte Massage.
Gräfe und Unzer Verlag, München, 2009

Literatur zu verwandten Themen

David Chang
Das große Buch der Massagetechniken
Die heilende Kraft der Hände bei Beschwerden von A bis Z.
Bassermann Verlag, München, 2006

Larry Costa
Massage
Über 30 Anwendungen für Entspannung und Gesundheit.
Dorling Kindersley Verlag, München, 2007

Kim da Silva
Gesundheit in unseren Händen
Mit Mudras zu mehr Lebenskraft.
Bassermann Verlag, München, 2016

REGISTER

DANK

Dank der Autoren

Wir danken dem Redaktions- und Produktionsteam für ihre hervorragende Arbeit an diesem Buch: der Fotografin Ruth Jenkinson und ihrer Assistentin Kerri Lee, den Models Sarah Clive, Viviene Jay, Richard Beaumont, Amanda Wright, Michael Hakeem, Sarah Jane Oliver und Sebastian Naylor, unserem Agenten Mitch Douglas bei ICM und dem Team von Dorling Kindersley, Mary-Clare Jerram, Stephanie Farrow, Shannon Beatty, Mabel Chan, Mark Cavanagh, Marghie Gianni und Penny Warren.

Dank des Verlags

Dorling Kindersley dankt Sue Bosanko für die Registererstellung, Christine Heilman, Susannah Marriott, Constance Novis und Margaret Parrish für ihre redaktionelle Unterstützung, Tracy Miles und Ann Burnham für ihre Unterstützung bei der Gestaltung, Philip Wilson für die Illustrationen, Ruth Jenkinson und Kerri Lee für die Fotos, Sarah Clive, Viviene Jay, Richard Beaumont, Amanda Wright, Michael Hakeem, Sarah Jane Oliver und Sebastian Naylor fürs Modeling.

Bildnachweis

Recherche: Franziska Marking

Der Verlag möchte sich für die freundliche Abdruckgenehmigung von Fotografien bedanken:

6–7: Getty Images/Nick Dolding; 10–11: Oxford Expedition to Egypt/Paolo Scremin; 12: Heritage Image Partnership/© The British Museum; 30: Photonica/Neo Vision; 60: Photonica/Takeshi Noguchi

Weitere Informationen unter www.dkimages.com

Über die Autoren

Kevin und Barbara Kunz beschäftigen sich seit über 30 Jahren mit Reflexzonenmassage und sind weltweit anerkannte Experten auf diesem Gebiet. Gemeinsam betreiben sie eine Praxis in Sante Few, New Mexiko, sowie die Online-Plattformen *Reflexology Research* und *Foot Reflexologist*. Ihre Bücher wurden in 19 Sprachen übersetzt.